資金缺乏 × 學界質疑 × 道德兩難……
是抗癌奇兵還是商業騙局？
從危機到奇蹟，重啟癌症治癒的可能性

徐龐連 著

免疫逆轉
癌症治療 新世紀

科利毒素 × 溶瘤病毒 × 檢查點抑制劑

從無藥可醫到治癒奇蹟，用科學點燃希望火種
人類與癌症持久戰中的關鍵轉捩點
穿越百年，見證免疫療法的失落與崛起

目 錄

序言	005
序曲　免疫療法是什麼	007
第一樂章　免疫療法初露鋒芒	017
第二樂章　癌症免疫學理論的突破	083
第三樂章　抗體療法的突飛猛進	153
第四樂章　細胞療法的傳奇	221
帷幕　朝陽冉冉升起	283
附錄	313
主要參考文獻	327
主要參考網站	343
主要參考網址	345

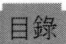目錄

術語表　　347

後記　　353

序言

喜讀佳作。

我已年過九旬，只能粗讀，但印象殊深，也謝謝徐龐連博士在大作中提到了我。

這是一本基於嚴謹科學上的科普讀物，介紹了最新的免疫學進展，加上深邃的歷史題材，深入淺出，引人入勝。書中提到《黃帝內經》「正氣存內，邪不可干」、《道德經》、孫思邈和《孫子兵法》等，其隱喻不僅要學習西方，更要從五千年中華文明中去尋找思路。

對我而言，這一本書還有特殊意義。1979 年，免疫療法之父威廉・科利（William Coley）的女兒海倫・科利（Helen Coley），在美國癌症研究所為我們頒發金牌獎後，還將「科利毒素」的處方告訴我們，並聯繫美國費城天普大學哈瓦斯教授製成後，供我們臨床應用。1984 年，海倫團隊來訪，我們深入討論合作，隨後也在國際雜誌發表了合作成果。近年我們訪問長期生存的肝癌病人，發現不少曾用過「科利毒素」。

我在巡房時，經常對患者說，對付癌症，最靠得住的是自己的抵抗力。即使最新的 PD-1 抑制劑等免疫療法，也需要患者具有較好的免疫基礎才能生效。

這一本書掌握科學的尖端，普及大眾關心的熱門知識，我相信它能讓更多的普羅大眾受益。

湯釗猷

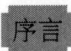

序曲　免疫療法是什麼

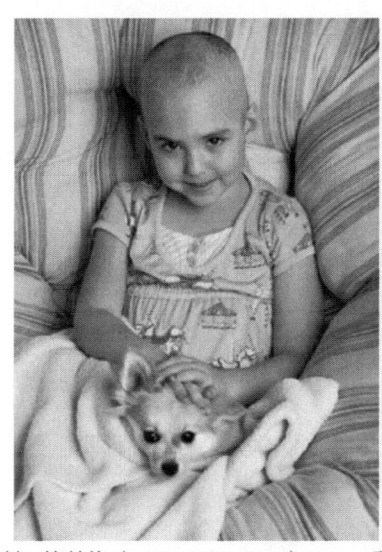 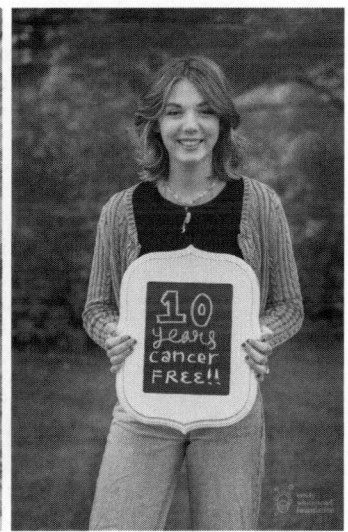

艾蜜莉・懷特海（Emily Whitehead）　——　全球首位被 CAR-T「治癒」的白血病兒童
（圖片來源：艾蜜莉・懷特海基金會）

序曲　免疫療法是什麼

免疫療法對於人類有何意義？

正氣存內，邪不可干。

——《黃帝內經》

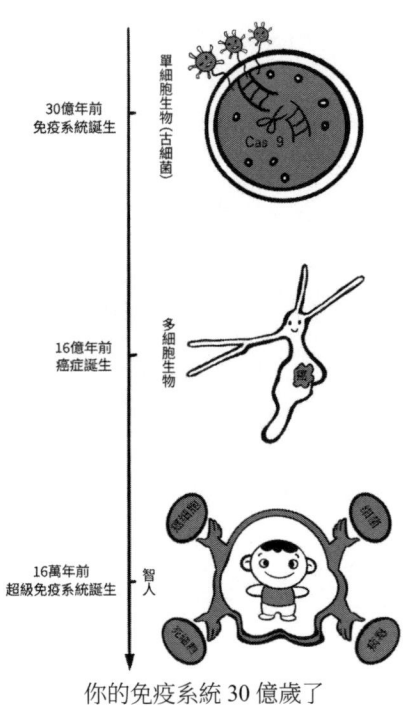

你的免疫系統30億歲了

一、免疫

夜已經深了，月光透過窗戶探進屋內。房間裡有點冷，我緊緊抱著小寶寶。我摸摸她的額頭，臉上發燙，但手指卻很冰涼。小寶寶又發高燒了，我的心一直揪著，心疼、自責，甚至有些不知所措。

人為什麼會生病？發燒真的是免疫系統在戰鬥嗎？如何激發免疫系

統去對抗疾病？⋯⋯每到生病的時候，我都會發現健康是如此的重要，但我卻對自己的身體知之甚少。

當你翻開這一本書時，周圍就有無數的細菌和病毒正伺機入侵你的身體。當人死亡時，微生物很快就會侵入人體，大快朵頤，肆意繁殖。而人活著時，這一切不會發生。因為在人體中，有一位默默無聞的生命守衛者，無論白天黑夜，無論嚴寒酷暑，始終守衛著我們的生命。它的名字，叫做免疫系統。

為什麼我會寫這一本書呢？

2019 年年底，新冠病毒開始肆虐全球。截至 2022 年 6 月，全球感染人數超過 5 億，實際死亡人數超過 1,600 萬。或許我們對每天的跳動數字逐漸麻木，但每一個數字背後都是一個真實存在的人、一個相互依存的家庭。在對抗疾病的各條戰線上，有一群默默無聞的人，無論白天黑夜，無論嚴寒酷暑，始終守衛著我們的生命。他們的名字，叫做生命的守衛者。

有學者說：「目前針對新冠病毒肺炎並無特效藥，此病的發生、發展以及預後，都和人體的免疫系統密切相關。生命體真正將病毒清除乾淨，依靠的是自身的免疫系統。」免疫系統就像社會各戰線的「生命守衛者」，默默工作，你甚至沒有意識到它在保護著你。

一場突如其來的疫情，徹底改變了我們的生活方式。我突然意識到，所謂的歲月靜好，是因為生命的守衛者在負重前行。因此，在被疫情偷走的歲月裡，我堅持科普寫作，希望探索生命守衛者的智慧，以及人類能夠活著的奧祕。

免疫（immunity）這個術語來源於拉丁文「immunitas」，在古羅馬時期，最初是「豁免」的意思，常被用於描述免除兵役或者賦稅。後來，「免疫」一詞表示「免除瘟疫」的意思。由於西方醫學史很少記載中國人

序曲　免疫療法是什麼

的貢獻，我在這裡簡單講述一下免疫在中國的起源，並管中窺豹地說明免疫對於人類的意義。

兩千多年前，《黃帝內經》描述了瘟疫的特徵和防疫的思想。「帝曰：余聞五疫之至，皆相染易，無問大小，病狀相似，不施救療，如何可得不相移易者？岐伯曰：不相染者，正氣存內，邪不可干，避其毒氣。」由於《黃帝內經》博大精深，不少人對其做出注釋。

明代萬曆年間，醫學家馬蒔苦讀《黃帝內經》，做出注釋，終於成書《黃帝內經素問注證發微》，並首次將「免疫」二字聯用。馬蒔注曰：「天牝者，鼻也，毒氣從鼻而來，可嚏之從鼻而出。想五氣畢後，另各可行一法……其一法雨水後三浴，以藥洩汗，可以免疫。」此處，馬蒔首創的「免疫」一詞，指的是免於疫毒所侵。

1,000多年前，宋代醫師發明了「人痘」接種術來對抗天花。天花病毒由空氣傳播，死亡率高達三、四成。人痘術預防天花不僅使中國人受益，還沿著絲綢之路傳播，惠及世界多國。在免疫科學機制未明的漫長歲月裡，古人只能依靠經驗來對抗傳染病。不為人所知的是，人類歷史上第一次依靠科學手段成功控制疫情的典範，發生在中國。

1910年年底，中國東北發生一種神祕可怕的傳染病，四處可見橫屍街頭的景象。日、俄兩國都想趁機奪取防疫之權，進而鯨吞中國東北，清朝政府朝野震驚。在這樣的時代背景之下，31歲的伍連德不顧生命危險，前往疫區。這位祖籍中國廣東台山、劍橋大學第一位華人博士，站上了歷史舞臺。首先，他經由屍體解剖發現了此次疫情的病原體是鼠疫桿菌，之後因此成為中國第一位諾貝爾生理學或醫學獎候選人。其次，他發明了「伍氏口罩」，成為「現代口罩之父」。最後，他推行隔離監控、交通管制、屍體火化等措施，這些舉措構成了現代防疫與公共衛生的基本框架。

在人類歷史發展中，人類一直在尋求擺脫瘟疫的方法，免疫學因此被創立而後發揚光大。隨著科學的發展，人類對「免疫」有了全面的理解。現代免疫的定義是：身體辨識「自己」與「非己」物質，並對「非己」加以清除，以維持生命體平衡穩定的一種防禦反應。

免疫學從誕生之初的「防」病救人，發展到今天探討分子和細胞複雜精細的調控機制，其理論和方法上的任何一次突破，都促進著人類健康和社會的發展。可是，醫學的發展是一點一滴摸索出來的，總有一些人探索著生命的禁區，甚至有一些人用生命換來科學的進步。如果你不幸患病，有人提供醫療方法使你獲益，那麼這些方法從何而來？生命守衛者的冒險研究，最終驗證了疾病治療的標準療法，為更多失去希望的患者重燃了生命的火花。

因此，這一本書透過追溯人類理解免疫系統、對抗疾病的故事，為大眾分享疾病防治的基本邏輯，以及堅持守衛生命的精神。

二、眾病之王

隨著「免疫學」的發展，人類歷史上天花、霍亂、肺結核和鼠疫等眾多不治之症，都被消滅或者控制了。但也出現了關乎人類醫藥衛生事業的問題，那就是人類的疾病譜系發生了變化。隨著人類進入高齡化社會，一種新的疾病——癌症令人恐慌。

在我的成長過程中，有三位親人因鼻咽癌逝世。此時，我閉上眼睛，還能想起他們的痛苦以及家人的恐慌。由於這種家族集體得病現象，我一直對癌症都有些恐懼。長大後，我發現大多數家庭都有類似的故事和恐慌。沒辦法，我們從小到大，接受的對於癌症和死亡的教育太少了。大家往往把癌症和死亡劃上等號，所以不少人放棄了治療。但

序曲　免疫療法是什麼

是，你可能也見過另一個極端，在生命末期傾家蕩產、過度治療。記得結婚前夕，我出現血便，嚇得我趕緊去做檢查。當我打開檢查結果時，心都要蹦出來了。

癌症是多麼複雜又頑皮的一個小鬼，它讓我們恐懼，卻也給了我們面對恐懼的機會。

彷彿有一雙命運之手，一步步地將我推到了癌症新藥研發領域。當我親眼見證免疫療法真的能夠救治一些無藥可救的癌症患者時，我對癌症的理解產生了改變。其實，治療是一把雙面刃。如果我們對癌症治療存在認知漏洞和偏差，便很難妥善利用科學，甚至會浪費金錢甚至遭受生命威脅。只有不斷提高認知，提高「人生免疫力」，才能避免風險和守衛生命。

對於這個領域越了解，我就更加理解，癌症是一個社會問題，抗癌是一個系統性的工程，而藥物治療只是抗癌的一小部分而已。因此，我在研發癌症免疫新藥之餘，也在思考：癌症對於社會有何影響？免疫對於社會有何意義？對於打擊癌症我能做點什麼？

人類很早就發現了癌症的存在。在歷史上，「瘤」字最早出現在甲骨文中，取病之「留聚不去」之意。但在癌症科學機制未明的漫長歲月裡，人們只能依靠經驗來對抗癌症。

2020年全球癌症資料顯示：僅此一年，全球癌症病發病例1,929萬例，死亡病例高達996萬。癌症已是人類主要死亡原因之一，它並非只是冰冷的數字與描述，其背後是一個個鮮活的生命。在這一場沒有硝煙的戰爭中，癌症消耗了大量的醫療和社會資源，也損耗了社會勞動力與生產力，為人類社會帶來了沉重的負擔。

在歷史的大部分時間裡，癌症讓人類付出了無數的生命，被稱為眾病之王。但越是艱難險阻，越能激發人類探索未知的勇氣。

近 100 年來，人類對癌症有了革命性的知識突破：第一次突破，人類發現癌症是一種「細胞病」（細胞失控成長），所以用放療、化療去殺死快速生長的癌細胞；第二次突破，人類發現癌症是一種「基因病」（基因突變導致癌症），所以開發了標靶治療；第三次突破，人類發現癌症是一種「免疫病」（逃脫免疫「監管」），所以發明了免疫療法。癌症是全人類共同面對的高度難題，使一群群絕頂聰明的生命守衛者，前仆後繼地陷入「希望」和「失望」的循環中。但人類從手足無措，到一波三折，再到重燃希望，從未放棄過與癌症的對抗（見附錄二）。

因此，這一本書透過講述科學家探索癌症真相、不斷獲得新知的故事，為大眾傳播解決難題的科學思考和科學精神。

三、對抗癌症的新視角

幾十年前，癌症還是一個稀有名詞，少有人知。如今，癌症成為眾病之王。癌症是寫在人類基因組合裡的一種缺陷，是生命的一部分。了解癌症，也是在理解生命本身。

無論現實社會還是「身體社會」，不可能沒有「叛亂分子」。我們的「身體社會」約有 60 兆個細胞，無時無刻都在繁衍，「叛變」也是生命的一部分。如何保證「社會」的和諧有序呢？殺殺殺是下策，上策是保護好「監管系統」──人體免疫系統。

從免疫角度來理解癌症，人類有了一個對抗癌症的新視角。免疫系統一直打開「監視雷達」，一旦發現癌細胞就會前來消滅。但狡猾的癌細胞演化出一些「特殊本領」，讓免疫細胞變成了「瞎子」，科學家稱這些特殊本領為「腫瘤免疫逃逸」。如果有辦法恢復免疫警察的敏感度和戰鬥力，就能帶來新的癌症療法──免疫療法。

序曲　免疫療法是什麼

　　癌症免疫療法是利用人體自身的免疫系統對抗癌症的一類方法。[01]

　　對一般人來說，免疫療法還是一個比較新的概念。最早的知名相關案例是 2016 年的一起悲劇。病急之下，一名罹患滑膜肉瘤的大學生在網路上搜尋癌症治療方法。這位大學生病急亂投醫，耗盡身家接受了一種「虛假」的細胞免疫療法，最後不治去世。這一起悲劇讓大眾意識到，網路搜尋引擎竟然是一個廣告資訊平臺，而且是經由「競價」這種粗暴的模式來分配資源。人們開始意識到，在資訊不對稱的情況下，掌握資訊的人可能會利用資訊優勢謀取私利，甚至會危及他人的生命。

　　此事件經過媒體宣傳和持續發酵，在社會上造成巨大的影響。一種極有前途的癌症治療方法，以一種負面的姿態進入了大眾的視野。此後，大眾都認為免疫療法是騙局。光陰一晃，這一則故事已經過去了多年。如果你留心，一些競價醫療廣告改頭換面，又捲土重來。一些機構花樣翻新，逃避監管，患者一邊掏錢，一邊當「白老鼠」。

　　為什麼騙子會打著免疫療法的招牌來賺錢？因為免疫療法是最有可能治癒癌症的方法。

　　2015 年 8 月，91 歲的美國前總統吉米·卡特（Jimmy Carter）得了惡性黑色素瘤，已到晚期。病灶最早在肝臟被發現，後來又轉移到了大腦，卡特的生命危在旦夕。可是，到了 12 月，卡特宣布：「在最新的一次核磁共振檢查中，我體內的癌細胞已經全部消失了。」這位諾貝爾和平獎得主，究竟用了什麼神奇療法？正是免疫療法，讓卡特成為到目前為止最長壽的美國總統。

免疫療法對於人類有何意義？

　　研究顯示，相較於傳統化療，免疫療法能夠延長患者存活期、提高生活品質、減少住院時間以及治療費用、減少勞動力損失、提高醫療效

---

[01] 為幫助理解免疫療法的原理，本書附錄提供核心專業術語的名詞解釋。

率、激勵企業創新等。簡而言之，免疫療法具有多元的顯著價值：臨床價值、希望價值、經濟價值和社會價值。在這一場人類與癌症的古老戰爭中，人類第一次明白了：我們要治療的對象不是疾病（癌症），而是患者（免疫系統）。免疫療法從理念上讓醫生和患者開始關注患者本身，也促進了人本主義的回歸。

從人文角度來看，癌症也是一種社會問題。癌症在社會上有著「毒」、「瘤」、「命」等隱喻，而免疫則有「抵禦」的意思。人類是如何抵禦毒瘤，如何抵禦命運？或許這個問題還沒有確切的答案，但是科學家、醫生和患者在追求答案過程中的一切努力和智慧，實在令人敬重。

他們的終極目標是治癒癌症。在揭開治癒之謎的路上，不但充滿對人類智慧的挑戰，還充滿了對人性的考驗。因此，探索人類和免疫如何對抗癌症的旅程，還有一個社會視角：生死之間，如何用科學與愛去守衛生命？

我們的身體裡藏著一個「小宇宙。」身體內的免疫細胞時刻在守衛著我們的生命。讓我們沿著免疫療法當年走過的道路（見附錄三），一起探索生命的奧祕與驚奇。我們將親身體驗當年那些好奇、狂熱、恐懼、迷惘、熱情與希望。

序曲　免疫療法是什麼

第一樂章
免疫療法初露鋒芒

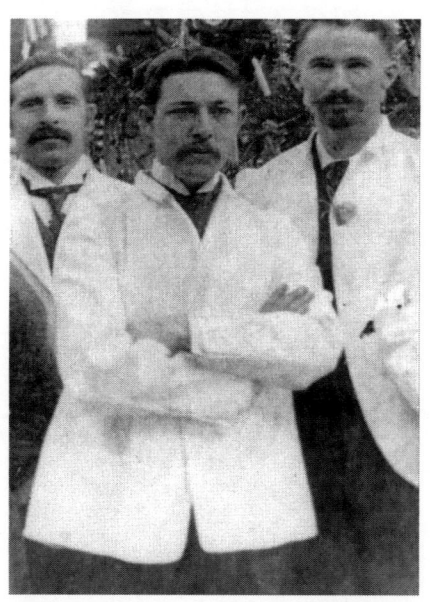

威廉・科利（中）——癌症免疫療法之父
（圖片來源：癌症研究所）

第一樂章　免疫療法初露鋒芒

第一節　鋌而走險

免疫療法真的可以治癒癌症嗎？

> 山重水複疑無路，柳暗花明又一村。
>
> ——陸游〈遊山西村〉

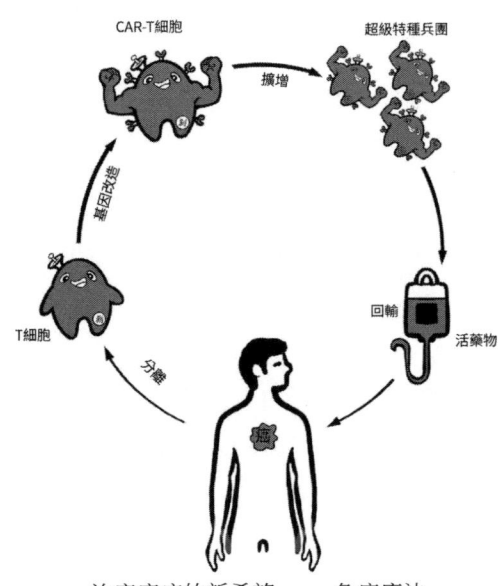

治癒癌症的新希望──免疫療法

一、癌症能治癒嗎

2019 年 11 月 1 日，一架飛機緩緩降落。卡爾‧朱恩（Carl June）受邀於科學研討會上分享免疫療法的最新進展。

這一天，70 萬人乘坐著各種交通工具，到城市裡求醫問藥。在大學腫瘤醫院附近，有一片破舊擁擠的平房區，外界稱之為「癌症旅館」。癌症旅館是癌症患者人數急遽增加的一個真實縮影。由於醫療資源不平均，五湖四海的癌症患者，湧向都市裡最先進的醫院。但異地求醫，意味著更

大的花費。對患者來說，便宜是首要的，因為要省下錢治療。他們在這裡等待：等待掛號，等待一張床位或一項有希望的治療方案。在這一片癌症旅館裡，傳出來的有時是病痛呻吟聲，有時是「嗚嗚」的哭聲，有時是爭吵聲……在他們心裡，都有一個共同的困惑：癌症可以治好嗎？

2019年11月3日下午，距離「癌症旅館」不遠處，科學研討會隆重開幕。這個研討會無關商業競爭，只討論前端的科學與思想，只關心人類的未來。在環形大螢幕上，寫著一行大標題：第一種能治癒癌症的療法。

癌症真的可以治愈嗎？

在大螢幕下，站著一位滿頭白髮的老先生。他就是朱恩，許多支持者稱他為「六爺」。當「六爺」開始演講時，全場立刻安靜下來。「在這裡，我向大家分享一個故事。這兩張照片中的小女孩叫做艾蜜莉·懷特海（Emily Whitehead），分別拍攝於她接受免疫治療後的第二年和第三年。如今，她已經無癌生存7年了，她真是個被幸運之神眷顧的人。」

照片中的艾蜜莉，頭髮中長而微卷，眼眸純亮如星，笑得很甜美。讓人難以想像的是，8年前的她，正面臨著一場驚險而魔幻的生死考驗。

2010年，艾蜜莉剛滿5歲，眼神中充滿了對這個世界的好奇。她充滿能量，喜歡在院子裡玩耍，狗狗常常陪伴在側。然而，變故卻在看似平靜的生活中出現。艾蜜莉身上開始出現瘀傷，母親卡里（Kari Whitehead）以為是她貪玩撞傷的，沒有在意。有一次，艾蜜莉在刷牙時，突然哭了起來：「我的牙齒流血了。」

最初，卡里認為這只是牙齦出血，沒事的。然而，有一天晚上，艾蜜莉哭著醒來：「媽媽，我的腿好痛。」卡里和丈夫湯姆（Tom Whitehead）突然意識到問題的嚴重性，連夜將艾蜜莉送至家附近的急診室。在這個暖風輕撫的五月的夜晚，噩耗如同平地驚雷——艾蜜莉被確診為

急性淋巴細胞白血病。

生命真的很無常。

從 2010 年至 2012 年，艾蜜莉接受了 2 年的標準化療。從 5 歲到 7 歲，那些原本應該陽光燦爛的日子，卻不得不面對難以想像的痛苦。化療帶來的嘔吐、噁心、癱軟、脫髮、腹瀉⋯⋯讓人虛弱不堪。當她睜開雙眼，全是灰色暗白的天花板，連呼吸都是藥味。艾蜜莉如同人魚困於魚缸，無法擺脫，不知所措。

艾蜜莉一家充滿了困惑：化療真的可以治好白血病嗎？

二、治癒癌症成為社會需求

回溯到 1947 年夏天，在波士頓兒童醫院的一個地下室裡，霉味和化學試劑的味道混雜其中。西德尼・法伯（Sidney Farber）在盯著顯微鏡觀察白血病標本時，腦海突然靈光一閃：「血液中的白血病細胞可以計數，如果在血液中注入一種化學藥品，經由計算白血病細胞數目，豈不是可以知道藥物是否有效？」

科學研究的對象是可測量的。

自從有了這個科學想法，法伯再也不想待在地下室。他想到樓上的診間，測試化學藥品對白血病的藥效。接下來的問題就是，用什麼化學藥品來殺傷白血病細胞。

白血病是在 100 多年前被發現的。西元 1845 年，魯道夫・魏爾肖（Rudolf Virchow）在顯微鏡下發現：「血液化膿」的患者，白血球失控增殖，血液顏色變淺。他將這種病命名為白血病，意為「白色血液之病」。這是人類首次描述癌症的特徵 —— 細胞惡性增殖。西元 1858 年，魏爾肖提出細胞學說：「一切細胞來自細胞。」即細胞都是由原有細胞分裂產

生的。自此，人類對癌症的研究進入了細胞時代，因為癌症是一種源於細胞的疾病。

但此後 100 年裡，人類對白血病依然束手無策。白血病彷彿疾病家族中的「孤兒」：外科醫生拋棄它，因為無法對血液開刀；內科醫生也拋棄了它，因為無藥可救。

白血病真的無藥可救嗎？這個問題引導法伯發現了一個現象：人缺乏葉酸，就會貧血，而補充葉酸可以讓血液恢復正常。法伯異想天開：「給白血病患者服用葉酸，會不會也能讓其血液恢復正常？」這個想法引導法伯為一批白血病患兒注射葉酸。意想不到的是，葉酸竟然加速了白血病的惡化，因為葉酸能促進細胞增殖。醫院院長知道實驗結果後暴怒：「你竟然拿小孩的生命來驗證你的想法！你的職業前途還想不想要？」

法伯很自責，但他並不打算放棄：「既然葉酸能促進白血病細胞增殖，那麼抗葉酸藥物能否抑制白血病？」

法伯那一顆治病救人的心，在翻滾著。當他眼看著白血病患兒桑德勒就要不行了，就顧不上職業生涯的風險了。1947 年 12 月 28 日，法伯鋌而走險，悄悄地給桑德勒注射了葉酸拮抗劑（氨基蝶呤）。結果令人難以置信，桑德勒的白血病細胞計數很快地下降。法伯很激動：「骨髓活檢看起來那麼正常，讓人彷彿以為可以『治癒』白血病了。」隨後，法伯治療了 16 例白血病患兒，其中 10 例有效，5 例患兒在治療後存活了 4 至 6 個月。這個數字看起來不起眼，但在白血病的歷史上，是劃時代的進步。

法伯打開了一扇門：癌症是可以用化學藥品來治療的。

不過，這扇門很快地又關閉了。幾個月後，桑德勒的癌症復發，很快便離開人世。其他患兒也出現類似的情況，白血病緩解幾個月後，最終都出現了復發。法伯屢敗屢戰，希望找到更多的化學藥品來治療癌症。他開始聯繫瑪麗・拉斯克（Mary Lasker）等人，組成遊說團，呼籲政

府投入資金,全面地研發化療藥物。他們夢想著,像青黴素殲滅細菌一樣,讓化學藥品也能殲滅癌症。

1969 年 7 月 20 日,「阿波羅 11 號」宇宙飛船在月球著陸。尼爾・阿姆斯壯 (Neil Armstrong) 踏上月球表面,向全人類宣布:「這是我個人的一小步,卻是人類的一大步。」這一年,法伯和拉斯克為首的遊說團在《紐約時報》(The New York Times) 刊登整版廣告。標題占據版面的三分之二,醒目地寫著:「尼克森總統 (Richard Nixon),您能治癒癌症。」標題下寫道:「我們就快找到解藥了,只缺送人上月球的那種決心、資金和計畫。」

自此開始,治癒癌症成為了社會大眾的需求。

法伯等人的遊說最終堅定了政府向癌症宣戰的決心,美國於 1971 年推行《國家癌症法案》。該法案吹響了人類向癌症宣戰的號角,美國正式將抗癌提升為國家策略。在大量資金和人才的支持下,化療藥物陸續用於臨床治療。最終,法伯被譽為「現代化學療法之父」。

如今,得益於化療藥物的發展,白血病的 5 年生存率已經超過 70%,有些類型的白血病甚至超過 90%。罹患急性淋巴細胞白血病的兒童,已有 85% 可以在標準化療中長期存活,即便如此還是有 15% 的患兒被幸運之神關在門外。不幸的是,艾蜜莉恰好屬於孤立無援的這一部分。

化療通常只能延長壽命,那有沒有一種藥物可以治癒白血病呢?

三、T 細胞的威力

1975 年,就在法伯積極推動「癌症登月計畫」之時,朱恩從貝塞斯達海軍學院畢業。他也開始關注到「癌症登月計畫」,但他隸屬海軍,研究方向得以國防為重。最初,朱恩研究瘧疾和愛滋病等傳染病,後來轉

向骨髓移植領域，以因應核子戰爭的威脅。當時，骨髓移植被用於治療白血病，原理是：骨髓細胞中存在一種「特種兵」——T細胞，它能夠破壞外來入侵者和癌細胞。

T細胞是抗癌免疫反應的主力軍，但它也有可怕的不良反應。朱恩目睹了很多患者死於移植物抗宿主疾病——移植骨髓中的T細胞對宿主發起攻擊，引起器官衰竭。這促使朱恩產生一個新想法：「T細胞的威力比白血病細胞更強大。」這個想法在他腦海裡像一道「閃電」：「能否利用T細胞來治療白血病？」

此後，朱恩開始改造T細胞來對抗癌症，這種技術叫做嵌合抗原受體T細胞免疫療法（chimeric antigen receptor T-cell immunotherapy，CAR-T免疫療法）。這其中，最關鍵的一步是改造T細胞，為T細胞安裝「導航系統」，使其可以辨識出癌細胞的特徵，並進行精準攻擊。由於朱恩隸屬海軍研究院，資金來自國防部，其研究重點是傳染病。朱恩只能先研究愛滋病，等機會成熟了再應用於白血病治療。就這樣，朱恩展開了人類首次CAR-T試驗，用於治療愛滋病。

命運無常，1996年，朱恩的妻子辛西婭（Cynthia June）得了卵巢癌。他拚盡了全力，依舊無法從病魔手中救出愛妻。當生命中的摯愛永遠離開時，朱恩感覺心如刀割。他決定轉換研究方向，全心研究癌症，推進CAR-T技術臨床轉化，治癒癌症。

命運啊，總是充滿了各種意外。朱恩抱憾於妻子，卻意外地改變了艾蜜莉的命運。

2011年10月，艾蜜莉的癌症首次復發。2012年2月，艾蜜莉的癌症再次復發。經過兩輪化療以後，艾蜜莉的雙腿都發生了壞死性筋膜炎，差點要截肢。醫生坦陳：「所有標準的治療方案都已經嘗試，沒有辦法了。」病情反反覆覆，讓人痛到懷疑人生。對艾蜜莉來說，既害怕癌

症，更害怕癌症復發。

癌症讓人恐慌不安，癌症復發更是讓人不知所措。

艾蜜莉一家不想放棄，便到賓夕法尼亞兒童醫院徵求第三方意見。在那裡，他們遇到了朱恩。當時，朱恩正在開發 CAR-T 療法，但這個療法未經美國食品藥物管理局批准。這意味著，醫生無法讓艾蜜莉使用這個新療法。

由於艾蜜莉體內的癌細胞還在瘋狂成長，她不得不回到當地醫院，接受另一輪強化化療。這勉強延長了三週的生命，但艾蜜莉過得十分痛苦。醫生建議臨終關懷，但父親湯姆愛女心切，無法接受這個建議，「這根本沒有道理！」

時間不多了，艾蜜莉一家人的心裡就像壓著一塊石頭，焦慮不安：「除了化療，難道就沒有其他辦法嗎？」

四、小女孩歷險記

在無路可走時，鋌而走險也是一種選擇。

2012 年春天的一個星期天，艾蜜莉一家再次來到賓夕法尼亞兒童醫院。他們和朱恩展開了一場揪心的談話，選擇迫在眉睫。「我們需要嘗試一些新穎的和前端的技術。」朱恩目光如炬：「這是一個一期臨床試驗，可能會發生意想不到的毒性反應。但現在該是下決斷的時候了。」命運就是這樣，選擇或不選擇，都有風險，都要付出代價。

即使談話時是個陽光燦爛的暖和午後，卡里和湯姆還是覺得心如冰窖，但又有一簇火焰幽幽點燃。時間慢慢地烹煮著，一種奇異的力量好像從冰窟裡燒起來了。這種能量驅使艾蜜莉一家在週一早上，再次抵達醫院。

最先進但未知的療法，能帶來最大希望的同時，可能也會讓人墜入絕望的深淵。在如此糾結難耐的境遇裡，是生存還是毀滅？關乎艾蜜莉生命的那一根細線，卡里和湯姆緊緊地拉著，而線的那一頭，卻拚命地向黑夜中墜落。經過數次交談，這個家庭決定把生命之線交給朱恩。

就這樣，艾蜜莉成為全球首位接受 CAR-T 療法的兒童患者。朱恩團隊抽取艾蜜莉血液中的 T 細胞，透過基因改造，裝上「導航系統」，使其像飛彈一樣精準殲滅癌細胞。2012 年 4 月，訂製的 CAR-T 細胞從點滴袋中慢慢地輸入艾蜜莉的身體內。

就在大家準備歡慶命運即將跨越黑暗、迎接黎明時，命運卻調皮地再次將艾蜜莉一點一滴逼向黑暗。

艾蜜莉對 CAR-T 細胞療法產生了強烈的不良反應，她開始高燒、發抖、血壓驟降、休克。她被送進了加護病房，並因呼吸困難，接上了呼吸器。死亡的黑暗逐步蠶食一切。病房裡超級安靜，只剩下「滴滴答答」各種儀器運作的聲音。醫護人員們一籌莫展，只能窺見他們被燈光拉長了的絕望身影。

CAR-T 細胞療法究竟產生了什麼毒性？

生命危在旦夕，醫生們緊急分析艾蜜莉的血液。在艾蜜莉的血液中，多種細胞因子大量產生。細胞因子是由免疫細胞分泌的「化學武器」，當這種活性物質瘋狂產生時，後人稱之為「細胞因子風暴」。免疫系統彷彿點燃了大火，試圖殲滅癌細胞。原本，清除癌細胞和感染是免疫系統的日常工作，但免疫系統過度爆發就會傷害人體。此時，醫生知道毒性癥結所在了，但面對如此風暴般的不良反應，即使做了很多嘗試依然無效。

艾蜜莉的狀態急轉直下，全身多個器官出現衰竭，時間所剩無幾了。經她父母同意，最後的決定是放棄心肺復甦。艾蜜莉比任何時候都

接近死亡，但這位愛哭貪玩的小女孩還在掙扎著多活著一刻。

窗戶外的天色漸漸暗了下去，氣溫也漸漸降了下來。朱恩一直沒有放棄，他對著艾蜜莉的化驗單，眉頭緊鎖，陷入了沉思：為什麼白介素-6會急遽升高？它是一種調節免疫和炎症的細胞因子。如果我們抑制它，是否就能降低免疫毒性？

「我知道這個問題的答案，純粹就是一種偶然。」朱恩醫生回憶道，「我女兒得了一種病——幼年型類風溼性關節炎。2009年臨床免疫學會，我碰巧認識日本科學家岸本忠三。他發明了類風溼性關節炎的藥物——托珠單抗。」由於女兒的病情，朱恩一直對托珠單抗保持關注，它抑制的正是白介素-6。

這個偶然的發現或許能拯救艾蜜莉的生命。

五、翻滾吧，腫瘤君

此時，艾蜜莉危在旦夕，大家都在和時間賽跑。在朱恩的緊急溝通之下，醫生快速制定了托珠單抗的給藥計畫。當天晚上，隨即開始實施。托珠單抗開始在艾蜜莉的身體裡發揮作用。命運再次在生死邊緣搖擺，向處於重度昏迷的艾蜜莉發出了生命的邀請。

漸漸地，托珠單抗平息了艾蜜莉的細胞因子風暴。一週後，艾蜜莉從沉睡中甦醒過來。隨後的檢測結果顯示，她體內的癌細胞竟然完全消失了。醫院的護士都驚呆了：「在加護病房裡，我從來沒見過任何一個患者像艾蜜莉一樣，病得如此嚴重，卻又恢復得如此之快。」

在那個暖風輕撫的五月天裡，艾蜜莉的床邊站了許多護士和醫生。他們在鮮花中為她歌唱，艾蜜莉的睫毛微顫，那雙清澈明亮的眼睛再次映入眾人的眼簾。艾蜜莉在生死交疊的邊緣，順利來到了生之彼岸。這一天，剛好是艾蜜莉的7歲生日。

第一節　鋌而走險

那個總是躺在病床上的小女孩，逐漸恢復了健康。春天又一次來臨了，遠方天空湛藍，陽光普照，她又能跟她的小狗暢快遊玩。在季節輪迴裡，她都能望見明年春天，依舊春暖花開。

2017 年 7 月 12 日，美國食品藥物管理局就諾華 CAR-T 細胞藥物的上市申請進行投票表決。這一天，對艾蜜莉而言，是一個具有特別意義的日子。她是世界上首例接受該免疫治療的兒童，已經無癌生活 5 年了。在這個能夠決定 CAR-T 藥物能否上市的關鍵時刻，艾蜜莉一家來到了評審現場。最終，評審們以 10：0 一面倒的投票結果，一致同意該免疫療法上市，用於治療晚期白血病的兒童和年輕成人患者。

這個決定翻開了治癒癌症的時代新篇章 —— 真正有生命的「活藥物」。

這種「活藥物」在血液中長期遊走，逮住一個癌細胞，就殺一個。這正是艾蜜莉長期無癌生存的關鍵原因。然而，在 CAR-T 細胞和癌細胞戰鬥時，會產生大量細胞因子，甚至引起「細胞因子風暴」，嚴重時可能會威脅生命。福禍相依，免疫系統是一把雙面刃，弱了會患病，強了也危險。可靠的藥物，需要平衡風險和利益。人生亦然，規避風險，平衡獲益，才能平平安安。

每個人都是見證偉大歷史的小人物，而歷史正是由眾多普通人的命運拼接而成的。雖然艾蜜莉只是一個普通的小女孩，但是她有一分熱，發一分光。在癌症治癒以後，艾蜜莉希望每一個與癌症對抗的孩子都能有治癒的機會。為此，艾蜜莉一家成立了「艾蜜莉・懷特海」基金會。

「對我來說，實現 9 年無癌的經歷非常鼓舞人心，我的故事正在幫助世界各地的孩子。」艾蜜莉明眸彎彎，笑著說，「我們將繼續為世界各地的病童籌募資金，希望每一個患者都有獲得平等治療的權利以及獲得治癒的機會。不要放棄，只要活著，就有治癒的希望。」那個虛弱愛哭的

第一樂章　免疫療法初露鋒芒

小孩，已經成長為一個堅強愛笑的小孩。愛笑的人，運氣都不會太差。

2022 年，已經是艾蜜莉無癌生存的第 10 個年頭。如果患者在治療後 5 年沒有復發和轉移，就是「臨床治癒」了。一次性給藥，實現臨床治癒。這種治療手段的誕生，預示著改寫生命藍圖的時代已然來臨。

每當艾蜜莉一家人團團圓圓，平平安安，其樂融融時，艾蜜莉心裡會想：「究竟是什麼創造了生命的奇蹟？」答案可能是時機、信念、科學、免疫系統以及鋌而走險⋯⋯

其實這樣的思考可以追溯到 100 多年前，也是一位女孩引發的故事。

第二節　捕捉天機

癌症治療的目標是什麼？

　　天時，地利，人和，三者不得，雖勝有殃。

—— 孫臏《孫臏兵法·月戰》

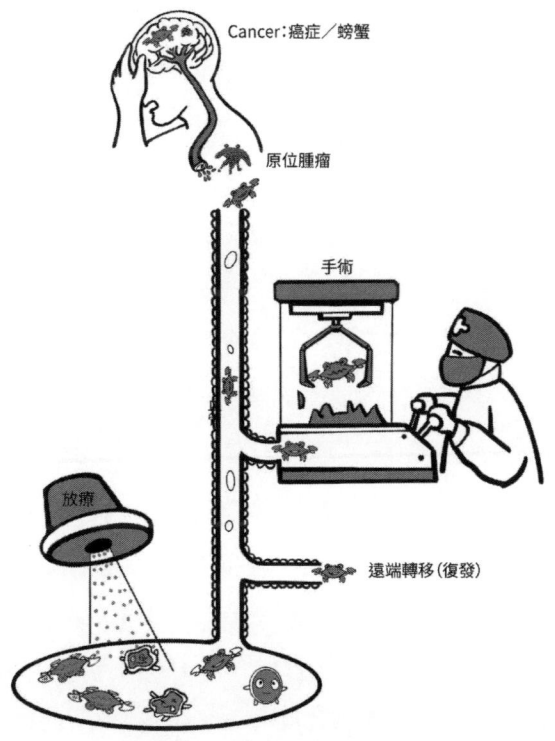

癌症不可怕，可怕的是轉移

一、少女的厄運

　　免疫療法是一場冒險之旅，冒險的起點可以追溯到19世紀末，威廉·科利（William Coley，西元1862－1936年）目睹一位女孩不治去世，開始走上與癌症對抗之路。

第一樂章　免疫療法初露鋒芒

西元 1891 年初春，在紐約醫院的一棟英式建築裡，科利坐在辦公室的椅子上發愣。「貝茜為什麼這麼快死了呢？」他望著窗外的樹木，被寒冬剝去了衣服，光禿禿地站在那裡，忍受著寒風的拷打。回想起 3 個多月前的一天，他也是坐在這張椅子上，等待一位患者的到來。

「咚咚咚」，有人敲門了。護士帶著一名女孩進來。這位 17 歲的女孩叫做貝茜，她神采奕奕，一雙溫柔的眼睛，似乎盛滿了微笑，科利都被她的美麗笑容感染了。貝茜富有冒險精神，西元 1890 年夏天，她開始了從紐約到阿拉斯加的越野火車旅行。途中，她寫信給小約翰・D・洛克斐勒（John D. Rockefeller Jr.）：「座椅夾傷了我的右手。現在腫脹得很嚴重，痛得晚上睡不著覺。」

小洛克斐勒的父親是美國第一個億萬富翁和石油大王。父母忙於事業讓這位少年感到孤獨，性格羞澀，不善社交。貝茜的陽光和美麗，為小洛克斐勒的生活帶來了陽光。從他們之間大量的信件以及經常坐馬車出遊的習慣，後人推測他們是情侶關係。貝茜從旅行回到紐約後，小洛克斐勒就推薦她去紐約醫院。他們去看的正是外科醫生科利。

西元 1890 年 10 月 1 日，在紐約醫院的外科診療室裡，科利耐心檢查貝茜的右手。他觀察到貝茜右手背面連接小指的關節上有一個腫塊，約有半個橄欖大。「啊——」當科利用拇指觸摸腫塊時，貝茜大聲叫痛。他仔細觸摸貝茜的下巴和腋窩，沒有發現淋巴結腫大，不像是感染。他在腫塊上切開一刀，腫塊是灰色和堅硬的，但沒有看到膿液，確實不是感染。

科利猜測這可能是骨膜炎導致了腫塊和疼痛，但骨膜炎不應該會這麼痛啊。他大為不解，便請教指導教授威廉・布林（William Bull）——一位紐約傳奇的外科醫生。布林也認為是骨膜炎，勸科利靜觀其變，或許會自行好轉。此時，貝茜也覺得這不過是小小瘀傷，而且小洛克斐勒

的關心也讓她充滿樂觀。10月19日，小洛克斐勒給貝茜寫了一封9頁長的信，細說他的擔心與關心。

不過，3週後，貝茜再次回到醫院。她向科利抱怨：「腫塊和疼痛更嚴重了，這讓我無法入睡。」科利用刀切開腫塊時，神情嚴肅，眉頭緊蹙：「腫脹、疼痛漸增、失去知覺、沒有顯著的感染和發炎症狀，這會不會是癌症？」

科利切下一點腫塊，送去做病理分析。病理，又被稱為疾病的道理，這個醫學分支肩負診斷疾病的重任。11月6日，病理學家發來了噩耗，這是一個肉瘤。肉瘤是一種來源於結締組織和肌肉的惡性腫瘤，多發生於皮膚、皮下、骨膜及長骨兩端。骨肉瘤多發於青少年，發展迅速，病程極短。

如何治療癌症呢？

二、癌症手術時代興起

在科利所處的西元1890年代，放療和化療還沒有誕生。腫瘤的治療方法只有一種——手術。幾千年來，人類對抗癌症的方法極其有限。在4,000多年前的古埃及，印何闐（Imhotep）在莎草紙上記錄了人類最早的一例癌症病例。莎草紙上的其他病例中，都描述了治療方法，但對於這個癌症病例，印何闐只寫下簡短幾個字「沒有治療方法」。

在西元前400年左右，「西方醫學之父」希波克拉底（Hippocrates）依據臨床觀察，對腫瘤做了最早的詳細描述。腫瘤有點像螃蟹殼，腫瘤血管有點像螃蟹腳。癌痛就像螃蟹鉗子夾住身體一樣，不僅讓人疼痛難忍，而且難以擺脫。於是希波克拉底為腫瘤取名為 karkinos —— 希臘語中的「螃蟹」。回顧歷史，人類在大致的形象基礎上，認為腫瘤大概是身體長了一個腫塊，在體內橫行霸道，切掉是不是就行了？西元1190年，

邁蒙尼德（Maimonides）提出腫瘤手術理論：把腫瘤連同其周圍正常組織都連根切除。

19世紀下半葉，英國外科醫師約瑟夫・李斯特（Joseph Lister）將無菌技術應用在外科手術上。隨著麻醉技術和無菌技術的廣泛應用，根治性切除手術於西元1890年代興起。以威廉・史都華・豪斯泰德（William Stewart Halsted）為代表，他們將腫瘤切除後的轉移歸咎於手術的不充分。於是，根治性切除手術的競賽開始。「根治主義」讓外科醫生們競爭看誰切得更多、更深、更乾淨。大面積切除固然讓患者延長了短暫的壽命，但也遭受了巨大的痛苦和羞辱。而且，神祕莫測的癌症經常還會在遠離腫瘤原發的部位再次復發。後來，人類才發現癌細胞具有轉移的能力。癌細胞的轉移就像蒲公英隨風飄揚，飄到哪裡，種子就到哪裡。癌細胞隨著血液循環在人體遊走，在適合生長發展的地方，安營紮寨，繁衍生息。

手術治癒癌症的失敗，使得另一種古老的觀念占據上風。即腫瘤是一種全身性疾病、體液性疾病，需要全身治療。

在當時癌症切除手術成為主流的時代背景下，科利的指導教授布林也大力推動無菌技術和麻醉技術進入外科手術。師從大師，科利自然也掌握了最新的手術技術，並對外科手術深信不疑。如果他沿著外科醫生的職業方向走下去，一定會成為紐約醫學界的明日之星。但此時，科利面臨兩難的選擇。

科利視病如親，關愛患者的尊嚴。對於貝茜的手臂，他不忍心切除太多。但他也只能盡量切除，這是阻止癌細胞擴散的最好辦法。西元1890年11月8日，就在貝茜18歲生日前夕，科利切除了貝茜右手肘以下的部位。出人意料的是，手術後3週，貝茜腹痛如絞，乳房開始出現結節。顯然，癌細胞已經從右手擴散到體內其他部位定居和繁衍了，這

就是所謂「癌細胞轉移」。癌細胞彷彿在吶喊：「我要自由，我要遷徙到適宜的地方。」到了 12 月中旬，腫瘤已經轉移到了皮膚、大腿、胸部和腹部……貝茜身體虛弱、生命垂危，科利幾乎認不出她是幾個月前冒險歸來的美麗女孩。

西元 1891 年 1 月 23 日早上 7 點，天氣異常寒冷，貝茜在家中去世了。

一個年輕鮮活的生命就這樣凋零了，科利陪在床邊，卻無能為力。癌症發展如此之快，科利感到很震驚，也異常痛苦。他甚至懷疑是否當初切開腫塊幫助癌細胞擴散了。科利第一次對決癌症，在床邊眼睜睜看著貝茜死去，卻束手無策。

科利也沒有想到，在行醫之初，癌症就為他帶來了如此之大的心靈衝擊。自己對癌症知之甚少，還想用粗糙的手術來根除癌症，結果事與願違。科利曾對手術深信不疑，但貝茜之死讓他看清了現實，癌症之所以危險，不只是因為細胞失控地增殖，真正的難題是腫瘤轉移。但切除手術無法徹底解決癌細胞轉移的問題。

癌症治療的目標是什麼？是殺死手術所不能切除的殘留癌細胞，延長患者的生命。

為了實現這個目標，科利開始付出行動。在紐約醫院的地下檔案室裡，他一頁一頁地翻閱醫院成立以來的病歷檔案。他的眼睛就像貓頭鷹一樣，在堆積如山的文件中搜尋肉瘤的相關資料。

大自然經常向我們暗示它最深奧的祕密，就看我們有沒有耐心刨根問底。

三、癌症治療的天機

為了尋找癌症治療的祕密，科利從 15 年的病歷檔案中找出 90 件左右的肉瘤病例。他把病例一個個按照時間順序排列好，試圖尋找一個例外，以理解如何治療癌症。幾個月後，科利終於發現了一個從死神魔爪中撿回性命的患者。

31 歲的弗雷德・史坦是一名德國移民，職業是油漆工。西元 1881 年 6 月，他的脖子上長了一個雞蛋大小的肉瘤，來到紐約醫院就醫。在 3 年間，布林醫生對他做了 5 次手術切除，但腫瘤總是捲土重來。當腫瘤又變得像拳頭那麼大時，布林醫生遺憾宣布：沒有辦法了。

西元 1884 年 10 月 12 日，史坦開始高燒，奄奄一息，醫生很快診斷出是丹毒。丹毒是由鏈球菌感染引起的，由於無菌技術和青黴素還沒有發明，這是 19 世紀常見的手術感染。鏈球菌在病房裡傳播，感染傷口並在血液中擴散，導致患者出現紅疹。紅疹會從面部和頸部開始迅速蔓延，隨後是變熱、發冷、發炎，甚至死亡。史坦正在經歷這些痛苦的症狀，但他的求生意志很強，從發燒中倖存了下來。當時，抗生素還沒有誕生，史坦的免疫系統只能獨自對抗這場感染。意外的是，腫瘤慢慢縮小了。四個半月後，感染和癌症都消失了。出院後，史坦重返紐約的貧民窟。

從大約 3,000 年前的古埃及時代到 19 世紀，有許多軼事報導：腫瘤自發消失時伴隨著感染或發燒。自發性腫瘤消退極為罕見，在全世界 60,000 至 100,000 例癌症患者中，僅有 1 例發生。

很幸運，科利遇到了罕見的案例，他感到既興奮又疑惑。貝茜和史坦患了同一種病，都在同一家醫院接受同樣的手術療法，但結果為何如此不同？貝茜的手術做得很好，但她還是死了。史坦在手術中感染了鏈球菌，竟然活了下來？莫非史坦活下來是因為鏈球菌感染嗎？沒有人知

道史坦後來如何，他的腫瘤是否復發。回答這些問題的唯一方法，就是找到史坦本人。

西元 1891 年年初，天氣乍暖還寒。一名身穿英式西裝和皮鞋的年輕醫生，走在破舊的紐約貧民窟裡。「咚咚咚——」這位紳士一間間房子地敲門和描述史坦的情況。幾個星期過去了，沒有人知道史坦是誰，在哪裡，是否還活著。一般人可能就這麼放棄了，但科利不想放棄這個了解癌症的機會。

有一天，一名滿臉鬍子的男子開門，他的頸部有傷疤。科利驚呆了，他就是史坦。史坦不僅活著，而且癌症從未復發。經過指導教授布林確認，他就是多年前自己治療的史坦。大自然給了線索，布林沒有在意，但是科利抓住了機會。科利在筆記本上寫道：「如果無意中由某種細菌引起的丹毒能消退肉瘤，那麼人工引發丹毒有可能治療肉瘤。」

既然有一個癌症自癒的個案，那麼在人類歷史上是否還存在類似的情況？

科利又化身偵探，開始廣泛調查。數千年來，醫學界都有癌症自癒的零星記載，但大多都是奇聞逸事，科學上令人費解。歷史上，還有一些瘋狂的醫生對乳腺癌患者注射壞疽，對患子宮癌的婦女注射梅毒。這些實驗流程不夠科學，也不符合倫理道德。

約翰霍普金斯醫學院的勒文森醫師，將自癒比喻為「大自然的耳語祕密」，洩露了癌症治療的天機。這個比喻十分貼切。眼見為實，加上眾多歷史文獻資料，科利相信：「癌症是可以治療的，而鏈球菌感染和癌症自發性減退似乎相關。」

相關性並不意味著因果關係。

唯一能證明這一點的方法，就是在心甘情願和無藥可救的患者身上獲得驗證，重現大自然的神奇。

四、再現大自然的神奇

西元 1891 年 3 月，左拉來到紐約醫院就診。左拉是義大利移民，和貝茜一樣都患有肉瘤。如今，他喉嚨裡的腫瘤有雞蛋那麼大。他不能說話、吃東西，甚至不能吞嚥，而且咳嗽得很嚴重（肺部也有癌細胞轉移）。除了來到紐約醫院的慈善病房，他別無選擇。布林醫生切除了左拉頸部腫瘤的一部分，大約一顆柳丁大小。但左拉病情太過嚴重，布林認為沒有辦法了。

科利和指導教授布林商量：「我想對左拉進行丹毒菌感染實驗，萬一有效呢？」然而，丹毒很容易傳染，又十分危險，醫院不同意支持這一項實驗。左拉也相信自己快要死了，要不然怎麼會心甘情願接受一種致命細菌的感染呢？最後，他們決定，在左拉的家裡進行感染實驗。

如果說左拉冒了風險，科利也是。由於患者是癌症末期，身體虛弱，時間緊迫，加上致命感染，這真是一種很可能無效且可能致命的試驗。科利讓自己陷入了醫學倫理危機、聲譽和職業盡毀的風險，以及潛在被感染的困境。但他只行好事，莫問前程。

西元 1891 年 5 月 3 日，在左拉的家裡，科利用丹毒菌感染左拉，開啟了癌症免疫療法的新紀元。

起初，科利在左拉身上切一個小口，塗上丹毒菌，但沒有什麼反應。然後，科利在牛肉湯中培養細菌，注射到皮下，只有輕微感染症狀，略有發燒，但很快就消退了。科利更換一批細菌，加大注射量，左拉開始發燒、嘔吐、頭痛、發冷……

治療一個月後，扁桃腺瘤明顯縮小。繼續治療 2 個月後，左拉不再咳嗽，恢復進食，體重上升。在春天時，布林認為左拉很快就會死亡。現在左拉度過了夏天，科利大受鼓舞。然而，左拉沒有出現嚴重丹毒症

狀，更沒有出現史坦那樣的自發緩解。科利猜測是細菌毒性的問題。他決心尋找更強的丹毒菌，並加倍努力推進。

當時是19世紀中後期，正值細菌發現的黃金時代。羅伯‧柯霍（Robert Koch）是一位致命細菌的收集狂人。巧合的是，西元1891年夏末，紐約醫院病理學家弗格森去歐洲度假。科利拜託該同事去造訪柯霍實驗室，並帶回一些致命的丹毒菌。

西元1891年10月初，科利順利拿到從死於丹毒的患者身上分離的新鮮細菌。此時，左拉的腫瘤復發了。科利立即培養好細菌，直接注射到左拉頸部的腫瘤中。來自柯霍的禮物，真是一個好東西。一小時內，左拉就開始發燒，高達40.5℃。注射部位的皮膚終於出現丹毒症狀，典型紅斑從頸部開始擴散。

左拉的高燒幾乎達到了身體的極限，出汗、噁心、顫抖。直到第二天，左拉終於出現了科利一直期望的結果。科利在病歷上寫道：「細菌感染後第二天，頸部腫瘤壞死組織逐漸流出。2週後，頸部腫瘤完全消失。」

很快地，左拉恢復了進食，體重漸增，恢復了生活的希望。不久後，左拉就下床開始做生意了。在治療的5年時間裡，科利一直追蹤觀察左拉，左拉保持著健康。後來，左拉返回義大利，去向不明。

一位生命垂危的晚期肉瘤患者，在科利的細菌感染治療之下，健康地存活多年，並回歸社會。貝茜和左拉的故事讓科利對癌症治療的目標有了新的理解：不但要延長存活時間，而且要尊重患者的生命尊嚴與生活意義。

大自然總會不經意洩漏它的祕密，有心人才能把握住它。科利窺見天機，打響了第一炮。他發現了一種非手術的癌症治療方法。

《孫子兵法》道：「天時、地利、人和，三者不得，雖勝有殃。」科利在合適的地點掌握了天機，開創了癌症免疫療法。不過，當時的醫學界卻未能理解這個超前的思想。當科利發現癌症是能夠自癒的100多年後，科學家才慢慢揭開了癌症自癒的生物學邏輯 —— 免疫系統。人工製造細菌感染（如疫苗）以激發免疫系統，可以治療一些不能手術治療的癌症。直到百年後，人們才稱科利為「癌症免疫療法之父」。

五、化悲痛為力量

左拉的成功讓科利想起他的第一個癌症患者 —— 貝茜。在貝茜最後的日子裡，科利和小洛克斐勒一起花了很多時間照顧她。兩個人也成為好友。左拉的試驗成功後，科利與小洛克斐勒交流了丹毒菌治療肉瘤的進展。小洛克斐勒鼓勵科利繼續探索，並提供了資金支持。不久後，科利進一步找到了治療肉瘤的更好方法（見第三節）。

貝茜死了，無法釋懷的除了科利，還有小洛克斐勒。貝茜是小洛克斐勒的摯愛知己，當貝茜去世時，小洛克斐勒悲傷得無法上學。他延遲一年，才去耶魯大學報到。後來，小洛克斐勒做了很多慈善活動，都致力於疾病治療，尤其是癌症治療。

小洛克斐勒作為家族基金會會長，還資助建立了洛克斐勒大學、芝加哥大學、紀念斯隆－凱特琳癌症中心、癌症研究所等。這些機構在癌症免疫治療的歷史上都做出了重大貢獻。

多年以後，有人採訪小洛克斐勒，為何會對癌症研究感興趣？他回答說：「我想這要追溯到少年時，貝茜的去世讓我悲傷不已。」人的一生裡，所經歷的悲痛的確是可以化為力量。當一個人切身感受自己和他人的痛苦時，個體的同理心甚至可以轉化為社會責任感。

貝茜的早逝，小洛克斐勒和科利都深感悲痛。往後的一生中，他們以自己的方式向癌症宣戰，為社會貢獻自己的力量，為癌症治療的未來播下了種子。但在當時，科利作為外科醫生，放棄了擅長的外科手術，執意尋找癌症的非手術治療方法，卻使得他與醫學界無情分離。

　　西元1891年秋，科利剛治好左拉。他靜靜地坐在辦公室的椅子上，望著窗外的樹木，枝杈在秋日午後懶散的微風中輕輕擺動。此時，他心中想著念著的是患者，卻不知道自己要自身難保了。

第三節　以毒攻毒

「以**毒**攻**毒**」真的能治療癌症嗎？

> 毒藥者，總括藥餌而言，凡能除病者，皆可稱之為毒藥。
>
> ——張景岳《類經‧卷十二》

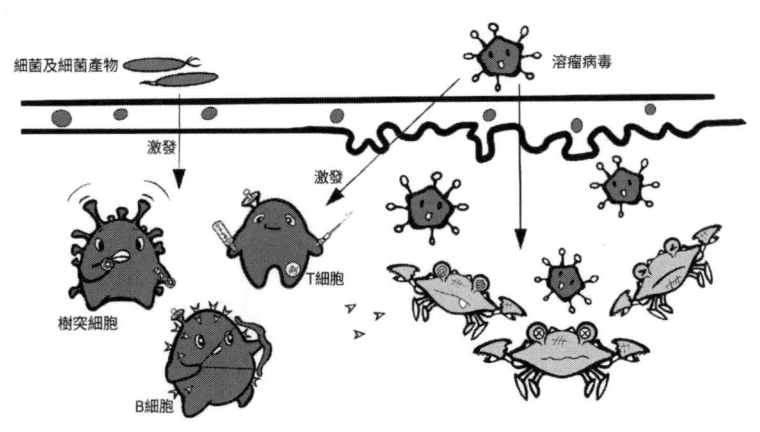

激發免疫系統對抗癌症

一、醫學和道德的抉擇

科利發現了癌症自癒的祕密，並開創了免疫療法的先河，但非同尋常的主張需要非同尋常的證據。

西元 1891 年秋天，在紐約醫院的一間辦公室中，科利正在焦急地等待醫院主任的回覆。糟糕的是，紐約醫院不支持科利在醫院從事丹毒實驗，因其傳染性和危險性極高。為了實現治療癌症的理想，科利做了一個艱難的選擇。他黯然離職，去了一家剛成立不久的小醫院——紐約癌症醫院。這家醫院後來得到小洛克斐勒、通用公司等慈善資助，如今已成為鼎鼎大名的紀念斯隆－凱特琳癌症中心（Memorial Sloan-Kettering Cancer Center，MSK 癌症中心），也是癌症免疫治療的最好機構。

這一切可以追溯到西元 1890 年代，科利在此開啟了免疫療法的新紀元。

人類應用免疫療法來防治疾病有著十分悠久的歷史，最早在 10 世紀的中國就已經流行「人痘接種」預防天花。到了科利所處的時代，免疫療法依然是黑箱操作（機制未明），所以被稱為經驗免疫學時期。由於科利憑著經驗操作，也未能解釋癌症治癒的機制，醫學界認為這只是個案而已。科利看到可憐的患者飽受煎熬，也顧不了那麼多，全力探索細菌治療癌症的方法。他那永不退縮的信念，卻使得他與主流的醫學界漸行漸遠。

在醫院的一棟哥德式大樓上，科利開始了他的新旅程。從西元 1891 年至 1893 年，科利採用活細菌塗抹、切口塗抹、直接注射等方法反覆接種，對 12 名晚期肉瘤患者進行了丹毒菌感染。療效還不錯，4 名肉瘤患者出現典型的發熱反應，以及腫瘤消退反應。但是，有 4 名患者死亡，2 例死亡是由於丹毒不良反應過於猛烈所致。

這是疾病治療中無法忍受的情況，你無法預測誰會有治療響應，誰會因不良反應而死。這把科利推到了醫學和道德兩難的抉擇，也危及他的職業生涯。迫於現實，科利只能放棄活丹毒菌治療，尋找其他方式。

19 世紀中葉以後，第二次工業革命興起，科技蓬勃發展。細菌學進入了黃金時代，其中最為著名的是法國微生物學家路易·巴斯德（Louis Pasteur）。西元 1879 年，巴斯德首先發現並命名了鏈球菌，而科利所用的丹毒菌就是鏈球菌中的一類。巴斯德不但提出細菌致病理論，而且發明了減毒活疫苗（毒性減弱的病原體）。他開啟了一個用科學的、可複製的方法主動預防疾病的新時代。

西元 1892 年年底，科利一直不甘心，他再次整理治療結果並理解到用活細菌感染患者確實太危險。科利查閱了巴斯德等人的細菌學研究

後,腦海靈光一閃:「為患者接種減毒細菌或細菌產物應該也有治療效果,可能就像減毒疫苗一樣安全。」

科利為此異常興奮,為了提取出細菌毒素,他沒日沒夜地泡在實驗室。他經由加熱殺死活細菌,然後過濾掉細菌,得到了紅寶石色的過濾液體。科利看著耀眼的細菌毒素,滿懷期待:「一定是這個東西。」

這種細菌毒素能安全有效地對抗腫瘤嗎?

二、細菌毒素誕生了

科利找到了 4 名晚期肉瘤患者,為他們注射細菌毒素。經過焦急的等待,科利得到了一些預期的結果:患者輕度發燒、腫瘤有點縮小,但藥效維持不久。科利再次陷入困境:如何才能提高藥效的持續性?

細菌學的新進展再一次成為及時雨。巴斯德研究所的法國醫生羅傑發表了一個新進展:鏈球菌與黏質沙雷氏菌一起培養時,能夠產生更強的細菌毒素。為此,科利找到了一個完美的細菌組合,能夠產生協同毒性效應。現在,他需要患者來測試這種組合細菌毒素。

約翰‧費肯(John Ficken),一名 16 歲的大男孩,身體消瘦,腹腔長了大肉瘤,肚子突出就像懷孕似的。顯然,這時已經無法做手術,癌痛令費肯痛不欲生,心生絕望。病情迫在眉睫,科利得在短時間內快速決策。他決定在費肯身上首次試用組合細菌毒素——「科利毒素」。

西元 1893 年 1 月 24 日,科利將紅色毒素液體注入費肯的體內。他從低劑量開始注射,沒有反應後,逐步提高給藥劑量。最後,這個男孩出現了典型的丹毒症狀:發燒頭痛、噁心嘔吐、發寒顫抖。3 個半月後,科利停止了注射,因為費肯的腫瘤已經縮小了 80%,體重漸增,身體狀態也越來越好。再過一個月後,科利觸摸不到男孩腹部的腫瘤,便滿意

地讓費肯出院回家。隨後的每一年，科利都對這個男孩進行追蹤，驚喜地發現男孩身體保持健康。

直到1919年，費肯47歲時，在紐約中央車站乘坐地鐵時，心臟病發作死亡。26年前，曾是少年的費肯由於肉瘤已經瀕臨死亡。得益於細菌毒素，費肯多活了26年。生命的奇蹟就是從絕望中找到希望。

回顧歷史，科利實際上不是第一個使用細菌治療癌症的人。西元1868年，德國醫生威廉·布希（Wilhelm Busch）首次讓一名患者感染丹毒菌，並觀察到腫瘤縮小，但患者在9天後就死亡了。西元1882年，德國醫生弗里德里希·費雷森（Friedrich Fehleisen）確定了化膿性鏈球菌為丹毒的病原體，隨後他將鏈球菌注射到5名癌症患者體內。不幸的是，他誘發的丹毒導致了患者死亡，這讓他失去了醫生執照。雖然科利最初也採用丹毒菌來治療癌症，但他是第一個使用細菌產物來治療癌症的人。如今看來，他發明的是一種治療性的癌症疫苗。直到80年後，科學家才揭示出細菌毒素含有內毒素，能激發免疫系統去對抗癌症。

由於時代的限制，批評之聲不絕於耳。科利看到了癌症是可以治療的，他樂觀認為這是可複製的科學，而不是奇蹟。具有諷刺意味的是，醫學同行並不認同他的新療法，原因也是科學。一是科利沒辦法從科學角度解釋科利毒素的作用機制；二是細菌毒素製備複雜，難以標準化，醫生要根據患者發燒程度不斷調節注射劑量，耗時費力、效果時好時壞，還有風險。因此，很少有醫生和醫院願意參與。

此外，科利即將面臨一個新的「對手」——放療。

三、放療時代來臨

人類對癌症的理解有漫長的歷史。歷經根除性手術的競賽，人類理解到手術切除無法阻止癌細胞轉移，甚至手術過程可能有助於癌細胞轉

移。因此，人類開始尋找非手術的辦法來對抗癌症。

西元 1896 年年初，在丹毒病菌發現人費雷森所在的德國巴伐利亞大學裡，科學家威廉・倫琴（Wilhelm Röntgen）意外發現了一種新的射線，命名為 X 射線，意為未知射線。西元 1898 年，居禮夫人（Marie Curie）發現了放射性同位素鐳。短短幾年內，醫生們就把放射線用於癌症治療，至今仍是很多癌症的標準療法。可怕的是，當初人們對於放射線的危害缺乏理解。最早使用放射線治病的醫生埃米爾・格魯貝（Émil Grubbé），因長期接觸放射線，肢體壞死而截肢。鐳的發現者居禮夫人也是放射性物質的受害者，於 1934 年死於白血病。害死居禮夫人的元凶，至今仍「活」在其筆記本上，據推測其放射性還將持續 1,500 年。

放療是讓放射線像一把雷射槍一樣，對準癌症部位，殺死癌細胞。癌細胞分裂旺盛，放射線可以破壞其基因合成，阻斷其生長。當然，皮膚以及患處周圍的組織也會受到損傷。在當時，放療是一種現代的、可量化的、簡單易行、立即見效的科學技術。因此，放療從一出現，就立即得到了醫院和醫生的青睞。

放療所需要的鐳，是地球上的稀缺資源。1912 年，採礦企業家詹姆士・道格拉斯（James Douglas）的女兒得了乳腺癌後，他向紐約癌症醫院捐贈了 10 萬美元和 8 克鐳。不過，這一項捐贈有一個附加條件，那就是醫院要把所有精力集中於放療研究。病理學家詹姆士・尤因（James Ewing）把握機會，在醫院大力推動放療。道格拉斯的熱情和資金，促使尤因成為放療的先驅。捐贈一到位，尤因就接任了醫院臨床和實驗研究的領導者。尤因掌握了醫院研究方向和論文發表的大權，便成為科利最大的批判者和最強勁的競爭對手。

居禮夫人說：「鐳元素不只屬於波蘭，而是屬於全世界。」她的精神激勵科學家無償分享自己的學術成果。但現實世界中的學術界，更像一

第三節　以毒攻毒

個個武林門派。學術門派之間講究師承，常有隔閡，互不認同。

就像病理醫生和臨床醫生之間，繼承不同學科的目標、習慣和思想，難免有些不同的看法。尤因是一位嚴謹的病理學家，在醫院推崇嚴謹科學。尤因認為科利採用毒素治療患者的方法極不科學，經由以手觸摸腫瘤和追蹤觀察，結果不可量化且極不穩定。此外，尤因接受資本家的捐贈，前提是得在醫院推動放療。於是，尤因在各種公開場合（包括董事會上），都對細菌毒素表示質疑和批評。科利對於只在乎顯微鏡和X射線檢測結果、不觸摸患者、不和患者接觸交流的病理醫生，也不屑一顧。兩人都頑固不已，彼此分歧和對立越來越深。

尤因身患三叉神經痛，目光冷漠，一張嚴肅的臉擠不出一絲喜悅的表情。科利個性溫和儒雅，在和尤因的爭論中常常落於下風。誇張的是，尤因甚至公開質疑科利治療的根本不是癌，科利對此憤怒不已：「早期一些患者還是你診斷的，你竟然出爾反爾！」有一天，科利發現一名肉瘤男孩分給了尤因的學生艾戴爾。艾戴爾只是乳腺癌部門的助手，科利終於忍不住咆哮：「骨肉瘤患者竟然交給乳腺癌醫生來看，憑什麼不給我來治療？」

1931年，尤因成為《時代》(Time)雜誌的封面人物，被稱為「當今時代重要的癌症醫生」。當時，他還參與創立了美國癌症協會。尤因也覺得自己是醫院和患者的英雄人物，他在醫院強勢地定下策略目標：「新型放療技術是在科學上唯一行之有效的癌症療法，我們要把癌症醫院變成世界最好的放療中心。」

在這裡，尤因一手遮天，科利想要出頭就難上加難了。

四、長期主義

實際上，科利並沒有閉門造車，他是紐約首批使用放療的醫生。雖然放療的短期療效十分明顯，但是長期效果不佳。因為放療只能對局部有效，一旦癌細胞轉移就容易復發。科利是一位長期主義者，更關心長期療效。於是，他公開質疑放射療法的長期危險，勸告同行不要過於樂觀。但尤因一派反駁：「個案會矇蔽你的眼睛，科學講究的是用統計的眼光看現象。」

在與尤因的競爭中，科利始終處於下風。科利向洛克斐勒講述了個案的奇蹟康復，尤因則展示了康復病例的數字。這足以讓人感受到放療的威力，於是洛克斐勒家族轉向資助放療，支持尤因的事業。由於缺乏資金支持，科利舉步維艱。

在歐洲的一次演講中，科利發出肺腑之言：「我看到可憐的肉瘤患者從飽受煎熬、無藥可救，到病情好轉，最後重拾生命，恢復健康。這就足以讓我堅持使用這種療法。雖然只有少數人有效，但我並不放棄，而是激勵自己加倍努力，找出更好的辦法。」科利一邊默默忍受同行尤其是上級尤因的批評，一邊堅持用細菌毒素治療癌症患者。

一個人要看過多少生死，要多有同情心，才能做到如此堅毅呢？

多年來，科學家通常邀請紐約癌症醫院的尤因參加學術會議，而把科利排除在科學圈之外。1934年5月，紐約癌症醫院也舉辦了一場小規模的學術研討會，會議的主題是「尤因肉瘤」。這種罕見肉瘤類型是尤因於1921年首先提出的，有意思的是，尤因一直打壓的科利卻保持著最好的治療紀錄。在科學圈默默無聞的科利，這一次在自家醫院裡，終於得到了發聲的機會。

科利站在演講臺上，激動地演講：「在紐約癌症醫院，44例尤因肉

瘤患者，12人由其他醫生用放射線治療，沒有1人活過5年。我用細菌毒素治療了32人，12人在隨後的5至21年都沒有再發病。」科利知道大家對此心存懷疑，他特地向會場介紹了兩名長期存活的患者。他們的肉瘤曾經廣泛轉移到淋巴結、肺部、頸椎等多個部位。科利毒素不但可以消除已轉移的晚期癌症，而且可以讓患者獲得長期生存。

科利知道這兩個例子不足以說服大家。他繼續報告了其他沒有列入骨肉瘤計畫的115例肉瘤患者的結果：在可動手術的病例中，26人採用放療，結果沒有1人活過5年；13人採用科利毒素，7人活過5年；另26人並用放療和科利毒素，僅有2人活過5年（這種差異在後來才能得到解釋，因為放療抑制了免疫功能）。

雖然短期來看，放射療法效果更佳，但是科利毒素有很大的機會提供長期生存。在會場上，以尤因為代表的科學家質疑療效的真實性。這一次，科利不想再忍氣吞聲。他提出一個解決方案：「科利毒素是治療尤因肉瘤的上策。我願意按照科學方法，進行一個5年的臨床試驗來評估科利毒素的有效性。」

大樣本的臨床試驗是檢驗有效性的最佳標準。

在科利的報告後，一直推崇放療的高德曼總結道：「證據充分顯示了科利毒素對於治療肉瘤的價值。」高德曼對科利毒素的態度從質疑變為肯定，在臺下的尤因都大吃一驚。後來，高德曼在《美國外科學雜誌》(*The American Journal of Surgery*)進一步號召：「科利毒素可以改善患者免疫力，因為治療後的淋巴細胞數目出現增加。少數患者獲得長期存活，可能是由於淋巴細胞的作用。如今，應有優良的醫院站出來，公平測試這種療法。」

這真是一個研究癌症免疫療法的絕佳機會。然而，高德曼的提議，竟然沒有醫院願意接受挑戰。這導致腫瘤免疫學的出現，推遲了幾十年。

對於科利來說，患者的需求永遠是迫切的，所以他的臨床研究走在基礎科學的前面。他探索了科利毒素對多種癌症的治療，不經意間為後人留下了線索：免疫療法一旦生效，患者有機會獲得長期生存。

真的可以「以毒攻毒」來治療癌症嗎？

五、以毒攻毒

在中國醫學史上，2,000 多年前就有「以毒攻毒」的思想。這種治療思想在現代免疫學上得到了科學驗證。東晉醫藥學家葛洪受「以毒攻毒」啟發，用瘋狗腦髓塗在傷口上面來因應狂犬病。這是人類最早使用接種的方法來預防和治療感染性疾病。1,000 多年後的西元 1885 年，巴斯德也是從狂犬腦組織中分離出狂犬病毒，由此製成狂犬病毒疫苗。巴斯德所用的原理與葛洪的方法基本上相似，只不過更加科學。類似的案例還包括對付天花病毒，北宋醫師根據「以毒攻毒」的思想發明了「人痘接種術」。800 多年後的西元 1796 年，愛德華·詹納（Edward Jenner）發明了更加安全的「牛痘疫苗」。詹納所用的原理與中國古代醫師的方法基本上相似，只不過更加科學。

這說明，科學思考方法是多麼重要！

「以毒攻毒」能治療癌症的記載，古今都有。西元 1896 年，當科利使用細菌毒素治療癌症時，美國醫師喬治·多克（George Dock）有個發現：一名白血病女性患者在罹患嚴重的流感後，癌症獲得了緩解。2021 年，英國醫生戴維·塔克（David Tucker）也有類似的發現，一位惡性淋巴瘤患者在感染新冠病毒後，腫瘤竟然消失了。這些案例說明，患者感染病原體可能會意外激發抗腫瘤的免疫反應，不僅清除了病原體，還順便清除了癌細胞。

第三節　以毒攻毒

隨著科學的發展，人類逐漸了解到：有些病原體能夠直接感染並殺死癌細胞，也能激發免疫反應進一步對抗腫瘤。順著這個思路，科學家發明了溶瘤病毒。溶瘤病毒的作用機制是利用基因工程改造病毒，使其感染腫瘤，並在腫瘤細胞中複製，最終裂解腫瘤細胞。2015 年，新型溶瘤病毒產品 T-VEC（基因改造後的皰疹病毒）獲得美國和歐盟食品藥物管理局的批准，用於復發性不可切除的黑色素瘤局部治療。這推動了溶瘤病毒的商業開發，期待不久的將來溶瘤病毒可以造福更多腫瘤患者。

話說回來，為什麼科利發明的「以毒攻毒」療法沒有人使用呢？因為放療及其後來出現的化療，是科學新技術，立即見效，容易推廣。醫生只需要開一個處方，就可以重複性取得療效。相對而言，細菌毒素的製備和治療步驟沒有標準化，治療時間長，需要隔離病房，而且醫院和醫生要承擔副作用的風險。懶惰促進人類發明和使用工具，趨吉避凶也讓醫生選擇權威穩妥的方法。

殊不知，懶惰與迷信權威是追尋真理的毒瘤。科利不但發現了「以毒攻毒」的腫瘤療法，而且從來沒有停止與權威強權對抗，因為他從來沒有忘記自己為什麼出發。1934 年的「尤因肉瘤」主題會議後，科利感覺極其欣慰。

當他和愛女海倫・科利（Helen Coley，1907 − 2001 年）一起吃晚餐時，他一邊品嘗著美食，一邊激動地說道：「我和尤因對立了這麼多年，現在發現，我的執著努力並不是為了證明自己或者對抗他人，而是為了患者。」這句話在海倫的心中埋下了一顆種子。

遺憾的是，科利未能實現他提議的 5 年臨床試驗，1 年後竟撒手人寰。思想可以像蠟燭一樣熄滅，也可以像野火一樣蔓延。科利差點被歷史埋沒，而他開創的免疫療法將在 50 年後，如星星之火，有了燎原之勢。

科利之所以沒有被歷史遺忘，必須要感謝他的女兒海倫。

第一樂章　免疫療法初露鋒芒

第四節　以史為鑑

免疫療法是騙局還是未來？

　　以銅為鑑，可以正衣冠。以人為鑑，可以知得失。以史為鑑，可以知興替。

——歐陽脩和宋祁《新唐書・魏徵傳》

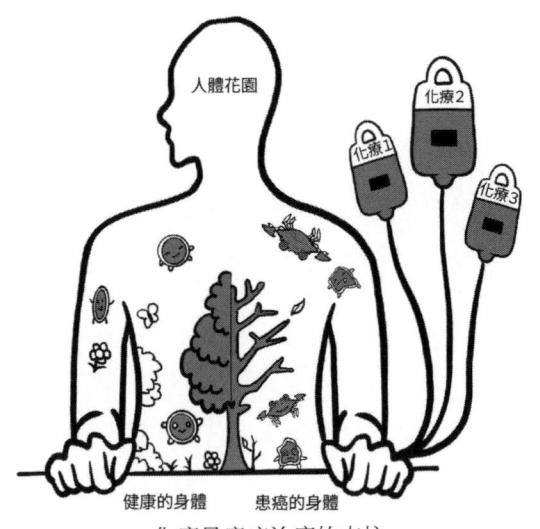

化療是癌症治療的支柱

一、為父平反

　　海倫 28 歲時，看著父親「遺恨去世」，開始走上為父平反的艱難之路。

　　小時候，小女孩海倫喜歡黏著爸爸，經常跟父親一起參加演講活動。在會議上，尤因等科學家們經常對科利的資料甚至個人進行質疑。小海倫目睹這些場景，十分難過：「父親一心治病救人，不應該得到這些批評！」有時候，海倫把科利的上司尤因形容為惡魔，是他把父親逼得

痛苦不堪,才患了重病。

1936年4月14日,科利和海倫共進午餐後,回到辦公室和尤因開會。突然,科利腹部劇痛不已,立即住院治療。住院期間,科利堅持口述最近的研究成果。在口述論文後不久,病情加重,科利便進了手術房。在這熟悉的手術房裡,科利曾經挽救了很多患者,而這次他卻成了患者。手術前,科利顫抖地握住女兒海倫和兒子布拉德利(Bradley Lancaster Coley)的手:「你們的母親患有腸癌,你們要照顧好她,也要照顧好自己。」

1936年4月16日凌晨2點,科利去世。海倫哭得很傷心,嘴裡不斷祈求:「爸爸你不要離開。」

1938年,海倫回到了父親安葬的地方——康乃狄克州的鄉村莊園。在穀倉的角落裡,她發現了一堆捆綁在一起的檔案,翻開一看竟是父親留下的。她很想念父親,於是打開檔案翻閱。海倫輕撫著父親留下的文字,不禁睹物思人,眼淚忍不住滴在了檔案上。失去父親的悲痛情緒再次爆發,幾次闔上又打開了檔案,久久不能平復。

此刻的海倫除了思念父親,更多的是心疼父親被眾人冤枉。因為眼前這一疊檔案是父親多年研究的心血,他發明的細菌毒素其實治好了很多患者。只是苦於精力有限,無法將這些資料整理並公之於世。於是,海倫化悲痛為力量,開始著手整理父親的檔案,走上了為父平反之路。

兩年內,她閱讀了1.5萬封信和大量檔案,更加意識到父親獲得了真正的醫學突破,他開發了一種令人驚訝和有效的癌症療法。這個想法點燃了她,她決心恢復父親的聲譽,並決定去紐約癌症醫院。

此時,紐約癌症醫院已經發生了很大的變化:一是醫院搬遷至約克大道,院址用地正是小洛克斐勒所捐贈,並改名為紀念醫院;二是科利前任上司尤因由於膀胱癌,已卸任醫院主任一職。尤因曾大力鼓吹的放

射療法也慢慢沉寂，畢竟長期療效欠佳，不良反應不小。1940 年，科尼利厄斯・羅德（Cornelius Rhoads）開始擔任紀念醫院的主任。

1941 年年初，海倫提著自己近三年整理的資料，來到紀念醫院，拜訪了羅德。羅德穿著深色西裝，風度翩翩，笑起來春風滿面。初次見面，雙方感到十分融洽。在海倫分享科利毒素治療癌症的結果後，羅德激動地表示：「這個專案很有價值，我鼓勵妳繼續整理所有接受該療法的患者資訊。」不過，海倫沒有學過醫學，要整理科利毒素數十年的資料還是太難了。但海倫迎難而上，一邊自學腫瘤學和醫學，一邊整理父親的病歷並走訪患者。

海倫每一天都開心工作，卻不知遇到了一個強大的「對手」──化療。

二、化療時代降臨

1943 年 12 月 2 日，德國納粹轟炸義大利巴里港。有一艘美國船上的 2,000 枚芥子氣炸彈爆炸了，毒氣蔓延，近千人死於併發症。這種芥子毒氣對人體白血球的破壞，讓人吃驚。此次「巴里港事件」推動美軍成立了一個「化學戰爭部」，加速了對戰爭毒氣及其對士兵影響的研究。很多科學家都被調去進行國防戰爭相關的研究，而羅德赴任陸軍化學戰軍隊的首席醫學官。此後多年，海倫和羅德的聯繫就中斷了，但海倫沒有停止調查和研究。

當時，化學戰爭部向美國各地研究機構提出了研製各種毒性化合物的協議。耶魯大學的阿爾弗雷德・扎克・吉爾曼（Alfred Zack Gilman）和路易斯・S・古德曼（Louis S. Goodman）研究的是芥子氣的衍生物──氮芥。他們發現氮芥可以殺死白血球，並證實氮芥可以治療淋巴瘤。這開啟了化療的新時代。

羅德作為化學戰的首席醫學官，目睹了化療的「神效」。「二戰」結束後，他便成為化療的狂熱倡導者。在紀念醫院，他向大家呼籲：「我們要攻克癌症，我們將大規模篩選新的化療藥物，並在人體上測試有希望的候選藥物。」一些治療急性白血病的化療藥物（甲氨蝶呤和6-巰基嘌呤），就是在這一段特殊歷史時期誕生的。得益於羅德的強力推動，紀念醫院成為癌症化療最前端的機構。

「二戰」以後，海倫和羅德之間的聯繫重新開始。海倫希望在醫院謀得一個全職工作，以便進行科利毒素的研究工作。但羅德認為她沒有醫學文憑，沒有資格。海倫積極溝通：「實際上，人可以在8年內學到很多東西，不一定需要在醫學院學習！」確實如此，如果我們努力，每個人手裡都有一把自學成才的鑰匙。

海倫經由8年的刻苦學習，竟然找到了一個理論解釋父親的工作。她在給羅德的信中說：「目前證據顯示，細菌毒素沒有直接作用於腫瘤，它可能是透過刺激網狀內皮系統發揮作用的。」她提到的網狀內皮系統就是現在所說的免疫系統。這是一個非常超前和準確的推論。10年後，勞埃德・歐德（Lloyd Old，1933－2011年）才證明細菌可以激發免疫系統對抗腫瘤。30年後，人們才發現細菌毒素中激發免疫系統的成分是內毒素。有了理論支持的細菌毒素可以重出江湖，造福患者嗎？

海倫感覺刻不容緩，因為她意識到：掌控癌症領域的人，對過去的歷史不感興趣，而是熱衷於發現新的東西。可是，歷史真的就沒有意義嗎？

如果我們了解歷史，就會發現一切都有可能發生，無論是難以預料的黑暗還是意料之外的光明。歷史告訴我們，一切皆有可能，這才是讓我們對未來充滿想像的力量之源。

海倫希望紀念醫院能研究一下科利過往的病例，了解科利在治療各種

癌症時採取的方法和獲得的成果，可能為當下的情況提供參考。1950 年 1 月 10 日，海倫寫信給羅德：「我知道你的時間非常寶貴。請理解我的目標不是要推動科利毒素，而是希望討論這種療法對癌症研究的新思路。」

如果羅德接受海倫的提議，或許免疫療法能夠早日讓患者受益，然而他錯過了這次機會。1950 年 1 月 11 日，羅德給海倫最後的一封信說道：「我們正在進行國內最大的癌症專案。很遺憾，我們現在無法幫助妳。」此時，羅德已經向紀念醫院定下了目標：「我們要把紀念醫院變成世界上最好的化療中心！」由於對化療研究的貢獻，羅德還上了《時代》雜誌的封面，被譽為「抗癌者」。

時代的洪流洶湧澎湃，個人如何抵抗？

三、瘋狂繁衍的癌細胞

除了海倫，她的哥哥布拉德利子承父業，在紀念醫院擔任骨腫瘤醫生。從 1940 年代至 1950 年代，他用科利毒素治療了許多患者。唐納德·福利（Donald Frawley）於 1953 年患有骨肉瘤，經布拉德利治癒後，成為一名消防員，存活至今。時運不濟，科利遭受現代放療的衝擊，而科利的兒女面對的是更為現代化的化療。

為什麼化療可以治療癌症？

當時，人類已經理解癌症是人類對所有惡性腫瘤（如肝癌、胃癌和肺癌等）的統稱，而不同癌症都有一個共同特徵：癌細胞不受控制地生長和增殖。最典型案例就是海拉細胞。1951 年，當海倫奔走呼號時，海莉耶塔·拉克斯（Henrietta Lacks）來到了約翰霍普金斯醫院。拉克斯罹患的是子宮頸癌，醫生切下了一部分癌症組織，交給了喬治·奧托·蓋（George Otto Gey）做研究。蓋驚訝地發現，分離出來的癌細胞竟然能夠無限增

殖，便根據患者姓名前兩個字母命名為海拉細胞。此後，海拉細胞流傳到全世界用於醫藥研究。它幫助人類解開了癌症、病毒如何影響人體的奧祕，促成了癌症疫苗、癌症新藥、基因選殖等無數醫學突破。在拉克斯去世後的 70 年裡，海拉細胞一直存活和繁殖，實現了「永生」。

癌細胞從它誕生那一刻起，就把握各種機會瘋狂地自我繁殖。如果有一種化學物質能夠阻止細胞增殖，是不是就可以治療癌症？

為此，人類想到了用細胞毒性化合物來毒殺增殖快的癌細胞，這種方法叫做化療。化療藥物對快速增殖的癌細胞很敏感，可以導致癌細胞死亡。然而，一些快速生長的正常細胞（如毛囊細胞、皮膚細胞等）也會受到化療的傷害，並導致很大的不良反應（脫髮、嘔吐、腹瀉和皮膚損傷等）。由於化療具有強大可預測的療效，並且對各種癌症都有效，便成為醫生的標準選擇。

化療時代的到來，直接把科利毒素療法推向末路。海倫真的不甘心，也不願放棄。由於非科班出身，海倫付出了比常人更大的努力，以至於在生活上失去很多卻不自知。女兒懇求她：「媽媽陪我玩一下吧。」海倫總是回答：「媽媽還有很多工作，如果我停下來，很多患者就會死去。」

海倫花了多年時間，試圖說服癌症領域的科學家去研究科利毒素。然而，現實很殘酷，科學浪潮的方向是由權威主導的。十年彈指一瞬間，海倫終於發現：與其把希望寄託在他人身上，不如自己主宰自己的命運。

海倫決定籌募資金來實現自己的目標。沒想到，羅德表面上客客氣氣的，暗地裡卻挫敗了海倫籌募基金的努力。海倫希望小洛克斐勒提供資金支持，畢竟他是父親的好友。由於小洛克斐勒不是癌症專家，他向羅德諮詢。羅德回信：「對於海倫提出的資金支持，沒有任何依據。如果她能夠有效處理這個問題，紀念醫院會提供足夠的資金支持。不幸的

是，我現在不認為她可以……海倫是一個非常古怪的人，對她所進行專案的複雜性和陷阱幾乎沒有任何洞察力。」

羅德不尊重海倫並非個案，他有著不尊重生命的黑歷史。羅德是一位種族主義者，他不但貶低波多黎各人，而且故意向波多黎各人注射癌細胞，導致 13 人無辜死亡。幸運的是，並非所有人都像羅德一樣綿裡藏針。

四、完敗於化療

1953 年，海倫的兒時玩伴奧利弗・格雷斯（Oliver R. Grace）挺身而出：「為何我們不在曼哈頓的公寓見面聊聊？」格雷斯是一位慈善家，當他看完了 1,000 多例科利毒素病例後，十分激動，立即決定資助和支持海倫。這一年，他們創立了癌症研究所（Cancer Research Institute）——世界上第一個致力於癌症免疫治療的慈善機構。

癌症研究所成立之初，大部分預算用於資助對科利毒素的研究。為了恢復父親的聲譽，海倫潛心研究，分析了毒素的臨床資料，並撰寫了超過 20 部專著。她提出毒素的標準化生產也是毒素治療的重要部分，但這就需要很高的製備成本。沒有藥廠願意投資生產，畢竟沒有專利保護。她提出發燒是毒素發揮作用的一個重要部分，但是醫院和醫生不允許患者保持發燒。

更重要的是，醫生有了更好的選擇——化療。

1957 年，當海倫致力於復興科利毒素時，化療正走向一個新階段。在此過程中，一位叫做李敏求的華人醫生扮演了關鍵角色。李敏求在美國國立癌症研究所期間，用葉酸拮抗劑（甲氨蝶呤）治療絨膜癌患者。在此之前，甲氨蝶呤雖然能治療癌症，但最終都出現了復發（見第一節）。

李敏求對患者進行持續化療，直到血清絨毛膜促性腺激素（human chorionic gonadotropin, HCG）降至為零，竟然治癒了一些絨膜癌患者。

這是人類歷史上首次用化療治癒惡性實體腫瘤，代表著化療由緩解治療向治癒的過渡。

遺憾的是，國立癌症研究所的高層認為李敏求實施「過度治療」，勃然大怒，將其開除。李敏求黯然回到 MSK 癌症中心，隨後發現三種化療藥物並成功治療睪丸癌。由於種種原因，他又被迫黯然離職。唯一欣慰的是，李敏求在 1972 年終於得到認可，獲得了拉斯克臨床醫學獎，以表彰他在癌症化療領域的巨大貢獻。

由於化療見效快、結果穩定，並對不同癌症都有效，癌症治療的潮流已經轉向了化療。海倫沒有醫學學位，也沒有接受過正式的科學訓練，她很難讓醫學界相信細菌毒素會成為一種有前途的治療模式。此外，一場意外，讓原本困難的科利毒素研究雪上加霜。

1961 年，一種用於妊娠反應的藥物「沙利竇邁」，在全世界造成了 1 萬多名畸形兒，各國紛紛撤回這種藥物。在這種時代背景下，美國食品藥物管理局對藥物安全採取了強硬措施。1962 年，美國通過了《科沃夫－哈里斯修正案》，要求新藥上市前必須提交臨床試驗證明藥物安全性和有效性的雙重資訊，這也奠定了藥物監管部門在新藥研發中的關鍵地位。也是這一年，科利毒素被歸為一種「新藥」，這意味著科利毒素必須獲得審查批准才能展開臨床試驗。更糟糕的是，在 1965 年，美國癌症協會將科利毒素新增到「未經證實的癌症治療方法」名單。

對此，海倫十分憤怒：「一個臨床應用了 70 多年的癌症療法，怎麼能把它定位為未經證實的療法呢？」背後的原因太殘酷了，在科利去世後的 30 年裡，幾代科學家和醫生在接受培訓時，從來沒有聽說過科利毒素。這也難怪他們把科利毒素和槲寄生、扁桃苷等民俗療法相提並論。

美國癌症協會提出這一份名單的初衷，是保護患者不被未經證實的療法所傷害。然而，這對於任何不符合主流治療（手術、放療、化療）的其他方法是不公平的。得益於此，放療、化療進一步成為主流癌症療法。在權威指南的盛行之下，未進入指南的新療法艱難求存。

1975 年，美國癌症協會將科利毒素從恥辱的清單中移除，但科利毒素療法已經退出了歷史舞臺。幾乎所有腫瘤學家都把目光投向如放療、化療這一類更現代、更有前途的科學療法。海倫一家人幾十年的所有努力終究擋不住時代的巨輪，但他們為此已竭盡全力了。

歷史的車輪滾滾向前，免疫療法是騙局還是未來？

五、以史為鑑

1966 年，海倫遇到了勞埃德·歐德（Lloyd Old），兩人的命運從此交會。兩人志同道合，在此後的幾十年裡，攜手改變了科學的方向。

1967 年，癌症研究中心開始提供資金，支持歐德在癌症免疫學的研究（見第五節）。海倫和歐德經常討論科學到深夜，歐德的遠見也漸漸影響了海倫。海倫開始意識到，癌症研究所不能局限於科利毒素的工作，必須要深入擴展到免疫學領域。

歐德向海倫承諾：「科利毒素有一天會得到公正的認可。臨床研究經常會走在基礎科學的前面，因為患者的需求永遠是迫切的。臨床上有效的東西，不一定是當時的科學能解釋清楚的。隨著我們對免疫系統的了解，我們將會更完整地理解細菌毒素為什麼有時有效，有時無效。」

至今，大部分優秀的免疫學家都直接或間接地得到了癌症研究所的支持。科利的早期探索，也逐漸得到了科學的解釋。在免疫學領域的數十年投資，癌症免疫療法這個歷史棄兒，逐漸復興成為令人狂熱的領

域。海倫終於為父平反，使科利成為「癌症免疫療法之父」。1975 年，癌症研究所設立「威廉・科利獎」，授予在基礎免疫和腫瘤免疫學領域做出重大貢獻的傑出科學家，成為免疫學界最高獎項，科利終於得到了世人的認同。

1979 年，科利獎頒發給了距離美國 10,000 多公里的華人科學家湯釗猷。他在超音波和 CT 技術還沒有面世的年代，克服種種困難，提出重大發現：單純用驗血中的「甲胎蛋白」便可診斷出沒有症狀的肝癌。肝癌之所以難治，主要原因是患者到醫院看病時大多已是晚期。得益於湯釗猷的發現，肝癌便從「不治之症」變為「部分可治之症」。即使到了半個世紀後的今天，肝癌預後的改善依然主要歸因於早診早治。

以史為鑑，可以知未來。

湯釗猷認為：「自 19 世紀魏爾肖奠定了癌的細胞起源，百餘年來醫學採取消滅策略──用手術、放療、化療以及標靶治療來消滅癌症。事實說明，消滅策略並未全勝。對付癌症，也要講究策略戰術，就像對付犯罪，除了死刑（消滅），還有徒刑（改造）。」事實上，經由改造癌細胞、改造腫瘤微環境、提升人體免疫力等辦法都有助於治療癌症。

免疫療法旨在改造人體免疫系統以對抗癌症，這種方法長期沒有得到認可。如今，免疫療法成為醫學研究最熱門的一個分支，許多研究者、企業及資金都積極投入。對此，有學者說道：「俗話說『病急亂投醫』，現在是『錢急了亂投資』。」有的人無法保證藥物生產品質，也敢直接用於患者；有的人手上有什麼藥物，都想和免疫療法聯用⋯⋯他們只想試試看有沒有效果，卻對背後的科學邏輯也不甚了解。在免疫治療的毒性機制還沒有完全清楚的情況下，這種狂熱缺乏對生命和科學的敬畏。

那些對歷史無知的人，終將會重蹈覆轍。

人命關天,科學探索,才能守衛生命。但科學也是一個權威主導的領域,就連科利也差點被科學權威所埋沒。回首這一路走來,海倫作為一個沒有醫學文憑的女子,她的努力曾經遭受歧視和忽略。海倫依靠自我學習和執著信念,不但讓科學領域認可了父親的工作價值,而且推動了免疫學和癌症免疫學的發展。以史為鑑,歷史不會遺忘科利的發現,也不會遺忘海倫的貢獻。

海倫有決心,有堅毅,但一個人能走多遠,也要看她與誰同行。在復興免疫療法的路上,需要一位英雄臨危受命,力挽狂瀾,才能改變潮水的方向。

第五節　知人善任

免疫系統可以對抗癌症嗎？

> 昔漢祖以知人善任，克平宇宙。
>
> —— 房玄齡《晉書・鄭沖傳》

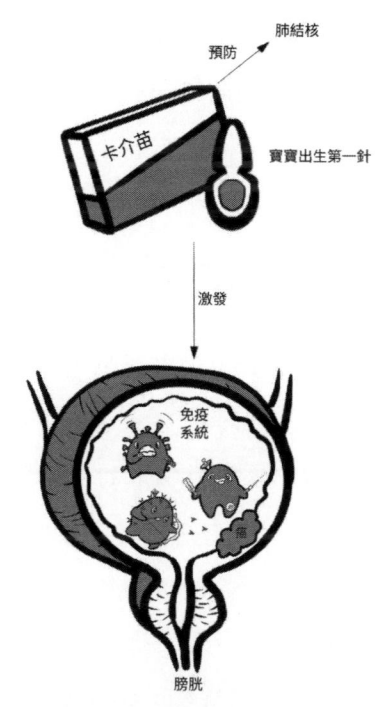

疫苗能訓練免疫系統對抗癌症

一、音樂還是科學

在腫瘤免疫學萌芽之初，一名堅定不移的英雄——歐德，站在時代的風口浪尖上。

「你願意加入癌症研究所，支持腫瘤免疫學的發展嗎？」海倫向歐德

提出了邀請，科學和醫學主任虛位以待。這一年是 1971 年，歐德 38 歲。4 年前，癌症研究所開始資助歐德的研究，為何這麼快就委以重任？一是因為海倫的知人善任，二是因為歐德在科學上的潛能。

與大眾印象中的科學家形象不同，歐德熱愛音樂，最初曾立志成為音樂家。然而，命運之手讓他一步步成為「現代腫瘤免疫學之父」。

1955 年夏天，在柏克萊校園大草坪上，悠揚的小提琴聲飄蕩。22 歲的歐德演奏完莫札特的奏鳴曲，看著手中的小提琴，思緒飄向了遠方，心裡充滿了糾結。「選擇音樂，還是科學？」高中時，歐德就開始鍾情於小提琴，並成為高中交響樂團的首席小提琴手。歐德相貌英俊，身材高挑，成績優秀又有音樂才華，不知迷倒了多少少女。父親很嚴厲，總是向他灌輸：「不管做什麼，都要做到最好。」於是歐德總是逼迫自己，每一次練習和表演都付出最大的努力。

高中畢業後，歐德一個人去巴黎學習音樂，吃了不少苦頭。當他意識到自己無法成為世界最好的小提琴家後，他感覺很痛苦，未來何去何從呢？歐德從巴黎回來後，來到美國加州大學柏克萊分校。

1950 年代初，美國正經歷第三次科技革命，柏克萊分校迅速崛起。當時，柏克萊的科學氛圍十分濃厚，歐德耳濡目染，漸漸對科學產生了興趣。在柏克萊，老師、同學們都熱衷於科學研究和討論。歐德逐漸發現了科學未知世界非常奇妙有趣，於是開始涉獵科學和醫學的書籍。當他發現自己對科學的熱情超過音樂時，他決定追隨自己的內心。

1955 年，歐德進入加州大學舊金山分校的醫學院，自此走向科學之路。當然，選擇的過程還是有些掙扎，畢竟小提琴是「初戀」。1958 年，歐德以全班第一名的成績從醫學院畢業。第一份工作相當於職業生涯的起點，做什麼好呢？

從小到大，祖父都鼓勵歐德追求自己的夢想，無論是音樂還是科

學。祖父因為癌症而去世，未能看到歐德實現夢想，這一直是歐德心裡的痛。在這人生關鍵的一步，歐德決定探索癌症治療的祕密。最終，歐德決定加入當時在癌症治療領域冉冉升起的 MSK 癌症中心。歐德開著張揚的雪佛蘭科爾維特，一個人從家鄉一路往東開向了紐約。

他開始了追夢的旅程。

二、問對問題

1950 年代末，正值羅德掌管 MSK 癌症中心。羅德是一名神祕和強勢的人物，曾在「二戰」期間擔任化學戰軍隊的首席醫學官。他比任何人都清楚戰爭毒氣對人體的影響，但他也堅信化療可以用來對抗癌症。因此，他強勢地要把醫院建立成癌症化療的重鎮。

1958 年夏天，25 歲的歐德加入 MSK 癌症中心的實驗化療部門，在一個小實驗室的工作檯開始了科學生涯。沒錯，就是實驗化療部門。在羅德強勢推廣化療的背景之下，歐德心有不甘。祖父和父母都患有癌症，化療引起的脫髮、嘔吐和腹瀉等太痛苦了。每每想到此，歐德就在想：「一定會有比化療更好的方法。」

歐德最喜歡的作曲家是莫札特，他熟悉莫札特的曲折一生。莫札特從小免疫力差，一生中得過很多疾病，包括風溼熱、猩紅熱、急性扁桃腺炎，還有傷寒、天花、病毒性肝炎、嚴重上呼吸道感染。莫札特在 35 歲突然去世，原因撲朔迷離，關於他死因的說法有 100 多種，最可能的還是感染性疾病。歐德從小到大經常發作過敏性疾病，這是一種免疫系統過分敏感而對無害抗原的小題大做。由於這些經歷，歐德在大學期間開始涉獵免疫學，並產生了強烈的興趣。

某一天晚上，歐德腦海中產生了一個新奇的想法。既然免疫系統就

像一把鑰匙,那麼我們能否利用免疫系統去對抗癌症呢?人的靈感總是一閃而過,但是有的人能夠把握機會,把靈感變成行動。歐德經過深入思考,在筆記本上寫下三個問題:(1)免疫系統對癌症有反應嗎? (2)是什麼分子促使免疫系統辨識和攻擊癌症? (3)如何激發免疫系統去對抗癌症?

顯然,問對問題比找到答案更重要。在當時的歷史條件下,免疫學才開始起步,腫瘤免疫學還在孕育期。這位年輕人提出的三個問題異常準確,後來它們成為腫瘤免疫學的最核心問題。在接下來的幾十年裡,歐德致力於回答這些問題,並推動腫瘤免疫學形成一門學科。

歐德開始著手研究第一個問題:免疫系統對癌症有反應嗎?

當時 MSK 癌症中心的研究重點是化療,中心掌門人羅德對免疫學並不感興趣。在資源有限的情況下,歐德主動聯繫紐約大學的巴茹·貝納塞拉夫(Baruj Benacerraf)擔任指導教授。巴茹博士的主要工作領域是免疫學和移植醫學,正合歐德心意。

三、腫瘤免疫學的開山之作

1959 年,春暖花開的一天,歐德在動物房裡測量小白鼠的腫瘤大小。6 週前,他為小白鼠接種腫瘤細胞。小白鼠從第二週至第五週陸續死亡,但總有 10% 左右的小鼠存活了下來。歐德很好奇:「在腫瘤的侵襲下,為什麼總有小鼠能夠存活下來呢?」

歐德和指導教授巴茹做了很多討論,並梳理了當前的理解狀況。在某些移植腫瘤的生長過程中,免疫系統會非常活躍。這就像人體遭受細菌和病毒感染一樣,免疫系統會啟動,以對抗「非我」。既然疫苗可以刺激免疫系統來對抗感染,那麼是否也可以對抗癌症呢?

他們一起討論疫苗的選擇，並最終選定了卡介苗。從 20 世紀初開始，肺結核奪走了數千萬人的生命。轉折發生於法國科學家阿爾貝‧卡爾梅特（Albert Calmette）和卡米耶‧介朗（Camille Guérin）將減毒牛型結核桿菌製成疫苗。該疫苗的初衷是用減毒結核桿菌訓練免疫系統，從而預防肺結核。為紀念卡爾梅特和介朗的貢獻，該疫苗以他們的名字相稱，叫做卡介苗。卡介苗是人類出生後第一時間接種的疫苗。1950 年代，就在歐德來到 MSK 癌症中心時，科學家發現了疫苗的額外益處──疫苗的非特異性免疫作用。例如，卡介苗不僅能預防肺結核，而且能預防與結核病無關的疾病（如流感、敗血症和皰疹），甚至能降低人類的死亡率。這意味著，卡介苗讓人體產生了針對結核病的免疫力，也廣泛訓練了免疫系統。

如果卡介苗能訓練免疫系統，那麼它能否抑制腫瘤生長呢？

歐德為小白鼠接種卡介苗一天後，就移植入腫瘤細胞。但他看到了失敗的結果：小鼠還是因為腫瘤成長而陸續死亡，即卡介苗似乎不能對抗癌症。可憐的小白鼠，出師未捷身先死。

怎麼辦呢？每一年，羅德都會了解年輕研究者的工作進展。歐德身處化療部門，「不務正業」，他有些焦慮了。這一年，他必須證明自己。歐德常駐動物房的生活又開始了。他在紐約沒有什麼朋友，小白鼠就是陪伴他最長時間的夥伴。

皇天不負有心人，他意外發現：為小白鼠接種卡介苗 7 天後，再移植腫瘤，小鼠的死亡率降低了。一鼓作氣，他進而在接種卡介苗後 14 天、25 天和 67 天，再移植腫瘤，小鼠全部存活。擇時很重要，因為免疫系統發揮作用需要一些時間。這是相當了不起的發現，歐德第一次證明了細菌疫苗能夠「訓練免疫系統」，進而對抗癌症。

1959 年 7 月 25 日，歐德的研究結果發表在《自然》（Nature）期刊上。

值得一提的是，這是「腫瘤免疫」（tumor immunity）這一個名詞第一次在科學文獻中出現。這一篇論文是癌症免疫學的開山之作。

不久後，一場意外發生了。1959 年 8 月 13 日，羅德心臟病發作，突然離世。MSK 癌症中心化療部門的規模大幅度縮減，歐德意外得到了充足的實驗室和動物房資源。化療部門的技術員伊麗莎白・卡斯威爾（Elizabeth Caswell）也轉入了歐德的實驗室。技術員在做實驗時，歐德常站在旁邊，要求流程準確，不能有半點馬虎和錯誤。歐德對科學嚴格要求，充滿熱情，每天工作到深夜，週末也不休息。在他看來，科學家若不能深入其中，就不會有所作為；若能沉浸其中，便能感受「心流」的快樂。然而，並非所有人都能達到這個境界，所以身邊人的壓力不小。

伊麗莎白回憶道：「歐德剛來 MSK 癌症中心時，我們這些技術員都是年輕的單身女性，對這個單身英俊的男人一直有好奇心。但歐德經常泡在動物房認真工作，似乎沒有特別興趣跟我們聊天。進入他的實驗室後，開始接受他的訓練，我才發現與他共事真的不容易。」

歐德追求科學嚴謹，對人苛刻，沒有時間與人交往，卻不知道自己越來越孤獨。他的時間全部花在事業上，包括週末。他經常想起父母和祖父得了癌症，並遭受化療之苦。這是他偏執於科學研究的重要原因。

偏執會帶來成功嗎？

四、腫瘤壞死因子的成與敗

在之後漫長的職業生涯中，歐德實驗室的方向之一就是研究卡介苗或細菌毒素抑制腫瘤的機制。這是不是和科利在 66 年前利用細菌毒素治療癌症，有些異曲同工之妙？不同的是，歐德是透過科學的方法去探索這個問題。怪不得海倫對歐德印象深刻，並把他招募為癌症研究所的科

學主任。歐德向海倫承諾:「科學沒有跟上你的父親,這需要深入的基礎科學研究。我會幫助妳證明科利毒素。」

1953 年,法蘭西斯‧克里克(Francis Crick)和詹姆斯‧杜威‧華生(James Dewey Watson)發現 DNA 雙螺旋結構,象徵著分子生物學時代的開端。到了 1970 年代,歐德發現,生命科學的各個分支都進入了分子生物學時代。腫瘤免疫學如何切入分子生物學時代呢?

歐德找到了一個切入點:卡介苗和細菌毒素是否會讓小鼠產生免疫細胞因子?只要我們找到調節免疫或者對抗癌症的分子,就能經由分子窺探免疫對抗癌症的祕密。

歐德團隊先後為正常的小鼠注射了卡介苗和細菌毒素,準備在 2 小時後採集小鼠外周血,以期從血清中分離「神奇因子」。半小時內,小鼠竟然開始休克,隨後開始死亡。他們試圖檢測血清中的干擾素,但無法檢測得到。歐德不想放棄:「既然無法檢測,我們乾脆直接把血清注射給患有肉瘤的小鼠,看看會發生什麼?」

第二天一大早,他們帶著好奇心跑去觀察小鼠。昨天還是圓形肉質的腫瘤,今天竟然變成了扁平和黑色的結痂。這真是奇蹟,雖然歐德外在表現平淡,但內心是炙熱的。他們開始了多年的研究,排除了卡介苗、內毒素和干擾素的作用。究竟是什麼導致了腫瘤的壞死呢?

他們經由大量的分析工作發現,是一種新分子導致了腫瘤的壞死。1975 年 9 月,研究成果發表在《美國國家科學院院刊》(*Proceedings of the National Academy of Sciences of the United States of America*)。歐德將這個神祕蛋白命名為腫瘤壞死因子(tumor necrosis factor,TNF)。

腫瘤壞死因子具有驚人的腫瘤殺傷活性,大幅激發了人們將該分子做成抗癌藥物的興趣。如果這能夠選擇性地殺死癌細胞,經濟誘惑力太大了。一些生物公司開始爭相生產腫瘤壞死因子,媒體也大肆宣傳。不

第一樂章　免疫療法初露鋒芒

到 4 年，腫瘤壞死因子就匆忙進入臨床試驗。糟糕的是，腫瘤壞死因子彷彿在患者體內點燃了大火，導致無法控制的發熱和過度的炎症反應。很快地，監管機構叫停了該臨床試驗，癌症免疫療法又一次讓人失望了。但有一些失敗能夠帶來寶貴的新知識。

歐德是一位理想主義者，也充滿批判性思想：「從科利毒素和腫瘤壞死因子的失敗中，我們就應該知道，免疫系統是很複雜的，只有充分理解它是怎麼發揮作用的，才能有效地治療病人。」歐德潛心研究，終於發現腫瘤壞死因子是一種調節免疫反應的關鍵分子，於是吹響了分子免疫學的號角。

基礎科學研究做得越充分、越深入、越微觀，就為理解和治癒疾病帶來越多的可能。既然腫瘤壞死因子能引起炎症的副反應，那麼它是不是炎症性疾病的治療關鍵呢？

後續的研究發現，阻斷腫瘤壞死因子可以治療多種自體免疫疾病（類風溼性關節炎、僵直性脊椎炎、銀屑病和炎症性腸炎等）。1998 年 11 月，美國食品藥物管理局批准腫瘤壞死因子拮抗劑上市。此後，腫瘤壞死因子抗體成為藥物研發焦點，重要藥物頻出，緩解了無數患者的痛苦，像「藥王」阿達木單抗多年領先全球藥物銷售排行榜，一種藥就能創造數百億美元的銷售額。可見，科學既是生產力，又是無數患者的福音。

腫瘤壞死因子抗體的開發者揚‧維爾切克（Jan Vilček），在採訪中說道：「如果沒有歐德的發現和領導，該領域的知識和藥物可能在未來十年都不會出現。」

五、知人善任

1971 年,海倫任命歐德為癌症研究所的負責人。新官上任三把火,歐德立即擴大癌症研究所的範圍,全球聘請免疫學家加入科學顧問委員會。父母因癌症去世,歐德悲痛不已。為紀念父母,歐德以父母的名字制定了博士後獎學金計畫,吸引年輕科學家投入免疫學研究。除了博士後計畫,癌症研究所還設立了威廉‧科利獎、海倫‧科利獎等獎勵計畫,以支持腫瘤免疫學的人才。

歐德從來沒有忘記自己對海倫的承諾。隨著免疫學研究的一點一滴累積,科利毒素得到了認可,也得到了科學的解釋。細菌毒素中的內毒素是細菌細胞壁的成分,它進入人體後激發了免疫系統。白介素-1 等細胞因子會引起發燒,腫瘤壞死因子等細胞因子會攻擊腫瘤,多種淋巴細胞也會參與對抗癌症。在科利進行首次細菌毒素實驗的一個世紀之後,人們終於知道了細菌毒素是如何激發免疫系統去對抗癌症。當時,那些曾經批判科利的人,對於這些複雜的免疫知識也毫無概念。科利一心要治好患者,相信自己看到的臨床結果,但又難以解釋清楚,於是心魔總是揮之不去,其實這只是當時的科學研究沒有跟上而已。70 年後,在歐德開始職業生涯時,癌症免疫學依然沒有形成一門學科。

他一個人前行,卻彷彿手握百萬雄兵。

隨後數十年,在歐德的力推下,癌症免疫療法逐漸形成一門學科,並走向了臨床治療。1975 年,癌症研究所資助了加拿大皇后大學阿爾瓦羅‧莫拉萊斯(Álvaro Morales)展開卡介苗治療癌症的臨床試驗。他經由一根導管把卡介苗注射入膀胱內,誘發免疫反應,殺死膀胱癌細胞。由於療效卓越(60%至80%的完全緩解率),卡介苗獲得批准用於治療表淺性膀胱癌。至今,這一項免疫療法已拯救了成千上萬的患者及其家庭。

第一樂章　免疫療法初露鋒芒

莫拉萊斯回憶道:「在 1970 年代初,加拿大國家癌症中心拒絕讓我在膀胱癌上測試卡介苗。他們說卡介苗不僅無效而且危險,是從腫瘤免疫學的石器時代撿回來的。如果後來我沒有得到癌症研究所的資助,卡介苗永遠不會成為治療和預防早期膀胱癌的標準療法。」自此,歐德和海倫對年輕人的知人善用終於得到了回報。

知人善任,人盡其才,才盡其用。

如果腫瘤免疫是一個江湖,那麼這個江湖的幾乎每一項重大進展、每一位科學家與其研究計畫,都可能以某種方式追溯到歐德的影響。歐德的貢獻深得人心,科學界擁戴他為「現代腫瘤免疫之父」。

創新是一場沒有終點的寂寞長跑。歐德在科學的路上走了很遠,但音樂在他心中始終占據重要位置。他在辦公室牆上掛了一幅莫札特的肖像畫,抬頭就能看到莫札特。歐德潛心科學,終身未婚,知心朋友不多。人生路上,有失意也有成功,有快樂也有孤獨。心中情緒不知與何人訴說時,歐德時常拿出小提琴,緩緩流淌的音律,溫柔繾綣地往心口上湧。

人生就像音樂,起起伏伏。只有在正確的時間奏出正確的音符,才能奏響一首又一首的生命交響樂。為什麼很多科學家的共同愛好都是音樂?歐德的同事劉易斯·托馬斯(Lewis Thomas, 1913 － 1993 年)在〈這個世界的音樂〉(*The Music of This Sphere*)中告訴我們:

音樂是生命對自身的歡歌,是生命與生命的對歌,也是生命的合奏。

第六節　大道至簡

為什麼現在得癌症的人越來越多？

　　萬物之始，大道至簡，衍化至繁。

—— 老子《道德經》

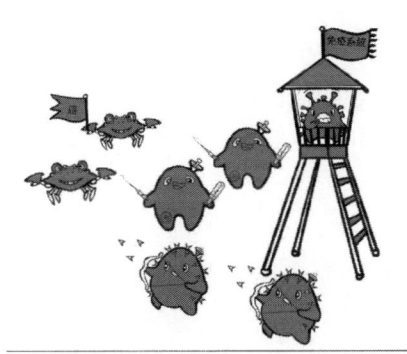

健康的免疫系統

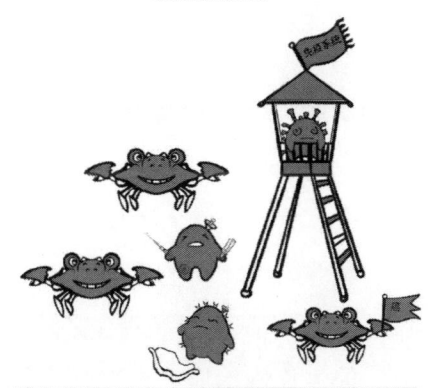

缺陷的免疫系統

免疫系統就像人體的國防力量，國防太弱，就會產生內憂外患

一、黑箱作業的醫學時期

　　劉易斯・托馬斯在美國是一位家喻戶曉的作家，但很多人不知道是他提出了癌症免疫學的第一個重要理論 —— 免疫監視假說。

第一樂章　免疫療法初露鋒芒

1974 年 7 月 2 日，MSK 癌症中心的負責人劉易斯‧托馬斯、歐德和羅伯特‧古德（Robert Good）拜訪了國立癌症研究所和美國食品藥物管理局。他們希望得到進行杏仁素的臨床試驗許可。杏仁素是一種從杏仁中分離出來的物質，自 1950 年代開始，就在美國、墨西哥和菲律賓等國家廣泛流傳用來治療腫瘤。美國食品藥物管理局反對這種未被驗證的「藥物」，引起了極大的爭議。抗議者認為管理部門與藥物公司勾結營私，剝奪了對患者有益的治療，逼迫患者使用昂貴的抗癌藥物。這變成了一個醫療衛生問題，成千上萬的癌症患者把杏仁素當成生命的希望。杏仁素真的對多種癌症都有抑制作用嗎？

托馬斯也很好奇：「真的存在廣泛有效的抗癌藥物嗎？」

1977 年 7 月，在杏仁素的聽證會上，托馬斯遺憾地說：「臨床研究結果顯示，杏仁素沒有抗癌作用。」這種療法存在兩種危險：一是誘惑癌症患者放棄標準療法；二是杏仁素可能產生毒性，甚至會致命。由此看來，一些草藥雖然「純天然」，但不一定就是「純天然無害」。

其實，托馬斯在很小的時候就對醫學產生了熱情。少年時期，托馬斯常常哭鬧著要跟父親一起出診。他看到大家都對父親十分尊重，也對父親產生了崇拜。他大聲說道：「爸爸，我長大後要像你一樣治病救人。」可是，老托馬斯在其行醫生涯中，一直感覺不安。並非老托馬斯的醫術不佳，只是在 20 世紀初的醫學還處於黑箱作業時期。在無法診斷疾病和不清楚病因的情況下，醫生探索治療的過程靠的是「哲學思辨」，而非科學基礎。盲目推論並試一試，也許就治好了呢？

有的醫生相信「以毒攻毒可以治病」的理論，於是就讓患者服用汞、砷等毒藥。有的醫生相信「植物含有治療疾病的成分」，於是就將無數種植物混合起來煮給患者服用。有的醫生相信「多血是疾病病因」的理論，於是就為患者放血。有的醫生相信「自身中毒是疾病病因」的理論，於是

就讓患者服用瀉藥。西元 1799 年，美國的首任總統喬治·華盛頓（George Washington），僅僅因為小小的喉嚨痛，竟然在三名醫生的監護下施行放血和促瀉。西元 1799 年 12 月 14 日晚上，華盛頓在被放掉 2.3 公升的血後離開了人世。醫學領域出現這種荒唐事件，歸根結柢是因為當時的醫學缺乏科學理論的基礎。

老托馬斯每天都開出很多藥方，但他絲毫不相信這些「藥方」的作用。有一次患者走後，診所只剩下托馬斯和父親時，托馬斯不解地問父親：「為何小小感冒都開這麼多種藥呀？」父親回答說：「我之所以開藥方，是因為患者都期待這些藥物。長期以來，患者和家屬都認為生病了就必須治療，否則患者就會死亡。」

現實太過殘酷，一個不開處方的醫生，甚至沒有患者來看。然而，當時只有極少數勇敢的醫生提出：現有的治療方法實際上沒有什麼藥效，有些疾病是可以自癒的。不幸的是，患者通常把康復歸因於醫生或藥方，沒有歸因於生命的自我修復能力。

在托馬斯的成長過程中，父親的現實主義和悲觀主義有時候讓他感到很迷惘。疾病的真相是什麼？如何找到好的治療方法？

二、現代醫學的變革

1937 年，托馬斯從哈佛醫學院畢業，開始在波士頓市醫院實習。雖然醫院提供食宿，但是實習沒有薪資。由於當時血庫告急，在醫院捐血 500 毫升，即可得到 25 美元。為了生活，托馬斯不得不「賣血求存」。實習的第三個月，托馬斯開始到病房照顧傳染病患者。病房裡有幾百名患有白喉、百日咳、風溼熱、麻疹和小兒麻痺症的患者，大部分是可憐的孩子。托馬斯用心診斷，囑咐患者臥床休息，和護士一起做好護理，但還是有不少小孩因病死去。

第一樂章　免疫療法初露鋒芒

每當此刻，托馬斯都在想：「真的就沒有更好的治療方法嗎？」

實際上，醫學變革正悄悄來臨。1937 年，就在托馬斯實習的那一年，磺胺類抗生素開始應用於臨床治療。在波士頓市醫院，之前那些由肺炎球菌導致肺炎，或者鏈球菌導致敗血症的患者，通常很快就會死去。但在服用磺胺類抗生素之後幾小時，患者就煥發生機，兩、三天就能康復出院。相對於父親那個時代，這種治病場景簡直就是奇蹟。年輕的托馬斯感覺，這就像開啟了一個全新的世界。

時代潮流滾滾向前，托馬斯見證了醫學新時代的到來。1943 年，就在托馬斯開始醫學生涯之初，美國政府支持多家製藥公司生產青黴素。青黴素的發現和生產是醫學史上的重大里程碑，是「二戰」期間與雷達和原子彈並駕齊驅的三大發現之一。青黴素為製藥產業帶來了巨大的利潤和變化，並促進了美國現代製藥工業的誕生。

也是 1943 年，托馬斯的哈佛校友湯飛凡正在到處尋找「綠毛」。他對工作要求極其嚴格，帶領團隊經過數百次試驗，從舊皮鞋的一團「綠毛」中分離出一株青黴素菌種，日後拯救了無數人。神奇的是，這一株菌種的青黴素產量力壓美國、印度等地的 30 多種菌種。1943 年，李約瑟（Joseph Needham）在《自然》期刊專門撰文介紹當時的青黴素生產工廠：「沒有自來水，只有一臺又舊又漏、每天用完後都要修理的鍋爐；沒有商品化蛋白腖，完全自己製造；胃酶用完了，就從自養豬的胃裡提取……」在那個戰亂的年代，湯飛凡克服重重困難，生產了傷寒、天花、白喉、破傷風類毒素等疫苗，同時他也被尊稱為「衣原體之父」。1958 年，在他生命的最後一年，他冒著失明的危險，用自己的眼睛做實驗。為了收集實驗資料，他堅持不治療，最終發現沙眼衣原體才是困擾人類千年致盲症的病原體。

病原體的發現以及抗生素的應用，終結了巫術式的治病方法，促進

了現代醫學的變革。只要找到疾病的病原體，醫生就能對症下藥了。自此，很多致命性疾病都得到了控制，人類壽命得以大幅延長。托馬斯感覺自己身處一個變革大時代，只要確診患者遭受細菌感染，即可用抗生素治好患者。一夜之間，托馬斯做到了父親做不到的事情——他能夠診斷和治癒患者了。這種感覺真是太美妙了，以至於讓托馬斯開始對醫學充滿了樂觀主義。

實習結束後，托馬斯選擇神經病學，開始醫學生涯。他十分憧憬未來，打算在醫學領域大展身手。然而，第二次世界大戰爆發，托馬斯被海軍預備隊徵召入伍，開始了漂泊的生涯。1941年，加拿大哈利法克斯港口爆發了腦膜炎。托馬斯來到港口，使用磺胺嘧啶治療患有腦膜炎的士兵和百姓。1941年12月7日，日本偷襲珍珠港，托馬斯隨後在海軍醫學研究所、沖繩和關島等地方進行醫學研究。在沖繩島，托馬斯發現了馬是日本腦炎病毒的潛在宿主。

1945年9月下旬，「二戰」已經結束，關島動物房裡還剩下幾十隻兔子。托馬斯想著，這些兔子如果不用就浪費了。當他發現實驗室冰箱還剩下一些溶血性鏈球菌，他心生一念：「如果把鏈球菌注射給兔子，會發生什麼情況？」

托馬斯加熱殺死鏈球菌，混合兔子心臟均質物注射給兔子。實驗結果很有意思：兔子很快便生病，並在兩週內全部死亡；心臟組織切片顯示這些兔子都患有心肌炎，十分類似風溼熱的症狀。後來，他證實了鏈球菌竟然能夠引起風溼熱，而利用抗生素殺滅鏈球菌就可以治療風溼熱。

由於戰爭，托馬斯脫離了醫生生涯，卻意外走進了科學殿堂。他突然意識到：基礎科學研究真有趣，它不但可以揭示疾病的真相，而且有助於尋找疾病治療的新方法。

三、人類免疫是一把雙面刃

「二戰」結束後,托馬斯決定走上基礎科學研究之路時,醫學正面臨著從「巫術」至現代科學的轉變。抗生素的應用以及現代製藥的發展,終結了巫術式的治病方法。「二戰」後,美國醫學院的科學研究事業獲得了財政支持,形成「科學研究－臨床－教學」三位一體的綜合性醫學院系統。

在這樣的時代背景之下,托馬斯轉戰了幾個地方,於 1950 年在明尼蘇達大學穩定了下來。他成立了一個年輕的研究小組,繼續未完成的風溼熱研究。他很好奇:為什麼鏈球菌感染會導致風溼性心臟病呢?

鏈球菌的研究有著悠久的歷史,科利於西元 1890 年就用來治療癌症。幾十年後,人們發現細菌壁上的脂多醣,被稱為內毒素的物質是引起發熱和休克的「致熱源」。內毒素正是科利毒素的有效成分,它引起發燒,激發免疫系統對抗癌症(見第三節)。然而,細菌內毒素如何導致副作用(如風溼熱)還是一個謎,這正是托馬斯好奇的問題。

在明尼蘇達大學,托馬斯和兒科醫生羅伯特‧古德成為一輩子的好朋友。在往後的 10 年裡,托馬斯和古德等同事的合作研究發現:內毒素一旦進入血液,就會傳遞一種訊號 —— 細菌入侵了;然後多種防禦機制立即啟動,輕則發燒、不適和出血,重則休克、昏迷和死亡。這有點像軍工廠的爆炸。在這一場爆炸中,感染者自身細胞釋放的蛋白酶,會對組織造成炎症和損害。

炎症是正常免疫反應的一部分,隨著免疫過程的結束,它會自然消退。如果炎症遲遲沒有消退,持續傷害正常組織時,就變成了炎症性疾病。

歷經多年的研究,托馬斯提出一個新的免疫學理論:宿主產生的免疫因子導致了組織損傷。這為醫學提供了一個顛覆性的概念基礎:疾病

大多是身體免疫系統的一種有缺陷的反應，而不是外來病原體的入侵；當身體的自我保護機制過於強烈，就會造成疾病甚至死亡。

隨著認知不斷進步，托馬斯開始理解了1918年和父親出診時的疑問：「小小的流感為何就會導致死亡呢？」現在看來，感染者的死亡並非流感造成，而是他們的免疫系統進入了超強戒備狀態，在殲滅病毒的過程中產生大量炎症和細胞因子，造成肺部組織嚴重受損。「這是一場細胞因子風暴」，托馬斯認識到，「人們死於暴發性的免疫反應。」

老子曰：「過剛者易折，善柔者不敗。」「善柔」的免疫系統在與「入侵者」的戰爭中才能立於不敗之地。所謂好的免疫力是指免疫功能保持正常和平衡。如果免疫反應過度剛猛，那麼就會發生自體免疫疾病。

人之所以生病，是因為人類的演化並非是完美的。在人類對抗病原體的漫長演化過程中，人類免疫系統也在不斷演化，以抵禦疾病。一方面人類獲得了抵抗病原體的能力，另一方面卻讓人類對一些新疾病更加敏感。一個潛在的原因是：人類免疫系統在充滿病菌的環境中演化了數十萬年，而這些病菌在近幾十年突然消失，活躍的免疫系統可能還沒有反應過來。最典型的例子就是炎症。炎症是免疫系統抵抗疾病的最佳防禦手段，但炎症性疾病（關節炎、腸炎、肺炎、肝炎等）也讓人類飽受痛苦。

由此可見，人類免疫是一把雙面刃。

四、免疫監視理論

托馬斯對於炎症的深刻理解，讓他走上了一條意外之路。

1970年，在一次炎症研討會上，科學家們都在談論深奧和沉悶的科學進展。輪到托馬斯發言了，他決定活躍一下氣氛，以通俗有趣的方式分享自己對炎症的理解。他的思路十分發散，想到什麼就說什麼：「炎症不僅僅是一種防禦，也會對自身造成疾病。在炎症中，所有的互不相容

第一樂章　免疫療法初露鋒芒

和戰鬥的機制突然脫軌了，造成的結果經常是對宿主的損傷大於入侵者的損傷。這是一場生物學上的事故，恰如一座橋上，救護車、消防車、警車、拖車等一串車輛撞在一起……」

托馬斯的演講實在太精采了，有人錄音整理成文字，並傳播開來。不久後，《新英格蘭醫學期刊》(The New England Journal of Medicine)的主編弗朗茨·J·英格爾芬格(Franz J. Ingelfinger)打來了電話：「我看了你的演講小文，很喜歡它。你可以為《新英格蘭醫學期刊》寫一些同樣風格的短文嗎？」英格爾芬格是托馬斯在波士頓市醫院實習時期的學長，他提出了讓人無法拒絕的條件：每月一篇，題目自選，不超過1,000字，不對文章做任何修改。

過去30年，托馬斯寫了200多篇科學論文都是沒有情感的「八股文」。這一次能夠擺脫單調文風的機會，他既感到興致勃勃，又有些焦慮，畢竟工作繁忙，也不知道寫什麼才好。眼看期限已過，在一個週末的深夜，托馬斯決定克服寫作拖延症，盡快寫完。第一篇散文〈細胞生命的禮讚〉(The Lives of a Cell)一經發表，就深受讀者的喜愛。自此，托馬斯開始了寫作生涯。

1973年的某一天早上，維京出版社的編輯西夫頓打來電話：「我願意以原樣出版你的那些短篇散文，不做任何修改，也不用補充新文章。」托馬斯還在辦公室忙碌著，便隨口一說：「好吧。」第二年，《細胞生命的禮讚》(The Lives of a Cell: Notes of a Biology Watcher)一書正式出版。托馬斯也沒想到，這本書一經發行，便大賣，並獲得了國家圖書獎。這為托馬斯帶來了很大的驚喜。

寫作會讓人上癮，托馬斯一發不可收拾，隨後出版了《最稚齡的科學──一位偉大醫師的觀察》(The Youngest Science: Notes of a Medicine-Watcher)、《水母與蝸牛》(The Medusa and the Snail: More Notes *of a Biology Watcher*)、《脆弱的物種》(*The Fragile Species*) 等書籍。**托馬斯認為，科學研究經費來自大眾納稅，所以科學家有責任向社會傳播科學。大眾其實是充滿渴望的，也想掌握科學知識，但你得說大家聽得懂的、有趣的內容。**

於是，托馬斯努力將自己對科學、自然及人體的深刻見解，轉化為清晰優美以及大眾能讀懂的文字。他在科學與文學兩種不同文化之間，架起了一座橋梁。他謳歌生命，捍衛生命固有的協調，捍衛不容侵犯的人性，關心社會和大眾心理上的疾患，引發了社會各界的巨大回響。

當一個人涉獵更廣泛，想得更深入，就能更加敏銳地捕捉有價值的資訊。

1959 年，就在歐德發表腫瘤免疫學開山之作的那一年，托馬斯敏銳捕捉到免疫系統對抗癌症還缺乏理論根基。他提出了癌症免疫學的第一個重要理論 —— 免疫監視理論：免疫系統經由辨識癌細胞表面的腫瘤抗原，監視和消除癌細胞；腫瘤抗原表現低下或有機體細胞免疫功能受損，是發生腫瘤的重要因素。

英雄所見略同，弗蘭克・麥克法蘭・伯內特 (Sir Frank Macfarlane Burnet) 從「自我與非我」的概念延伸出免疫監視理論：有機體的免疫系統可以發揮監視作用，辨識並消滅任何表現新抗原的「異己」成分或突變細胞，以保持體內環境的穩定。當機體免疫監視功能低下，無法有效清除「異己」成分或突變細胞時，就可能發生腫瘤。

其實，免疫和腫瘤的關係有很古老的歷史。早在西元 1863 年，魏爾肖就發現腫瘤組織滲透免疫細胞。1909 年，保羅・埃爾利希 (Paul Ehrlich) 提出「宿主防禦」假說：宿主的自我保護力量可以阻止腫瘤的形成。為了驗證這個假說，埃爾利希試圖用注射滅活腫瘤細胞的方式，來治療腫瘤。但在漫長歲月的長河中，免疫與癌症相互作用的想法並沒有得到

人們的重視。

直到 50 年後，托馬斯和伯內特才提出「免疫監視」理論。自此，免疫監視理論成為癌症免疫學的理論根基。但當時由於缺乏直接證據，托馬斯受到了很多批評。

因為科學講究的是誰主張、誰舉證。

五、大道至簡

1973 年，托馬斯成為 MSK 癌症中心的負責人，逐漸在國際癌症研究、治療和教育領域聲名鵲起。從 1973 年至 1983 年，托馬斯、歐德和古德成為了 MSK 癌症中心管理階層的「三巨頭」，他們發動了一場癌症免疫學的研究熱潮。

歐德對托馬斯的評價是：「他擁有一項偉大的天賦：善於發現感興趣的事物，並能把科學轉變為文學。」這一項天賦也促使托馬斯觀察和思考半個多世紀以來的醫學鉅變。他是一位樂觀主義者，他堅信醫學中充滿奇蹟般的美景，其中一個就是治癒癌症。當這個奇蹟來臨時，他希望奇蹟發生在 MSK 癌症中心。盛世如願，在 2006 年至 2012 年，MSK 癌症中心的詹姆士·艾立遜（James Allison）和傑德·D·沃爾喬克（Jedd D. Wolchok）聯手，推動免疫藥物走向了癌症治癒之路（見第十三節）。遺憾的是，托馬斯看不到這個盛世了。

因為在 1988 年，托馬斯得了一種罕見的淋巴瘤。小時候，他一直跟隨父親從醫，當時癌症還是一種罕見疾病。為什麼現在罹患癌症的人越來越多呢？

這個問題一直在托馬斯腦海裡迴旋。回首過去幾十年，他一直追求疾病機制，卻不得不面對越來越複雜的機制網路。如今老了，他突然希望有一個簡單的機制來解釋疾病。

目前，很多人都認為癌症是數百種不同的、複雜的疾病。每一種癌症都必須有自己的研究計畫，以及個體化甚至聯合的治療方案。可是，複雜與多樣性不一定帶來完美，反而是隱患。如無必要，勿增實體。托馬斯多次在公開場合強烈反對癌症治療複雜化：「同一種致癌化學物質或者病毒，可以在肝、腎、肺等部位形成孤立的腫瘤。因此，不同癌症可能屬於同一種疾病，都是由於某個中心控制機制出了問題。」這真是一個簡單的假設，可是大家認為托馬斯想得太簡單了。

萬物之始，大道至簡，衍化至繁。

托馬斯認為，這個中心控制機制就是人體對癌症的抵抗力。人體免疫系統能夠監視癌症，而免疫力低下的人體容易患有癌症。打個比方，免疫系統就像人體的國防力量，弱國不但要面臨外敵入侵，而且體內任何一個器官都有可能發生叛變（癌變）。

從這個角度去進一步思考，托馬斯找到了現在癌症越來越普遍的原因。有人說，年齡是引起癌症最大的風險因素。可是，年齡大小只是在一定程度上反映衰老。衰老的本質是人體自我修復能力下降了。老人無法修復基因損傷，無法恢復免疫細胞的功能，這樣就會面臨雙重癌症風險：一是人體細胞分裂次數變多了，基因的隨機錯誤增加，卻未能得到有效修復；二是隨著年齡增加，人體免疫器官和免疫細胞的功能都會衰退，導致免疫細胞無法有效辨識和攻擊癌細胞。因此，40 歲之後，人罹患癌症的風險快速增加。當人到了 85 歲時，累計癌症發生風險高達 36%。

免疫功能下降，真的是癌症的高風險因素嗎？

在抗生素和現代醫療技術誕生以前，免疫功能缺陷的人通常很早就死亡了。然而，在過去幾十年裡，免疫功能低下的人，能夠長期存活。一旦免疫監管的能力下降，潛伏體內的癌變細胞沒有受到「監控」，就會獲得足夠的時間發展為癌症。當癌症組織發展壯大時，反過來就會抑制

免疫系統。於是免疫細胞打不過癌細胞，最終形成腫瘤。因此，現在癌症患病率高的重要原因是：免疫功能低下的人越來越多了。

確實，有許多證據都支持這一項假設。免疫缺陷的愛滋病患者，容易患有肉瘤和淋巴瘤等癌症；器官移植的患者，因長期使用免疫抑制藥物，患癌風險提高了 3 至 5 倍；腫瘤化療導致免疫力下降，容易誘發併發癌症⋯⋯這些人體證據都支持了免疫監視功能的存在。

1993 年，托馬斯步入生命的最後一年。在曼哈頓的公寓裡，一隻名叫艾瑪的小狗陪伴著托馬斯。這位瘦削的老人一邊抱著艾瑪，一邊接受人生最後的採訪。他說道：「真正的衰老，是我們放棄了對生活的熱情。我在年輕時提出了免疫監視這個理論，到現在它還沒有完全得到證實。但我對它抱有很大的希望」

按照免疫監視理論，不同類型的癌症（如肺癌、淋巴癌、黑色素瘤等）都是由於免疫系統這個中心控制機制出了問題。這是否意味著，「治療」免疫系統即可治療不同類型的癌症？MSK 癌症中心的後繼者最終證實了免疫療法可以異病同治（見第十三節）。托馬斯的理論是對的，但他在有限的生命裡未能看到這種盛況。

在一個夜深人靜的夜晚，托馬斯在聽古斯塔夫・馬勒（Gustav Mahler）的第九號交響曲。當輕柔纖細的旋律湧入心裡時，他的腦海卻浮現出各種死亡的畫面。他拿起鋼筆，在《聆樂夜思》（*Late Night Thoughts on Listening to Mahler's Ninth Symphony*）一書中寫道：「而今，我已經一把年紀，早就習慣了死亡之念，跟死神打過照面，思之也會自傷。」 他將死亡時的自己想像為一種「沉入大地記憶中的思想」。確實，生命轉瞬即逝，唯有思想永存。

托馬斯的思想奠定了腫瘤免疫學的根基，長久流傳，並激勵下一代年輕人投身這個領域。

第二樂章
癌症免疫學理論的突破

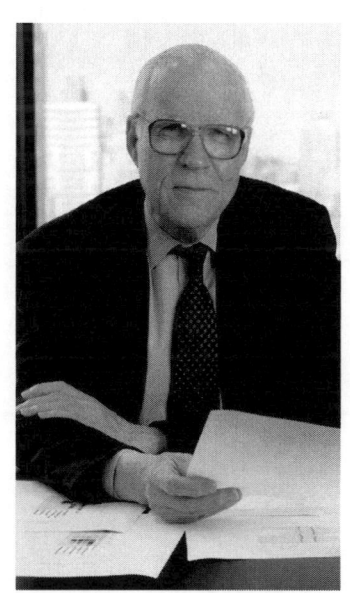

勞埃德·歐德——現代腫瘤免疫之父
（圖片來源：PURÉ E. Lloyd J. Old —— a scientific concertmaster [J].
J Clin Invest, 2012, 122(5)：1588-1588.）

第二樂章　癌症免疫學理論的突破

第七節　無用之用

對抗癌症的免疫細胞是什麼？

> 人皆知有用之用，而莫知無用之用也。
>
> ——莊子《莊子·人間世》

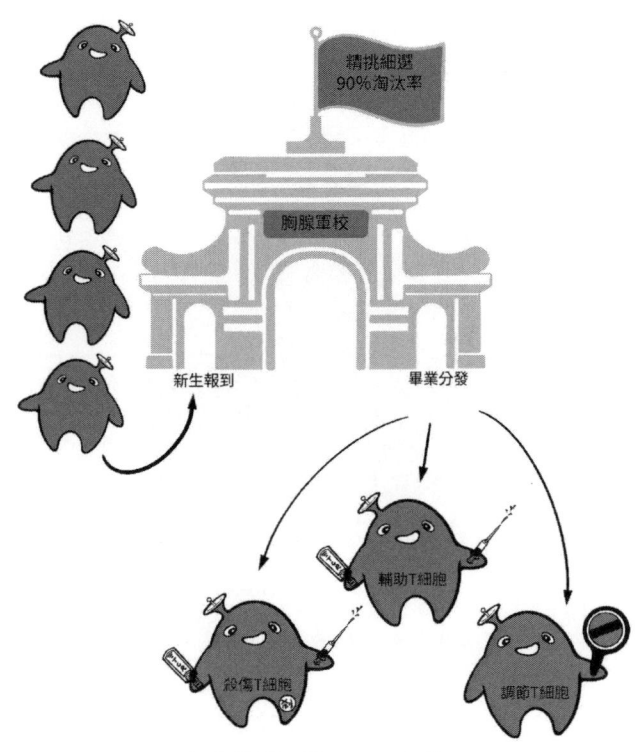

免疫特種部隊 —— T 細胞

一、上海法租界

科學上總有一些有待填補的空白，年輕的雅克·米勒（Jacques Miller）就填補了重要的一個。

第七節　無用之用

　　1940 年耶誕前夕，在中國上海法租界一間寬敞的房子裡，8 歲的米勒和姊姊傑奎琳（Jacqueline Miller）在沙發上玩耍。無意中，他聽見媽媽和醫生在說話。醫生在努力地向媽媽解釋：「傑奎琳得的是肺結核，這種病是由結核桿菌引發的傳染病，目前還沒有辦法治療這種疾病……」米勒似懂非懂，他把玩具遞給姊姊：「沒事的，姊姊，我們一起玩吧。」

　　19 世紀以前，人類一直認為結核病的發病是因為營養不良、水和空氣不潔所致。直到西元 1882 年 3 月 24 日，羅伯・柯霍（Robert Koch）在德國柏林生理學會上宣讀其研究發現 —— 結核病是由結核桿菌引起的。隨後 60 年裡，人類一直沒有找到治療肺結核的特效藥。在傑奎琳離開人世 3 年以後的 1943 年，賽爾曼・瓦克斯曼（Selman Waksman）在土壤中尋寶，分離出鏈黴素。鏈黴素使肺結核患者的 3 年存活率高達 80%，這簡直是一個奇蹟。這對結核病的防治產生了巨大影響，並促進一系列抗生素的湧現。瓦克斯曼也因此獲得了 1952 年的諾貝爾生理學或醫學獎。很遺憾，傑奎琳未能堅持到鏈黴素出現的那一刻。

　　「咳咳咳 —— 」傑奎琳的咳嗽越來越嚴重，消瘦得越來越像一具骷髏。在耶誕節那天，這一位 17 歲的漂亮女孩，永遠離開了米勒。在傑奎琳空蕩蕩的房間裡，米勒感到好難過，再也見不到姊姊了。從事醫學研究的想法便在他心中播下了種子。

　　米勒的童年並不是那麼美好。父親自 1919 年就來到中國，在中法銀行工作。1937 年，日本開始全面侵華，雖然他們一家在法租界，但動亂不安的環境隨時會危及生命。1941 年，中國對日本宣戰，戰爭全面爆發。眼看戰爭的火焰要燒到家門了，米勒一家匆忙逃上一艘貨船。在海上漂泊了 1 個多月，他們終於抵達了雪梨。

　　初到雪梨，米勒幾乎不會說英語。在學校裡，米勒過得並不容易，但他努力學習，最終考上了雪梨大學醫學院。他忘不了姊姊的死，想從

事醫學研究。此外,米勒在戰亂中長大,討厭戰爭的殺戮:「我不想當兵,不想殺人。如果我成為一名醫生,他們不會給我槍,而是給我針筒。這樣我就可以治病救人。」就這樣,米勒走上了醫學研究之路。

1957年,米勒剛成為住院醫生。某一天上午,在雪梨的皇家阿佛烈親王醫院,他隨手拿起一本《澳洲醫學雜誌》(Medical Journal of Australia),眼睛突然一亮:「昆士蘭大學提供兩年獎學金,資助醫生到倫敦進行醫學研究。」一直以來,米勒都希望對疾病機制理論有更深入的了解。這是一個好機會,他立即申請了該獎學金。

在倫敦,米勒面臨了改變命運的重大挑戰和機遇。

二、無用的科學廢品

1958年,英俊高大的米勒懷著雄心壯志來到英國倫敦。他申請了許多大學和研究所的博士學位,但都石沉大海。後來,只有倫敦郊區的切斯特貝蒂研究所願意錄取他。這個研究所有很多研究員在研究癌症,和當時的時代背景有關係。「二戰」原子彈爆炸導致白血病發生率飆升,因而在全世界催生了癌症研究。

當時,已知的癌症誘發因素包括物理因素(輻射)、化學因素(各種致癌化合物)和病毒因素。該研究所的大部分科學家都在研究化學致癌原理。米勒在澳洲就開始對病毒研究產生了濃厚興趣,所以他對化學致癌課題沒有一點興趣。沮喪之餘,他聽說研究所的哈里斯教授在研究肉瘤病毒。米勒興奮地找到哈里斯,但教授建議他研究另一種腫瘤病毒——格羅斯病毒。盧德維克·格羅斯(Ludwik Gross)是一名美國科學家,他最近發現了一種病毒可以在小鼠體內誘發淋巴細胞白血病。米勒也沒有其他更好的選擇了,那就以「格羅斯病毒誘發小鼠白血病」作為博士論文研究主題吧。然而,就在米勒才開始研究幾個月後,哈里斯在英國醫學

研究所獲得了更好的職位。

指導教授要遠走高飛，孤軍奮戰可以闖出一條路嗎？

幸好，哈里斯教授留下了動物房。由於獎學金只提供兩年資助，米勒必須在沒有指導教授支持的情況下盡快完成論文研究。為了加快速度，他主動寫信給遠在美國的格羅斯博士：「您可以將一些過濾後的病毒提取物寄給我嗎？我只有兩年時間完成我的博士論文，從頭開始需要太長時間。如果您將過濾後的提取物寄給我，我可以在小鼠體內盡快誘發白血病。」

幸運的是，科學家是一個樂於分享的群體。米勒收到格羅斯病毒後，立即將病毒注射到新生小白鼠中。三、四個月後，小鼠胸腺長出腫瘤。胸腺是位於胸部心臟上方的一個小器官。當時，人們還不知道胸腺的功能，但是小牛胸腺是歐洲頂級美食，它微微的甜味讓人欲罷不能，所以被稱為「甜麵包」。

米勒很好奇，如果在接種病毒一個月後，切除小鼠胸腺，小鼠還會得白血病嗎？米勒經由實驗證實了，胸腺是格羅斯病毒繁殖和致癌的地方。米勒還發現，接種病毒並切除胸腺的 6 個月後，再移植幼鼠的胸腺回去，小鼠依然還會得白血病。這個實驗留下了一組無胸腺的幼鼠，本來應該要安樂死的，但米勒把牠們留了下來。意外的是，他發現留下的小鼠在斷奶後四、五週開始消瘦，一部分還出現了暴斃。米勒沒有放棄這些死亡的小鼠，開始進行屍體檢查。

這些無用的科學廢品，竟然引導米勒得到了意外的發現。

米勒發現胸腺被切除的小鼠具有兩個現象：一是小鼠肝臟病變，像是被肝炎病毒感染了；二是在小鼠的淋巴結和脾臟中，淋巴細胞顯著減少。當時，英國科學家彼得・梅達沃（Peter Medawar）發現，淋巴結和血液中的淋巴細胞是具有免疫功能的細胞。

米勒大為疑惑：既然胸腺被切除的小鼠缺乏這些有免疫功能的細胞，那麼它們是否來自胸腺？

三、胸腺無用論

梅達沃是免疫學的權威專家。時間回到第二次世界大戰期間，當米勒一家在逃離戰爭的時候，瘦高的梅達沃正在戰場上奔波忙碌。大量的戰士和百姓在戰火中被燒傷，皮膚燒焦散發出惡臭，慘不忍睹。梅達沃將志工皮膚移植給嚴重燒傷者，但移植的皮膚通常在兩週左右就乾縮和被排斥，甚至導致傷者死亡。在這一項救死扶傷的工作中，梅達沃並沒有感受到喜悅。

他時常眉頭緊蹙：「為什麼移植的皮膚會被排斥呢？」

梅達沃百思不得其解，人體對於異體移植物總是發出這樣的聲音：「嘿，你不是自己人，你滾開！」他在顯微鏡下發現一個現象，在排斥的皮膚細胞中產生了大量的炎症細胞及淋巴細胞。對此，他明確地指出：「異體皮膚移植物的排斥是由主動免疫機制引起的。」原來器官移植排斥之謎是免疫系統把移植物當成「非己」而加以排斥的結果。後來，他還證實了弗蘭克‧麥克法蘭‧伯內特（Sir Frank Macfarlane Burnet）的「獲得性免疫耐受」理論。他們的貢獻直接促成了移植免疫生物學的誕生，以及現代臨床器官移植的發展。1960年，梅達沃和伯內特獲得了諾貝爾生理學或醫學獎。

當時，皮膚移植是判斷免疫功能的一個重要指標。米勒想要知道胸腺切除的新生小鼠是否免疫缺陷，他需要學習皮膚移植技術。1960年，在皇家學會的百年紀念演講活動中，博士生米勒鼓起勇氣詢問「大神」梅達沃：「我的博士論文需要判斷免疫功能，您可以傳授一些皮膚移植的技術嗎？」令米勒沒有想到的是，不久後，梅達沃就安排技術員向自己傳

授皮膚移植以及靜脈注射等技術。

米勒學會皮膚移植技術後，就在動物房展開研究。結果是驚人的：正常小鼠的免疫系統會排斥移植皮膚，但切除胸腺的新生小鼠可以友好地接受移植皮膚。這表示，新生小鼠經胸腺切除術後，免疫功能喪失，不能排斥「異己」了。也就是說，胸腺是具有免疫功能的。1961 年，就在梅達沃獲得諾貝爾生理學或醫學獎的第二年，米勒在《刺胳針》(The Lancet) 發表了一篇短文〈胸腺的免疫功能〉(Immunological Function of the Thymus)。由於指導教授很早就離開，他獨自研究，獨自發表文章。這位年輕人大膽假設胸腺的小淋巴細胞具有免疫活性。

遺憾的是，這個大膽的假設，並沒有引起任何轟動。其原因或許是思想過於超前，也或許是權威過於強大。

在 1960 年代，人們認為胸腺只是一個無用的多餘器官。它確實隨著年齡而不斷萎縮，最後就是一些纖維化的東西。而且，成年動物的胸腺切除不會影響免疫功能，人們想當然地認為：這種器官怎麼可能在免疫系統中擔當重任？米勒在新生小鼠中切除胸腺的結果，並不能改變人們根深蒂固的認知。更重要的是，梅達沃等科學權威經由實驗證實，胸腺淋巴細胞並不能像脾臟、淋巴結和血液中的淋巴細胞那樣，在適當的條件下誘導免疫反應。在米勒發表文章的兩年後，梅達沃認為：「胸腺是一個沒有太大意義的演化事故，它就像一個墓地，裡面充斥著無用和瀕死的淋巴細胞。」

有些看似無用的東西，會不會也有大用？

權威不一定都是對的，畢竟人類對大自然的了解一直在發展。米勒本來想研究小鼠白血病，但結果出乎意料，也改變了他的生活方向。他順勢轉變，踏上了免疫學研究之路。很快地，他遇到了一位惺惺相惜的對手。

四、T細胞誕生了

1951年,在美國明尼蘇達大學醫學院附屬醫院,羅伯特·古德遇到了一個奇特的病例。患者不斷發生細菌感染,血清中幾乎沒有抗體。為什麼患者會出現這麼嚴重的免疫功能缺損呢?

古德對患者做了各種檢查,X光檢查結果顯示:患者胸腺有一個巨大腫瘤。古德是一位善於觀察和思考的免疫學家,他的腦海中忽然閃過一絲火花:「胸腺是否是一個免疫器官呢?」

遠大的目標就像要攀登的一座大山,你需要耐心尋找上山的路。歷經10年摸索,古德終於找到了一條「上山之路」。他在兔子出生後1至5天即進行胸腺切除術,用牛血清白蛋白刺激免疫系統,但這些家兔都不能產生抗體。1961年,就是米勒發表〈胸腺的免疫功能〉的那一年,古德在美國免疫學年會上宣布:胸腺是一個免疫器官。和米勒遇到的情況差不多,他們的研究就像一個小石子投進大海,僅有一點小小的漣漪,就石沉大海。

1962年2月,乍暖還寒。在美國紐約科學院學術會議上,米勒演講了新生小鼠胸腺切除導致免疫缺陷的結果。有科學家提出質疑:「眾所周知,胸腺淋巴細胞不能誘導免疫反應,你的小鼠可能由於動物飼養環境而被感染了。」

社會也好,科學也好,一個現實就是:如果你的出身不好,並非名校或名門,就需要很努力才有機會得到應有的尊重。米勒在進入倫敦的小實驗室不久,指導教授便離開了,他獨自做實驗,獨自發表文章,動物房還在馬戲團的馬廄裡,結果還這麼完美,種種因素都引起了專家的質疑。只有古德支持米勒,他們惺惺相惜。

人們的觀念根深蒂固,新發現被廣泛接受是需要時間的。此時,米

勒也遇到了麻煩，荷蘭和美國的研究團隊不能驗證米勒的實驗結果。在科學上，如果自己的結果未被證實，就會遭受造假質疑。這在科學界是不能容忍的，搞不好前途盡毀。米勒不得不親自去了解其中情況，幫助解決問題。最終證明，他們的胸腺切除手術做得不乾淨，畢竟新生小鼠不及手指頭大小，的確不好操作。只要完成完整的胸腺切除術，米勒的結果就會得到驗證。

接下來的問題就是如何排除感染因素，米勒需要找一個無菌動物房來證明自己。1963 年，他申請到了羅斯福國際獎學金，這允許他在美國國家衛生研究院工作一年。在無菌條件下，米勒再次證明，小鼠切除胸腺後，免疫系統存在缺陷，一種小淋巴細胞顯著減少。這種小淋巴細胞來自胸腺，故命名為「胸腺衍生細胞」（thymus derived cell）。

胸腺英文名稱首字母為 T，於是鼎鼎大名的 T 細胞就此誕生。

T 細胞的發現是現代免疫學史上的里程碑。在 1960 年代，人們還不知道 T 細胞是免疫細胞辨識和清除癌細胞的核心。米勒憑著好奇心提出了一個科學問題：胸腺切除的免疫缺陷小鼠是否更容易得癌症？

他讓胸腺切除的新生小鼠接受化學致癌物質，結果發現免疫缺陷的小鼠更容易得癌症。1963 年，他在《自然》期刊上報導了 T 細胞免疫在抑制腫瘤生長中的作用。除了 T 細胞以外，自然殺手細胞（nature killer cell）等細胞也在有機體對抗腫瘤中發揮了免疫監視作用。米勒以及其他研究者的工作，為托馬斯和伯內特的免疫監視理論提供了證據支持。

「免疫監視」學說的提出者伯內特，是米勒的澳洲同鄉。1962 年，伯內特在倫敦第一次見到米勒，他鼓勵米勒保持科學精神：要獨立思考，不畏權威，敢於質疑。

第二年，米勒就用研究資料支持了免疫監視理論。伯內特驚嘆：後生可畏也。

五、無用之用

有人的地方就有江湖，人就是江湖。隨著腫瘤免疫學的發展，胸腺的免疫功能以及 T 細胞的發現開始變得意義非凡，是非就開始多了。曾幾何時，古德和米勒英雄所見略同，惺惺相惜。由於這是一個諾貝爾獎等級的工作，誰是胸腺功能和 T 細胞發現的第一人，便變得十分重要。

古德說：「我在 1951 年最早發現了胸腺的免疫功能。」然而，米勒的工作更加準確地證明了胸腺和 T 細胞的真正功能。科學的爭議，加上一些偶然因素湊在一起，科學因此變得更加精采紛呈。糟糕的是，古德手下的薩莫林在皮膚移植實驗中，用深色筆塗黑了白色移植的皮膚，造成移植成功的假象。這嚴重影響了古德的聲譽。

科學不是追求真理嗎？為什麼科學界也開始變得急功近利了？誰發表了高影響因子的文章，誰就有機會拿到專案經費，誰就有機會升等教授甚至院士。這些誘惑太大了，造假被查出來的機率又很小，即使被查出來，所需付出的代價也不一定很高。天下熙熙，皆為利來；天下攘攘，皆為利往。可是，科學是追求純粹知識的自由研究活動。

2003 年，古德因為食道癌遺憾去世。此後，米勒成為解釋人體器官功能唯一在世的科學家。隨著年紀的增加，人也變得容易生病。米勒知道，那是因為胸腺萎縮了，訓練出來的 T 細胞戰士一代不如一代啊。

1996 年，米勒光榮退休，回到故鄉休養，安享晚年。退休後，米勒還在關注免疫學的發展，並積極參與學術會議。近年來的免疫療法不斷突破，他興奮不已。他的好鄰居罹患了黑色素瘤並伴有肝臟轉移，生命垂危。米勒每週都去看望，並支持鄰居嘗試免疫療法──激發 T 細胞對抗癌症。看著鄰居一天天好起來，米勒十分高興。因為他早年的發現竟然幫助了自己的鄰居以及無數癌症患者。

胸腺也曾被認為是無用的器官。誰能想到半個多世紀前的工作會如此有價值？如今，各類免疫療法風起雲湧，一切都源於 T 細胞的發現。

人皆知有用之用，而莫知無用之用也。

在一次採訪中，米勒說：「就我的經歷而言，從實驗室研究到臨床研究需要很漫長的時間。如果你的工作無法轉化為有用的東西，也不要灰心。科學研究需要好奇、熱情和毅力，科學研究本身就是一種有價值的工作。」目前，科學界盛行實用主義，追求熱門議題，追求高影響因子的論文；大到國家層面，也在計劃「大而有用」的主題。然而，科學不同於技術，科學重大發現不是計劃出來的。

人們常常追求有用，但世間許多「大用」都是從那些看似無用中衍生出來的。人生最重要的東西，其實大都沒有什麼用，如好奇、真理、正義、自由、尊嚴……但誰又能說這些真的沒有用呢？

米勒已經老了，他時常想起早逝的姊姊，想起自己的醫學研究之路。每每想到此，他便不由得打開文獻，看看還有什麼問題可以思索。腫瘤免疫的根基還有其他「缺失的拼圖」有待發現，機會留給了另一位年輕人。

第二樂章　癌症免疫學理論的突破

第八節　向死而生

對抗癌症的魔法子彈從何而來？

　　人固有一死，或重於泰山，或輕於鴻毛。

—— 司馬遷〈報任安書〉

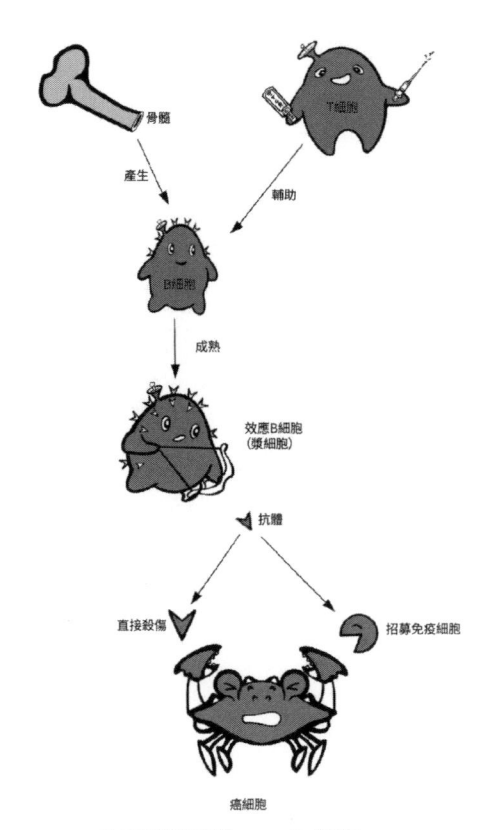

免疫飛彈部隊 —— B 細胞

一、死亡突然降臨

　　一位追風少年，因一場意外而改變了人生，站在了現代免疫學的起點上。

第八節　向死而生

在美國密西西比州一個小鎮，有一位對運動、狩獵和女孩著迷的男孩，叫做馬克斯·庫珀（Max Cooper）。小庫珀在鄉下長大，童年歲月裡，他和哥哥形影不離，到處玩耍。田野、河流、樹林，都承載著兩兄弟的童年快樂。但美國於 1941 年參加第二次世界大戰，庫珀一家的平靜生活被打破了。媽媽開始在地下彈藥廠工作，哥哥加入了海軍陸戰隊。

1949 年夏天，當庫珀在足球場上追逐夢想時，哥哥不幸去世。庫珀回到家裡，父親紅著眼睛告訴他這個消息時，小庫珀忍不住淚流滿面。父親把他拉到一邊說：「你哥哥很愛你，保險受益人寫的是你。現在你要完成你哥哥希望你做的事情，成為一名醫生，治病救人……」

生命是如此的脆弱，說走就走了。

當死亡突然降臨時，人不得不直接體驗生死離別，就像是不經意間的當頭一棒。從此，庫珀彷彿一夜長大，不再沉迷於足球和玩樂。他開始走上醫學研究之路，那也是哥哥的期望。逝者已去，活著的人要繼續完成生命旅途。

1963 年，庫珀加入古德實驗室時，免疫學是一個新興的研究領域。不久前，米勒和古德分別在小鼠和兔子身上發現：胸腺對於淋巴發育和抗體生成的重要性（見第七節）。那時，人們只知道淋巴細胞能產生抗體。庫珀很好奇：抗體是怎麼產生的？

庫珀作為剛加入新實驗室的菜鳥，常常感到拘謹和不知所措。於是他跑去圖書館，尋找靈感。他意外發現了 1956 年《家禽科學》（*The Journal of Poultry Science*）發表的一篇文章，沒想到這將啟發他做出重大發現。

1952 年，當庫珀立志走上醫學研究之路時，俄亥俄州立大學的布魯斯·格里克（Bruce Glick）正在看著教授解剖一隻鵝。他看著教授摘除腔上囊，便問道：「這是什麼？它的功能是什麼？」教授笑著回答：「好

問題,這個問題的答案就交給你啦。」腔上囊是鳥類腸道末端的特有結構,由於是解剖學家西羅尼姆斯・法布里休斯(Hieronymus Fabricius)發現的,故又稱法氏囊。長期以來,法氏囊被認為是退化的器官,成年後就開始萎縮,它怎麼可能有重要功能?

格里克好奇地摘除小雞的法氏囊,想看看它究竟有什麼功能。剛開始時一無所獲,他把雞借給華裔同學張・蒂莫西(Timothy S. Chang)。張同學想向大學生展示雞在沙門菌免疫後能夠產生抗體。結果不如人意,有的雞有抗體,有的雞沒有。張同學便向格里克抱怨:「你的雞搞砸了我的實驗示範。」

格里克感覺很奇怪,查閱實驗紀錄後發現:沒有產生抗體的雞,竟然都是他切除了法氏囊的雞。他們隨後擴大實驗,證實了法氏囊能夠產生抗體的結論。這個成果發表在很少人讀的《家禽科學》上。由於人類沒有法氏囊,沒有免疫學家留意《家禽科學》這一篇小文章,但庫珀有一雙敏銳的眼睛。

1964年,在一個狹小的實驗臺上,上面貼著一個膠帶寫著「庫珀」二字。庫珀小心地對剛孵出來的幼雞實施手術。他摘除法氏囊後可以輕鬆重現格里克的結果,抗體產生受到了影響;但摘除胸腺卻不能重現古德在兔子體內得到的結果,即抗體產生沒有受到影響。古德對這個結果很失望,認為雞不是一個合適的研究模型。

庫珀不得不暫停這個研究,但他依然認為:負面結果也是結果,其背後說不定隱藏著真理的祕密。

二、B細胞誕生了

庫珀作為兒科醫生和臨床免疫學家,接觸過不少免疫缺陷的患者。兩種遺傳疾病引起了他的思考。一種是維史考特—奧爾德里奇症候群,

由於免疫缺陷會產生嚴重的皰疹病毒感染，但患者血液中的抗體數值很高。相反地，另外一種先天性丙種球蛋白缺乏症，患者缺乏抗體，但能有效控制病毒感染。庫珀腦海中靈光一閃：免疫系統會不會有兩種淋巴細胞，一種產生抗體，一種對抗病毒和移植物？

庫珀重新展開了暫停的實驗，試圖探索雞的胸腺和法氏囊是否負責不同的免疫功能。經由巧妙的實驗設計，他發現：摘除法氏囊的雞，抗體顯著減少，但總淋巴細胞數量豐富且細胞免疫完好，說明了法氏囊負責抗體生成卻不影響細胞免疫；摘除胸腺的雞，淋巴細胞數量減少，並且伴隨著嚴重缺陷的細胞免疫。

庫珀獲得這個結果後，整個星期都亢奮地睡不好。當時，古德在芝加哥參加學術會議，庫珀在電話中興奮地描述：「這些結果揭示了兩種不同功能的淋巴細胞，一種依賴於胸腺（thymus-derived），一種依賴於法氏囊（Bursa-derived）。這些新發現能夠解釋不同免疫缺陷患者的臨床和病理結果……」

從 1965 年至 1966 年，庫珀和古德連續發表多篇文章，闡述兩個器官分別產生兩類不同功能的免疫細胞。B 細胞（Bursa 法氏囊的首字母）負責產生抗體，執行體液免疫；T 細胞（Thymus 胸腺的首字母）執行細胞免疫，對抗外來病原體以及異體移植等。

自此，B 細胞閃亮登場。

最初，科學家對庫珀的發現抱有質疑態度。他們不相信從動物實驗資料推論的解釋和幻想理論。即使是伯內特，他也對於在動物身上經過手術獲得的結果表示懷疑。此外，哺乳動物沒有法氏囊，所以有些科學家每年都笑著問庫珀：「你有沒有找到哺乳動物的腔上囊？」

不同的是，臨床醫生普遍接受這個新的理論模型。因為這不但解釋了免疫缺陷遺傳疾病的觀察結果，而且還可以解釋淋巴瘤的發病機理。

基於此，淋巴瘤可以分為 T 細胞淋巴瘤和 B 細胞淋巴瘤。針對不同類型的淋巴瘤，應該採取針對性的治療方案。這種對於淋巴細胞「分地而治」的理解，開始改變淋巴瘤和白血病的治療思路。

哺乳動物的 B 細胞來自哪裡？從 1966 年至 1974 年，庫珀研究了腸道淋巴結組織和闌尾等組織，都未能像法氏囊一樣產生 B 細胞。8 年的努力，他時常遭受取笑，有苦不能與外人說。直到 1975 年，庫珀終於發現：胎兒長骨的骨髓細胞在體外能產生 B 細胞。同時期的其他研究人員也提出，成年小鼠骨髓也能培養出 B 細胞。

庫珀終於找到了 B 細胞發育的場所 —— 骨髓。巧合的是，和法氏囊一樣，骨髓（bone marrow）的英文首字母也是 B，所以 B 細胞的名稱沿用至今。

在 1960 年代，B 細胞和 T 細胞的發現遭受到冷淡對待。澳洲免疫學教授布倫達・莫里斯（Brenda Morris）嘲諷道：B 細胞和 T 細胞唯一的意義是，它們是「bullshit」（瞎扯）這個詞的第一個和最後一個字母。

為什麼 B 細胞和 T 細胞的發現，如此不受認同呢？

三、學派之爭

時至今日，胸腺和骨髓的免疫功能已眾所周知，T 細胞和 B 細胞已成為家喻戶曉的詞彙。T 細胞在胸腺中成熟，B 細胞在骨髓中成熟，兩者功能不同。T 細胞屬於「細胞免疫」，在細胞之間辨識、殺傷、清除病原體和癌細胞等。B 細胞屬於「體液免疫」，經由分泌抗體，在血液等體液中對抗危及身體的「敵人」。這個重要發現最初並沒有被普遍接受，還可能因為它處於兩個學派對立之間，兩面不討好。因為在 1960 年代，正是細胞免疫學派和體液免疫學派的激烈對立時期。

體液免疫學派主要關注抗體化學方面的研究。體液免疫學派可以追溯至西元1890年，埃米爾·阿道夫·馮·貝林（Emil Adolf von Behring）發現「抗毒素」後，和埃爾利希對抗毒素進行了定量研究。埃爾利希不但第一個提出「抗體」這個名詞，而且還提出抗體產生的側鏈學說（淋巴細胞表面有很多側鏈，抗原與相應側鏈特異性結合，可誘導產生特異性抗體）。埃爾利希因此榮獲1908年諾貝爾生理學或醫學獎，他被譽為「體液免疫之父」。

細胞免疫學派主要側重於從細胞和個體的角度探索免疫學。細胞免疫學派可以追溯至西元1883年，俄國動物學家伊利亞·梅契尼可夫（Élie Metchnikoff）發現：海星幼蟲的吞噬細胞會吞噬和消化外源入侵者，從而保護身體免受感染。西元1890年，梅契尼科夫提出「細胞免疫理論」，為有機體應對入侵者提出一個統一的解釋。免疫系統從此被理解為全身性的特徵，而不再只是感染發生部位的局部特徵。梅契尼科夫被譽為「細胞免疫之父」。

雖然梅契尼科夫和埃爾利希共同獲得1908年的諾貝爾生理學或醫學獎，但兩人屬於不同學派和不同國家。梅契尼科夫在法國巴斯德研究所工作，埃爾利希在德國，當時德國和法國並不友好，導致兩個學派的人也處於對立。在很長一段時間裡，體液免疫學派處於上風。

體液學說源遠流長，甚至可以追溯到西元前400年的古希臘時期。醫學之父希波克拉底把醫學從神鬼巫術的桎梏中解救出來，並創立了「四體液學說」：人體主要是由四種體液構成（血液、黑膽汁、黃膽汁和黏液）。他認為，腫瘤是人體內部體液失調導致的異常。加倫（Galen）進一步闡述癌症的內因：黑膽汁油膩又黏稠，淤積在人體內無法排泄，就凝結成了腫塊；黑膽汁的流動則造成癌症的轉移。儘管解剖學和顯微鏡技術的發展沒有找到所謂的四種體液，但是依然有些人堅信古老的體液

學說,甚至衍生出現代版本的體液學說。到了 20 世紀中期,在抗體、神經傳導物質和內分泌激素被發現之後,體液學說再度以新面貌為科學界所接受。

一直以來,體液免疫學派比細胞免疫學派更加有聲有色,很大的原因是抗體比細胞更容易研究。抗體可以批次生產,容易定量和分析。細胞免疫學派,一直默默耕耘。直到庫珀發現 B 細胞源自骨髓並負責分泌抗體,人類對抗體的了解,也從化學層面擴展到了細胞和有機體,最終統一了免疫學的兩大陣營。

庫珀回想這一路走來,真的不容易。細胞免疫學長期遭受質疑,主要原因還是免疫學太缺乏人才了。以前他遇到難題,喜歡回到圖書館獨自思索。現在,他更喜歡培養年輕人。很多年輕人在庫珀的指導下,在免疫學以及腫瘤免疫治療領域都做出了開創性的貢獻。例如,師從庫珀的董晨,於 2005 年發現一種新型輔助性 T 細胞 (Th17)。輔助性 T 細胞一方面可以輔助細胞毒性 T 細胞,發揮細胞免疫功能;另一方面可以輔助 B 細胞,分泌抗體,發揮體液免疫功能。

自此,再也沒有什麼體液免疫學派和細胞免疫學派了,因為我們終於理解:細胞免疫和體液免疫是相互補充的。正如盲人摸象的故事,早期的免疫學家只是摸到了免疫系統的不同部位。

跳出狹窄視角看整體性,把問題放在更大的系統去思考,這樣才能找到全新的解決方式。

四、抗體藥物時代興起

在體液免疫學派領域,埃爾利希提出「魔法子彈」的概念:可以選擇性地辨識和消滅疾病的藥物。後來,抗體藥物真的實現了「魔法子彈」這個概念。

第八節 向死而生

抗體是怎麼產生的呢？

抗體是指由 B 細胞受到抗原刺激以後成熟為漿細胞，繼而產生的免疫球蛋白。實際上，抗體並非新鮮事物，它的發現可以追溯到 130 年前。

西元 1890 年，柏林大學醫學研究所，埃米爾·阿道夫·馮·貝林（Emil Adolf von Behring）和北里柴三郎在研究破傷風。當他們把破傷風桿菌注射到豚鼠體內後，豚鼠全身肌肉痙攣，僵直性收縮而死。北里柴三郎靈光一閃，對貝林說：「在和醫（日本流傳的中醫）中有以毒攻毒的理論，我們能否收集感染破傷風的豚鼠血清，然後用於治療？」

神奇的是，當這些血清注射到發病的豚鼠體內後，竟然治癒了破傷風。貝林認為，所謂的「以毒攻毒」缺乏科學解釋，所以他提出一個新概念——抗毒素。動物發生破傷風後，血清會產生對抗細菌毒素的「抗毒素」。抗毒素血清可以用於治療嗎？

西元 1891 年的耶誕節，柏林大學附屬診療所裡，一名罹患白喉的女孩已氣息奄奄。貝林為女孩注射了一針白喉抗毒素血清。第二天，女孩的病情明顯好轉，一週後竟然可以出院了。自此，血清療法誕生了。在抗生素尚未問世前，血清療法一度應用於治療天花、炭疽熱、腦膜炎等讓人類束手無策的傳染病。它被稱為「歷經百年考驗，行之有效」的方法。100 多年後，新冠病毒肺炎疫情肆虐全球，「血清療法」再次步入臨床，治病救人。

血清療法中的抗毒素，後來人們稱為抗體。抗體是人類醫學史上最偉大的發現之一。因此 1901 年，貝林成為第一位諾貝爾生理學或醫學獎的得主。此後，隨著化學和蛋白技術的發展，抗體的本質（γ球蛋白）、結構（Y 形）和工作機制都有了突破性的發現。

B 細胞的發現意義深遠，最重要的一個就是促成了雜交瘤技術的發明。1975 年，在英國劍橋大學，喬治·克勒（Georges J. F. Köhler）和塞

薩爾・米爾斯坦（César Milstein）發明的雜交瘤技術，涉及兩種細胞——B 細胞和骨髓瘤細胞。B 細胞分泌抗體，但不同 B 細胞分泌的抗體不同。想要獲得單一的抗體，只有從一個 B 細胞製取。可是，B 細胞在體外分裂兩、三次就會死亡。如何使一個 B 細胞群分泌大量的抗體？骨髓瘤細胞隆重登上歷史舞臺，它具有無限繁衍的特性。B 細胞和骨髓瘤細胞融合，形成雜交瘤細胞。它既像 B 細胞一樣能分泌抗體，又像骨髓瘤細胞一樣能無限增殖，從而形成了分泌單株抗體的「永生細胞」。雜交瘤技術是整個生命科學發展的一個重要里程碑，克勒和米爾斯坦因此獲得了 1984 年諾貝爾生理學或醫學獎。

單株抗體（簡稱單抗）是由單一 B 細胞選殖產生的高度均一、僅針對某一特定抗原表位的抗體。如今，單株抗體已經廣泛應用於科學研究、疾病診斷以及臨床治療。尤其是，雜交瘤技術直接推動抗體真正成為藥物。

1997 年，美國食品藥物管理局批准第一個治療癌症的單株抗體——利妥昔單抗用於治療非霍奇金氏淋巴瘤。1998 年，美國食品藥物管理局批准第二個治療癌症的單株抗體——曲妥珠單抗用於治療轉移性乳腺癌……抗體藥物還可以迭代升級。2013 年，升級版曲妥珠單抗——實體瘤首個抗體偶聯藥物（antibody-drug conjugate，ADC）獲批上市。這種超級「魔法子彈」的原理是：抗體能特別辨識癌細胞，而偶聯在抗體上的化療藥物可以增強對癌細胞的殺傷力（如同長眼睛的子彈，比抗體更強力，比化療更精準）。2022 年，新一代抗體偶聯藥物 DS-8201 閃亮登場，對於 HER2[02] 低表現的乳腺癌展現了優越的療效。這不但改寫了乳腺癌的分類標準，而且為更多 HER2 陽性癌症（如肺癌、胃癌和腸癌等）患者帶來了希望。如今，各類抗體療法不斷迭代升級，已在十多個癌種上大放光彩。

---

[02] human epidermal growth factor receptor 2，人表皮生長因子受體 2。

抗體藥物為無數癌症和自體免疫疾病患者，帶來了更好的治療選擇，也創造了一個數千億美元的龐大市場。抗體藥物的大時代，已經來臨。

五、向死而生

抗體藥物真的能夠治癒癌症嗎？

2013 年 9 月，李開復也在尋找這個問題的答案。這一位創新工場創始人正值事業高峰期，卻突然被確診為淋巴瘤四期。在病床上，光環退去，他成了呼吸之間就會頓失所有的患者。歷經否認、憤怒、討價還價、沮喪和接受期，他決心奮力一搏，想方設法找出救命方法。他試過中醫、食補，還有五花八門的另類療法，但作用都不大。他研讀了很多醫學論文，開始研究淋巴瘤及其治療方法。

人類對淋巴瘤的抗爭可以追溯到 100 多年前。西元 1832 年，英國醫生托馬斯・霍奇金 (Thomas Hodgkin) 描述了 7 名淋巴瘤病例，後來人們將霍奇金描述的相似案例稱為「霍奇金淋巴瘤」。此外，醫生還發現了其他類型的淋巴瘤，統稱為非霍奇金淋巴瘤。

1949 年，美國食品藥物管理局批准氮芥治療霍奇金淋巴瘤，這是人類歷史上第一個獲批准的癌症化療藥物。此後，越來越多的化療藥物相繼出現，聯合治療取得更優效果的理念誕生了。聯合化療帶來更好的治療效果的同時，也帶來了更強的不良反應。為了突破化療的瓶頸，一些科學家把目光瞄向了人類的免疫系統。

如果抗體是一個「魔法子彈」，那麼它應該瞄準什麼靶標呢？

科學家在 B 細胞淋巴瘤上找到了一種特殊蛋白質 —— CD20。CD20 只存在於健康成熟的 B 細胞和癌變 B 細胞上，而不出現在未成熟或發育中的 B 細胞表面。這意味著當 CD20 抗體將健康成熟的 B 細胞和癌變的

第二樂章　癌症免疫學理論的突破

B 細胞都殺死後，人體依然可以透過未成熟的 B 細胞來滿足基本需求。基於這個作用機制，羅納德‧利維（Ronald Levy）開發了 CD20 抗體藥物——利妥昔單抗。

臨床研究發現，幾乎有一半之前化療沒有成效的淋巴瘤患者，在接受利妥昔單抗治療後的整體緩解率為 48％，而且與化療相比的不良反應更少。1997 年，美國食品藥物管理局批准利妥昔單抗上市。這是人類抗癌史上的一個里程碑，也是人類歷史上第一個獲批准的癌症單抗藥物。

時間來到 2014 年，病情刻不容緩，李開復接受了利妥昔單抗的治療。它會是準確打擊淋巴瘤的利器嗎？2015 年 6 月，李開復表示自己已沒有病灶，並調侃自己是「李康復」。至今，李開復保持健康。面臨死亡的考驗，他開始理解生命的意義，開始了向死而生的生命旅程。

李開復的故事只是抗體療法造福無數患者的一個縮影。這一切都要得益於庫珀發現了 B 細胞。2003 年 8 月 31 日，庫珀 70 歲大壽。在庫珀家裡，他的弟子們舉杯祝賀：「人類所有 B 細胞的知識，都源自庫珀。」

如今，庫珀已經是一位耄耋老人。傍晚時分，他喜歡和妻子在校園裡散步。每次路過足球場，他都停下來看看奔跑著、吶喊著的人們。每當想起自己也曾是追風少年時，他就有種流淚的衝動。因為他會想起哥哥，是哥哥的保險理賠讓自己走上醫學研究之路。生命是如此珍貴和脆弱，一場意外就能將生死顛倒。當你向死而生時，才能深切體會生命的意義。

死亡是生命中的一部分，就像身體內的細胞，無時無刻不在死去。正如 B 細胞在接受抗原刺激後成為活化 B 細胞，分泌抗體對抗「敵人」，完成使命後就開始凋亡。生命都是一個向死而生的旅程。死是每個人都會抵達的終點，關鍵是在此之前，你是否按照自己理想的樣子而活？

人生路上難免有難題，痛苦時別忘了身上還有幾十億免疫細胞為你

守護。B 細胞和 T 細胞的發現，開創了現代免疫學的新紀元。我們終於知道免疫防禦的部隊在哪裡，但具體向誰攻擊，還得依賴「免疫情報員」的資訊。

第二樂章　癌症免疫學理論的突破

第九節　知彼知己

免疫系統是如何偵查到敵人的？

　　知彼知己，百戰不殆；不知彼而知己，一勝一負；不知彼不知己，每戰必殆。

—— 孫武《孫子兵法・謀攻篇》

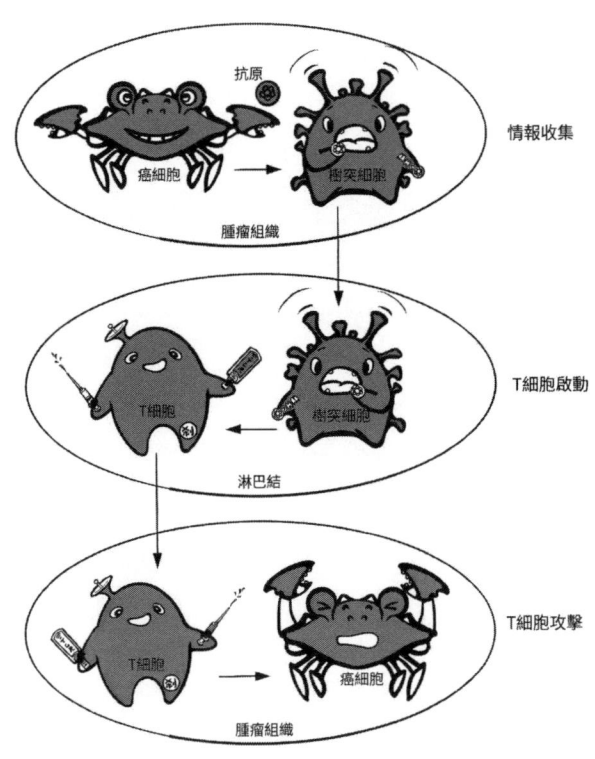

免疫情報員與指揮官 —— 樹突細胞

一、樹突細胞誕生了

　　諾貝爾獎從不授予已故人士，但有一次例外，得獎人的名字叫做瑞夫・史坦曼（Ralph Steinman，1943 － 2011 年）。

第九節　知彼知己

在史坦曼的辦公室的牆上，掛著一幅字「機會只留給有準備的人」。這是法國科學家巴斯德的名言，也是史坦曼的人生格言。發現「免疫情報員」的機會，留給了這一位年輕人。

在加拿大麥基爾大學時，史坦曼開始接觸免疫學，並沉迷於此。他對免疫細胞特別感興趣，這最終把他帶到了洛克斐勒大學贊維爾·科恩實驗室。贊維爾·A·科恩（Zanvil A. Cohn）是現代巨噬細胞生物學的奠基人。巨噬細胞是免疫系統第一個被確定的細胞成分，人們一度認為它們只是微不足道的清道夫：在體內巡邏，吞噬和消化入侵者。科恩有一個新發現，巨噬細胞還能引發免疫反應。

史坦曼的課題就是：免疫反應是如何啟動的？

1972年，史坦曼是一名剛進實驗室的菜鳥。他小心地按照步驟，分離巨噬細胞。他將小鼠脾臟細胞在玻璃皿中培養，巨噬細胞會黏附在玻璃上。他反覆沖洗玻璃皿，去除沖洗液，依然黏附在玻璃皿上的細胞就是巨噬細胞。這個實驗涉及顯微鏡觀察，但沒有人仔細觀察過沖洗掉的細胞和黏附的細胞有何不同。史坦曼對此很好奇，便仔細觀察。

好傢伙，他竟然發現了一種新的免疫細胞。

與巨噬細胞不同，該細胞的表面具有樹枝狀突起的獨特形態。1973年，史坦曼30歲，他在《實驗醫學雜誌》（The Journal of Experimental Medicine）報導了這種新細胞，並將之命名為樹突細胞（dendritic cell, DC）。對此，學術界的質疑聲不斷，他們認為樹突細胞不過是巨噬細胞的一種。確實，史坦曼是在研究巨噬細胞時發現了樹突細胞，兩者提取方法也一樣，外形和功能也相仿。沒有人相信他，所以他得找出更多的證據來證明自己。

人生第一次重大發現，有一種初戀的感覺，所以史坦曼對樹突細胞寄以深情。他最初設想是以「克勞迪婭細胞」命名。乍聽像是一個人名，

沒錯，此人便是史坦曼的摯愛——克勞迪婭（Claudia Steinman）。史坦曼看著偽足或觸手修長的樹突細胞，突然想起了身材苗條、四肢修長的克勞迪婭。在論文發表之前，史坦曼便與妻子提議：「我想將這個新細胞命名為克勞迪婭細胞。」

克勞迪婭看著眼前這個既認真又浪漫的男人，眼裡閃著淚花，雙手緊緊握住史坦曼說：「親愛的，我很感動，但我希望你以科學的命名方法來讓大家知道你這個偉大發現。」

面對科學，史坦曼是如此的固執且專一，一個樹突細胞就耗費了一生的研究；面對愛妻，他也是如此的深情專注，獲得重大新發現後他首先想到的是妻子。在史坦曼眼裡，兩者都是值得一生去奉獻的。沒想到的是，史坦曼發現樹突細胞花了 1 年，但為了讓人們接受這種細胞卻花了 20 多年。

樹突細胞的發現，是戰鬥才剛開始的號角。在史坦曼的奮戰中，還有一個女孩扮演著重要角色。

二、辨識敵人的情報員

「咩——」一聲聲羊叫聲從洛克斐勒大學傳來。1976 年暑假，高中生莎拉·施萊辛格（Sarah J. Schlesinger）正在採集新鮮的羊血。在科學界頂級殿堂裡，養羊採血可真是少見。但史坦曼對莎拉說：「這是驗證樹突細胞功能不可或缺的一個步驟。」

兩人的相遇起始於一場科學講座。講座結束之後，莎拉激動地拉著父母，請求暑假到洛克斐勒大學打工。當莎拉如願加入史坦曼實驗室時，距離樹突細胞的發現已有 4 年之久。莎拉是這麼形容自己的導師：「為了讓人們相信樹突細胞是一種獨特的存在，史坦曼一直在戰鬥——除了戰鬥，我實在找不出其他詞語來形容他的努力。」

第九節　知彼知己

當時，即使是同一個實驗室的人，幾乎都不相信樹突細胞的存在。一是樹突細胞在免疫細胞中的比例極低，極難培養；二是樹突細胞分離過程繁瑣且昂貴，沒有人願意去重複史坦曼的工作。只有史坦曼覺得，顯微鏡下的世界是如此的美妙。他每天最大的樂趣便是端詳這些美妙的細胞，當時也只有他對樹突細胞瞭如指掌。

史坦曼也不管別人信不信，他一直在思索：樹突細胞究竟在免疫系統中扮演什麼角色？

莎拉採集羊血，分離 T 細胞，就是用來研究樹突細胞有什麼功能。歷經 20 年，史坦曼團隊終於揭開了這個祕密。通俗來講，免疫系統就是「辨識敵人」，並且「排斥敵人」；而樹突狀細胞所扮演的角色就是：辨識敵人的「情報員」，以及排斥敵人的「指揮官」。

免疫系統辨識的「敵人」指的是抗原：所有能激發和誘導免疫反應的物質。樹突細胞是一種具有攝取、處理及呈遞抗原能力的細胞。打個比方，我們的身體就如同一個和平的王國，井然有序地運作。可是，王國裡總有一些「敵人」在伺機而動。免疫系統經由「三道防線」抵禦敵人：①物理屏障（皮膚和黏膜）可防止病原體入侵身體；②如果病原體突破了物理障礙，先天免疫系統（先天存在的樹突細胞、吞噬細胞等）會立即啟動非特異性反應；③必要時，適應性免疫系統（經過訓練的 T 細胞和 B 細胞）會啟動特異性反應。

其中，樹突細胞充當先天性和適應性免疫系統之間的紐帶。樹突細胞駐留在組織中，就像雷達一樣主動監視，會用細長的觸手抓住「敵人」，把它們吞噬和消化掉，並將敵人的抗原呈遞給 T 細胞。T 細胞收到「警報」，迅速擴增軍團，發動針對抗原的特異性免疫反應。

雖然樹突細胞沒有直接的殺傷能力，但是在免疫系統中扮演指揮官的角色。從本質上來說，是它教會和指揮其他免疫細胞如何對抗敵人。

樹突細胞對外參與對病毒、細菌的免疫防禦，對內參與腫瘤突變的監視。因此，人們開始提出樹突細胞治療的大膽想法，尤其是應用於治療癌症和傳染病。史坦曼對五花八門的樹突細胞治療方案，並不認同。一是因為樹突細胞的作用機制還沒有研究清楚，二是還無法大規模培養樹突細胞。

知彼知己，才能百戰不殆。可是，「知彼」的過程是十分漫長的。史坦曼進行了許多年的基礎科學研究，才讓其他科學家相信樹突細胞。史坦曼也明白：「只有降低研究門檻，讓更多人進入這個領域，才能促進這個領域的快速發展。」

1990 年代，史坦曼建立了一個從血液中分離和擴增樹突細胞的方法，這大幅地降低了樹突細胞的研究門檻。1998 年，史坦曼在《自然》上公布了研究樹突細胞的技術細節。在特定細胞因子的飼養下，樹突細胞得以擴增，用抗原刺激和「訓練」樹突細胞，然後把這些細胞回輸到體內，就能夠讓生命體獲得針對抗原的免疫力。這也成為未來樹突細胞治療產品的技術基礎。

史坦曼在文章中寫道：「曾經被忽略的樹突細胞如今可以大量製造，人們隨之發現，樹突細胞是操控免疫系統的強大工具。」一夜之間，樹突細胞成為開放領域。自此，樹突細胞領域開始快速發展。後來，史坦曼被尊稱為「樹突細胞之父」。

史坦曼畢生的戰鬥成就了一個新的領域，他本應感到欣慰，但命運總是難以捉摸。

三、樹突細胞疫苗

隨著人們開始接受樹突細胞，五花八門的樹突細胞治療開始吸引短期資金。很多樹突細胞的臨床試驗，就像煙火一樣，耀眼但短暫。樹突

細胞就像是史坦曼的孩子，他看到這種亂象，實在揪心。但他有改變亂局的自信，於是決定開始應用型研究。

如何正確利用樹突細胞來治療人類疾病呢？

既然要做，就一定要做好。史坦曼擴大了研究範圍，開始研製樹突細胞的疫苗，對付愛滋病、肺結核以及癌症。莎拉從史坦曼實驗室畢業後，去了華特·里德陸軍醫療中心研究愛滋病。2002年，當史坦曼開始考慮治療患者時，莎拉又回到了史坦曼實驗室，擔任臨床主任。隨後的5年間，史坦曼的臨床研究如同坐上了人生特快車一般，進展非常順利。

勝利的曙光就在眼前，但天有不測風雲，人有旦夕禍福。

2007年3月，在一次例行體檢後，醫生對史坦曼說：「很抱歉，你得了胰腺癌。」天呀，這怎麼可能？但事實就是如此殘酷，癌細胞已經擴散到淋巴結。這種晚期胰腺癌是癌中之王，史坦曼可能只剩下6至8個月的時間。

上帝留給史坦曼的時間不多了，史坦曼必須在短時間內決定治療方案。當莎拉聽到這個消息的那一刻，她崩潰了，淚水奪眶而出。這樣的疾病竟然發生在史坦曼身上？一想到患有胰腺癌的患者存活率不到4%，莎拉實在接受不了史坦曼很快就要離開這一個事實。

這一次，史坦曼做了一個冒險的決定：利用自己的身體來做實驗，靠自身的樹突細胞來產生一個對抗胰腺癌的免疫反應。

史坦曼富有人格魅力，人緣很好，在這危難之時，世界各地的科學家和醫生紛紛伸出援助之手。當務之急，就是把全球最新的資源整合起來，延長史坦曼的生命。莎拉毫不猶豫地承擔起協調角色，安排會議、集思廣益、確定治療方案。但還有一件事需要確定，就是由誰執行治療方案？

「我希望妳來」，史坦曼堅定地跟莎拉說。一切準備就緒，時不我待，史坦曼馬上接受治療。

2007年4月初，史坦曼接受了胰腺切除手術。莎拉按照步驟製備樹突細胞疫苗：①抽取外周血，分離出單核細胞，體外誘導分化為未成熟樹突細胞；②把腫瘤抗原裝載在這些未成熟的樹突細胞上；③體外誘導成熟的樹突細胞，並大量擴增；④將這些樹突細胞注射到患者體內，它們會直接向T細胞呈遞癌細胞的「追捕令」，從而發揮對抗腫瘤的作用。

史坦曼為什麼相信樹突細胞療法呢？樹突細胞堪稱最強的抗原呈遞細胞，它的工作原理是：一個樹突細胞就能激發上千個T細胞，一部分T細胞迅速發揮抗癌作用；而另一部分會成為記憶性T細胞，在下一次接觸到腫瘤抗原時，就可以發生高強度的免疫反應。因此，基於樹突細胞的免疫防護系統，可以發揮長效的抗癌作用。

面對自己的病情，史坦曼積極應對，他必須在有限的時間內證明自己的想法。史坦曼積極嘗試了三種樹突細胞的疫苗。2007年秋天，莎拉每週都陪史坦曼去一次波士頓的丹納法伯癌症中心。在這裡，他接受了伊麗莎白·傑菲（Elizabeth Jaffee）研製的新型樹突細胞疫苗。該疫苗在腫瘤細胞中呈現一種能夠刺激樹突細胞增殖和成熟的細胞因子（GM-CSF），從而增強抗腫瘤的免疫反應。當他們並肩走在波士頓大街上時，莎拉想到史坦曼可能不久於世，不禁眼含熱淚。

奇蹟的是，秋天來了又去，去了又來，史坦曼依然活著。但並非每個人都這麼幸運。

四、知彼知己

2003年秋天，和史坦曼一樣，蘋果公司創始人史蒂夫·賈伯斯（Steve Jobs）也在體檢中查出了胰腺癌。和大眾想像的有所不同，賈伯斯患的是

可根治的「胰腺神經內分泌腫瘤」，並非史坦曼所患的經典「胰腺癌」。前者的生存時間通常用年來衡量，而後者往往只能用月來衡量。賈伯斯的這種「良性腫瘤」生長速度較慢，而且更容易治療，患者存活多年甚至數十年並不少見。

可是，從確診開始，賈伯斯就做出了異乎尋常的選擇。

賈伯斯自年輕時就迷上東方神祕主義，曾長期在印度和西藏修行。在患病後，他自然而然地選擇了替代療法。賈伯斯採用純素飲食、針灸、草藥，甚至服用牛糞，以及尋找靈媒來治療癌症。我們無法想像賈伯斯這樣的發明家和企業家，在自己罹患癌症那一刻開始做的選擇竟是這樣。但誰又能指責他所做的決定呢？畢竟，他所做的選擇，也是基於自己的認知。

可是，賈伯斯對癌症的認知太少了。不知彼，何談戰勝？

2004 年 7 月，距離確診患癌已經過去 9 個月，癌細胞一直在吞噬著賈伯斯的身體。他終於請了病假，接受了胰十二指腸切除術。手術後，賈伯斯拒絕了化療，每天只吃單一的果汁或者水果。2008 年 4 月，蘋果全球開發者大會上，賈伯斯骨瘦如柴——他已經較術前瘦了 18 公斤。此時，賈伯斯的腫瘤已經進一步擴散。他的生活品質很差，經常需要麻醉劑鎮痛。

賈伯斯是古典音樂的愛好者，認為音樂有著治療作用。當華裔音樂家馬友友在賈伯斯家中演奏巴哈的曲目時，賈伯斯淚流滿面，並稱讚道：「你的演奏是我聽過最棒的，有如上帝駕臨，因為我不相信一個凡人能做到這樣。」因此，賈伯斯還請求馬友友在他的葬禮上演奏。

2009 年 3 月，賈伯斯做了肝移植手術。儘管移植手術很成功，但賈伯斯長期服用免疫抑制劑，導致免疫力低下。免疫力低下，導致其腫瘤進展速度超乎尋常的快（見第六節）。2011 年 10 月 5 日，賈伯斯在家

中逝世。在賈伯斯的祕密葬禮上，馬友友演奏了賈伯斯最愛的巴哈大提琴組曲。期望馬友友有如上帝降臨般的演奏，能將賈伯斯帶去無病痛的天堂。

賈伯斯這個擁有頂尖醫療資源的超級富人，為什麼會死於一種雖然罕見但卻可以根治的癌症呢？

《孫子兵法》曰：「知彼知己，百戰不殆」，但很多人都誤以為是「知己知彼」。對比史坦曼與賈伯斯的抗癌經歷，我們對這句話或許能有更深入的理解。就像樹突細胞如哨兵一樣對癌細胞保持警戒，要消除腫瘤，必須先知道敵人在哪裡，敵人是怎樣的。

治療癌症，需要先知彼，後知己。

知彼即是深入了解敵方力量，分析敵人的優勢和劣勢，獲得準確的資訊，以做到因敵謀略，採取正確的應戰方案。史坦曼發現患有胰腺癌後，面對臨床治療手段匱乏的窘境，他對敵人做了充分的研究。他利用其發現的樹突細胞，激發自身的免疫系統去對抗癌症。在治療過程中，認真收集資料，嚴格分析，並不斷調整治療策略。相反的是，賈伯斯對癌症與自身免疫系統沒有清楚的了解。他選擇了與自身免疫需求相違背的「自我治療」，沒有及時做手術和化療，也沒有為免疫系統提供充足的營養和保護。這個過程十分痛苦，儘管擁有最頂尖的醫療團隊，有無盡的財富與資源，他依舊未能擺脫癌症的魔掌。

既然要「知彼」，那麼癌症有哪些特徵呢？

癌細胞不受控制，不聽指揮，到處亂跑，就像「瘋狂的跑車」。2000年，麻省理工學院的羅伯特·溫伯格（Robert Weinberg）闡述了癌症的六大特徵：基因組不穩定和突變（癌變驅動器）、無限複製（批次生產）、增殖訊號持續活化（失控的「油門」）、生長抑制失效（失靈的「煞車」）、誘導血管生成（移動「加油站」）、抗細胞凋亡（自檢失靈）。隨著科學突飛

猛進，癌症的知識不斷進步。2011年，溫伯格對癌症特徵做了更新，新增了四個特徵：細胞內能量異常（異常能量供給）、侵襲遷移（錯亂「導航」）、促進腫瘤炎症（加速腫瘤發展）、逃避免疫摧殘（逃避「監管」）。一直以來，理解癌症和治療癌症一直是相互交織的兩條脈絡。這些癌症的特徵，為治療癌症提供了很多切入點。

值得一提的是，避免免疫摧殘是所有癌症的共同特徵。接下來的目標就是以此為切入點，開發出針對性的癌症療法。

五、英雄落幕

在人體免疫系統中，樹突細胞是免疫情報員兼指揮官，偵察到癌細胞後，就指揮免疫系統發起攻擊。基於這個原理，史坦曼不懈鑽研，開發了基於樹突細胞的疫苗。科學家們重新訓練樹突細胞，讓免疫細胞「擦亮眼睛」，獲得了辨識癌細胞的能力。這正好詮釋了「知彼知己，百戰不殆」的策略概念。得到準確的資訊才能做出正確及時的決策。

史坦曼堅信：「一定是樹突細胞疫苗將自己原本只剩數個月的生命，延長到了4年多。」

在癌症面前，誰都有可能成為病急亂投醫的那一個。很少有人能夠像史坦曼這樣的科學家一般保持理性。不理性會讓人過度關注疾病最壞的結局，變得激進和冒險，而忽視了疾病的發展規律。儘管史坦曼的試驗只有他自己一個受試者，在科學上不具統計學意義。但是，這種先驅性的工作至少說明了樹突細胞疫苗在治療癌症上的潛力。

如今，基於樹突細胞的免疫療法，正在密集地展開研究。2010年，第一個以樹突細胞為基礎的癌症疫苗普列威（Provenge）獲得美國食品藥物管理局的批准，用於治療晚期前列腺癌。這是第一個人類癌症治療性

第二樂章　癌症免疫學理論的突破

疫苗,能夠延長患者的存活期。此後,以樹突細胞為基礎的免疫治療,成為全世界的研究焦點。在腎癌、腦癌、肺癌、卵巢癌、乳腺癌等癌症的臨床試驗中,已經展現出良好的研究結果,未來有望造福更多患者。

當第一款樹突細胞腫瘤疫苗上市時,史坦曼感到十分開心。畢竟,自己就是樹突細胞疫苗的受益者。活著就是萬幸。史坦曼更加珍惜生活,並花時間陪伴家人。2011年4月,他和妻子克勞迪婭一起度過了癌症治療四週年紀念日,這早已超過了同類患者的平均生存時間。2011年6月,史坦曼和克勞迪婭前往義大利旅行,慶祝結婚40週年。對患者來說,家人的關愛不光是一種陪伴,更是一種心靈慰藉。

但幸福的時光總是短暫的。2011年9月下旬,史坦曼不幸得了肺炎。當他入院治療時,他有預感地說:「我可能再也出不來了。」過去4年半的時間裡,史坦曼一直活得好好的。一想到以後再也見不到史坦曼了,克勞迪婭流下了眼淚。史坦曼開玩笑道:「為了獲得諾貝爾獎我會堅持下去,因為他們從不把獎授予逝世者,我會為此挺住。」

2011年9月30日,星期五,史坦曼虛弱不堪,死於肺炎引起的呼吸衰竭。這一年,史坦曼68歲。

史坦曼突然離世,留下了克勞迪婭和女兒亞歷克西斯(Alexis Steinman)。這一次史坦曼真的離開了,她們一時也不知道如何向世界宣布這件事。週末兩天,她們想先處理史坦曼去世事宜,然後週一再前往洛克斐勒大學,向所有人宣布史坦曼離世的噩耗。

週一凌晨,克勞迪婭她們還沒醒來。「鈴鈴鈴……」,一陣急促的鈴聲響了起來。諾貝爾獎頒獎委員會來電:「恭喜史坦曼獲得2011年諾貝爾生理學或醫學獎。」然而,史坦曼沒辦法聽到這個消息了。命運,總是在捉弄人。

此時,諾貝爾獎委員會也遇到了一個難題,因為諾貝爾基金會早在

第九節　知彼知己

1974 年就規定，不頒獎給已故人士。在經過緊急諮詢和討論以後，諾貝爾獎委員會決定破例，並發表了宣告：「將諾貝爾獎授予雷夫·史坦曼的決定，是基於候選人在世的情況做出的，並非故意違規。」

2011 年 12 月 10 日，在瑞典首都斯德哥爾摩，諾貝爾獎頒獎儀式隆重舉行。史坦曼摯愛的夫人克勞迪婭站在頒獎臺上，笑中帶淚。此時，她代替史坦曼領取科學最高榮譽──諾貝爾獎。

史坦曼總是很愛講自己最初構想以夫人名字命名樹突細胞的故事，而這一次妻子也代替他站在諾貝爾獎頒獎臺。雖然史坦曼永遠地離開了，但他的身後，還有許多人追隨他的腳步，攀登科學的高峰。2012 年 1 月，貝勒大學建立了史坦曼癌症疫苗研究中心，相關研究者正在積極推動腫瘤疫苗的研發。癌症疫苗能「教會」免疫系統辨識腫瘤抗原，但腫瘤抗原真的存在嗎？這個問題留給了另一位年輕人。

在對抗癌症的道路上，史坦曼的故事結束了，但科學的探索永遠不會結束。生命的消亡是離去的一種方式，若你記得他，那他就以另一種方式活著。

第二樂章　癌症免疫學理論的突破

第十節　靈活機變

人類能否開發疫苗去治療癌症？

> 故兵無常勢，水無常形，能因敵變化而取勝者，謂之神。
>
> ——孫武《孫子兵法·虛實篇》

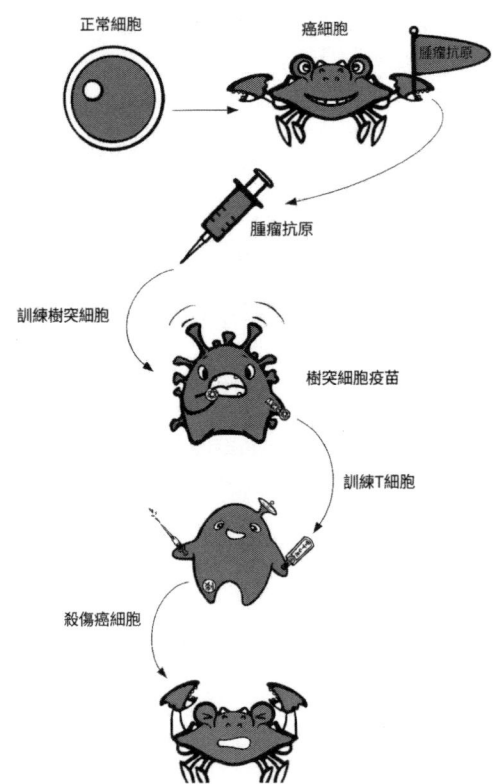

那些殺不死你的，讓你的免疫系統更強大

一、叛逆之心

1982 年 12 月的一個下午，在比利時布魯塞爾的一間實驗室裡，一個叫蒂埃里·布恩（Thierry Boon）的年輕人，正在等待一位從法蘭克福火

速趕來的年輕醫生。

布恩長得又高又瘦，灰褐色的短鬍鬚、黑眉毛、鼻子略長且呈鉤狀，讓人隱約感到一種自信又傲慢的氣質。布恩曾說：「我是分子生物學家，這個群體很聰明。我不熟悉腫瘤免疫學的文獻，只是偶然捲入了這個領域。」

1944 年，布恩出生於布魯塞爾東邊的魯汶。魯汶是比利時的啤酒之城，父親經營一家啤酒廠。父親很強勢，希望布恩從商，可以賺錢，但布恩不想走父親的路。叛逆之心，隱隱埋下，在此後的重要選擇中都發揮了重要作用。在天主教魯汶大學，布恩選擇了主修生物學。但父親要求他學醫，因為父親從朋友那裡得到一個精明的建議 —— 學醫待遇會更高。布恩學了 3 年醫學，對漫長的臨床實務感到厭煩。

做自己不喜歡的事情，內心備受煎熬，他想要改變。

1965 年，20 歲的布恩從醫學院退學，到紐約洛克斐勒大學攻讀研究所。他加入了諾頓 · 津德爾（Norton Zinder）實驗室，從事分子生物學研究，並掌握了基因轉導技術。據津德爾回憶：「布恩加入實驗室之前，他去看了我所有的文章，告訴我哪些是錯的。」津德爾喜歡這位聰明又傲慢的學生。布恩也坦承：「我不是一位很好的同事，不是很友好，也不樂於助人，因為我想專注於自己的工作。」

博士畢業後，布恩加入法國巴斯德研究所的方斯華·賈克柏（François Jacob）實驗室。賈克柏發現一個控制細胞基因表現的模型並稱為「操縱子」，因此獲得諾貝爾生理學或醫學獎。賈克柏希望布恩研究受精卵發育的基因調控機制，但布恩卻對生殖細胞腫瘤更有興趣。

布恩將生殖細胞腫瘤移植到老鼠體內，作為研究胚胎發育的一種模型。從 1972 年開始，他將生殖細胞腫瘤暴露在一種引起基因突變的化學物質中，將突變的腫瘤細胞注射到老鼠體內。布恩很好奇：基因突變後，

第二樂章　癌症免疫學理論的突破

腫瘤的形成會受到哪些影響呢？

第一次實驗就產生了驚人的結果。正常癌細胞總是導致癌症，但突變的癌細胞在 30% 的小鼠中沒有形成癌症。這個現象引起了布恩的好奇心：「基因突變可能改變了癌細胞的特性，使其不再是癌細胞。」布恩的下一個目標就是研究為什麼突變的癌細胞不再形成癌症。

布恩經由研究發現，基因突變並沒有改變腫瘤的惡性特徵，也就是說癌細胞還是癌細胞。但是，突變後的癌細胞具有了免疫原性，所以能被小鼠免疫系統辨識和清除。

這有點像異體或異種器官移植，T 細胞能夠以驚人的力量破壞幾公斤重的移植器官——腎臟、肝臟、心臟或皮膚（第七節）。這種現象一直激勵免疫學家研究：免疫系統能否對腫瘤釋放出同樣的神奇力量。

二、不知者不畏

1970 年代，腫瘤免疫學的根基還沒有建立，內憂外患，質疑之聲綿綿不絕。最沉重的打擊，來自英國倫敦的哈羅德·休伊特（Harold Hewitt）。他於 1976 年發表了一篇論文，整合了近 20 年來的系列實驗。2 萬多隻小鼠的移植以及 27 種自發腫瘤的研究顯示：由化學致癌物或病毒誘發的癌症可以誘發免疫系統的反應，但這是「人工製品」，真正自發的腫瘤沒有一種會因為免疫系統的攻擊而變小。這彷彿是一項判決：免疫系統不會辨識和消滅癌症。

就在休伊特的研究沉重打擊了腫瘤免疫學時，布恩進行著他職業生涯的關鍵實驗。不知者不畏，布恩不熟悉腫瘤免疫學，不知道爭議有多大，他只是在探索好奇心。他為老鼠注射了突變的癌細胞，和以前一樣，許多老鼠沒有罹患癌症；接著，他為這些沒有得癌症的小鼠注射未突變的癌細胞（這些細胞在正常小鼠體內總是會產生腫瘤）。它還會形成腫瘤嗎？

第十節 靈活機變

在一個星期六的下午，午後的時光孕育著無限的思緒，布恩迫不及待地跑到了巴斯德研究所的動物房。布恩回憶道：「當時，我差點驚呆了。竟然超過四分之三的實驗動物對腫瘤有排斥反應，根本就沒有腫瘤！」這個實驗說明，一旦小鼠免疫系統辨識並排斥了突變的癌細胞，它就獲得了對抗癌症的能力。

作為分子生物學家，他試圖用分子生物學來解釋這一項令人費解的結果。布恩推測，癌細胞的突變會產生異己訊號——抗原。癌細胞就像黑社會分子，在它們不斷變異和壯大的過程中，產生了一些黑社會的特徵（抗原），便引起了免疫警察的注意和監管。

那麼問題來了，癌細胞上的什麼抗原，引起了免疫系統的識別呢？

此時，布恩也到了獨立門戶的時候，他回到了家鄉布魯塞爾建立實驗室。他走上了一條艱難之路，卻不自知。10年過去了，他的研究依然沒有突破。多年後，回想從前，布恩也有些心有餘悸：「如果在當今急功近利的科學環境之下，必須每3年就展示研究成果，才能獲得資金支持後續研究，自己還會獲得成功嗎？」尋找腫瘤抗原，就像大海撈針，太難了。幸好，布恩在其他方面有進展。

1983年，布恩在自發性腫瘤模型中，反駁了休伊特的結論。老鼠在接種突變的癌細胞後，也獲得了對抗「自發性癌症」的能力。自此，布恩意識到，突變的癌細胞有可能成為一種治療性的腫瘤疫苗，激發免疫系統去對抗癌症。

於是，布恩開始好奇：在人體中注射這種腫瘤疫苗（突變的癌細胞），能治療癌症嗎？從這時起，這位分子生物學家與免疫學家開始交會。

三、合作創造奇蹟

1982 年 12 月，一位名叫亞歷山大・高德納（Alexander Knuth）的德國醫生開著車，從法蘭克福奔向布魯塞爾。高德納小心翼翼地把一個扁平塑膠瓶塞進襯衫口袋裡，他要用體溫來保持培養瓶的溫度。這個細胞培養瓶裡面，裝著一位患者身上分離出來的癌細胞。這位患者叫做 H 夫人，正遭受著惡性皮膚癌的折磨，預計活不了多久。因此，高德納希望盡快見到布恩。

1981 年，高德納在 MSK 癌症中心完成博士後訓練，回到了德國美因茲大學。在顯微鏡下，高德納凝視著實驗器皿，發現 H 夫人的 T 細胞非常活躍，能夠高效辨識癌細胞。

高德納請教指導教授歐德（見第五節），在電話中興奮地說道：「我在歐洲找到了一位患者，她的 T 細胞似乎能特異性辨識癌細胞。但我還不清楚 T 細胞辨識的是什麼？」

歐德想了一下，告訴高德納：「雖然我也不知道免疫細胞能辨識什麼，但我知道歐洲有一位研究員一直努力開發新技術來尋找這一點。」在歐德的建議下，高德納和布恩聯繫了彼此。

兩位歐洲人都在紐約深造過，一見如故，很快就展開了合作。布恩收到 H 夫人的癌細胞後，將它們暴露於化學誘變劑中以產生基因突變。他們的預期是，突變的癌細胞注射入身體後發揮疫苗的作用，激發免疫系統，進而能辨識和攻擊體內的癌細胞。布恩之前曾證明過這一點，但僅在小鼠身上證明過，而在人類卻是未知數。

37 歲的 H 夫人是一位黑髮豐滿的女人，還是兩個孩子的母親。她經過多次手術干預後再做化療，最終仍然復發。此時，H 夫人的癌細胞已經擴散到腎、卵巢、淋巴結和脾臟。她的臉色蒼白，神情痛苦。病情已到危急關頭，高德納選擇這麼危險的患者，失敗風險豈不是很大？

第十節 靈活機變

1983 年 7 月，外科醫生切除了 H 夫人腎臟和脾臟的腫瘤，但對其他殘留的轉移性癌細胞無能為力。高德納和布恩都認為，遭受如此廣泛的轉移性腫瘤，想要救治 H 夫人，除非奇蹟發生了。但人生就是一場冒險，總需要拿出一些冒險的勇氣。

1984 年 2 月，高德納開始把突變的癌細胞注射入 H 夫人體內。大約 1 億個源自 H 夫人的癌細胞，按照布恩的方法進行化學誘變，經過輻射致死後，每隔 4 至 6 週注射一次。這種「腫瘤疫苗」能夠治好 H 夫人嗎？

不久後，一個意外發生了。外科醫生經由超音波和 CT 掃描，發現 H 夫人的腎臟和脾臟區域產生了新的腫瘤塊。這個像李子那麼大的腫瘤，讓高德納十分擔憂。外科醫生按計畫休假了，H 夫人未能在其休假前做手術。高德納有些忐忑，但神奇的是，當外科醫生休假回來發現，那個像李子般的腫瘤竟然縮小了。到 1984 年 9 月，那個腫瘤是 H 夫人身上看到的最後一個腫瘤。此後幾十年的漫長歲月裡，腫瘤再也沒有復發。

H 夫人彷彿穿過一扇命運之門，從醫學奇蹟回到正常生活，走出醫院，又回到郵局分發郵件。知命者不怨天，她不再抱怨上天不公與工作枯燥了。她感恩無病無痛活著的每一分、每一秒。

布恩和高德納都相信，一定是「腫瘤疫苗」治好了 H 夫人。出於人道主義考量，他們未能收集到關鍵證據。1984 年秋天，當最後一個腫瘤開始縮小時，高德納陷入兩難境地。如果他們對縮小的腫瘤進行活組織檢驗，那麼他們就可以令人信服地證明疫苗有效。但他也知道手術存在風險：切掉哪怕是一小塊惡性組織，都可能會意外地散播癌細胞，促進癌症擴散，從而危及 H 夫人的生命。最終，布恩和高德納選擇不做手術取樣。

因此，這個醫學奇蹟變成了一件令人愉快的軼事，沒有直接的證據證明他們的「腫瘤疫苗」發揮了作用。雖然奇蹟總是很少，但我們總在期待著奇蹟。

四、人類第一個腫瘤抗原

布恩目睹了 H 夫人死裡逃生,開始對免疫系統的魔力感到震撼。一直以來,布恩以分子生物學家為傲,這次偶然的經歷改變了他的研究走向,也讓他對生命抱有敬畏和謙卑。布恩開始變得樂於跨界合作,而他心裡的疑問也越來越大:免疫系統是如何辨識癌細胞,T 細胞辨識了什麼?

這是腫瘤免疫學中爭論時間最長的謎團之一,像休伊特那樣認為癌細胞無法激發免疫反應的人特別多。布恩相信,如果這個問題能夠解決,他們就可以閉嘴了。

自 1953 年華生和克里克發現了 DNA 雙螺旋結構以來,生命科學研究進入分子生物學時代。但 30 多年過去了,腫瘤免疫學還沒有進入分子生物學時代,更未能得到認可。布恩勇敢地擔當起了這個歷史重任。

H 夫人的 T 細胞異常活躍,它辨識的是什麼呢?布恩將 H 夫人癌細胞的遺傳物質切成數百萬個片段,將它們插入細菌的「選殖載體」中,以產生蛋白質。布恩接著系統性地篩選這些蛋白質,如果哪個蛋白能激發 H 夫人的 T 細胞,那麼它就是一個候選的腫瘤抗原。這一項工作的規模十分龐大,猶如大海撈針。直到 1991 年年初,在高德納和布恩碰面的 8 年後,他們才在大海裡撈到了「一根針」。他們終於鑑定了第一個人類 T 細胞辨識的腫瘤抗原 —— 黑色素瘤抗原(melanoma-associated antigens,MAGE)。1991 年年底,《科學》(*Science*)期刊發表了這一項研究成果。可謂是,十年寒窗無人問,一舉成名天下知。

這 8 年來的大規模工作,需要大量的人力、物力。幸運的是,歐德所領導的癌症研究所知人善任,持續地支持布恩和高德納的研究。對這個研究,歐德大為讚賞:「人類 T 細胞特異性腫瘤抗原的發現,開啟了癌症免疫學的新紀元。腫瘤抗原發出異己的訊號,而且訊號之大足以引起免疫反應。」

隨後，布恩利用 H 夫人的細胞又發現了兩種腫瘤抗原（BAGE、GAGE）。布恩激起了一波鑑定腫瘤抗原的熱潮。不久後，史蒂夫·羅森博格（Steven Rosenberg）也發現了兩種腫瘤抗原（MART-1，GP100）。1997 年，歐德的學生陳曉楨發現了一個最具有免疫原性的人類腫瘤抗原（NY-ESO-1）。隨著一系列的腫瘤抗原被鑑定，曾經那些不相信腫瘤免疫學的人們也開始達成共識：癌細胞發生基因突變，在細胞表面產生的異常蛋白腫瘤抗原（危險的異己訊號），能夠被 T 細胞所辨識，從而激起抗腫瘤的免疫反應。

過去幾十年，癌症免疫學代表著一種經驗性的、觀察性的、非分子生物學的學科，長期沒有得到認可。布恩把分子生物學引入了癌症免疫學，使得這個學科終於有理論依據，得到尊重。

腫瘤特異性抗原，顧名思義，只在腫瘤細胞表現，在正常細胞不表現。這意味著布恩發現了一種「可利用的差異」，可以藉此來殺死癌細胞而不損害正常細胞。第一個人類腫瘤抗原如星星之火，點燃了免疫學最古老的夢想 —— 癌症疫苗。

五、癌症疫苗的困境

100 多年前，科利開發了細菌毒素作為治療性疫苗，但存在療效不穩定和毒性問題，主要原因就是缺乏科學性和精確性（見第三節）。如今，布恩找到了腫瘤上的特定分子可以成為免疫系統細胞攻擊的目標，這為癌症疫苗提供了理論基礎。

癌症疫苗背後的原理很簡單：將腫瘤抗原製備成特異性疫苗，向患者接種疫苗，刺激免疫系統對表現該抗原的細胞產生免疫反應。這種方法將利用免疫系統最擅長的東西：瞄準特定的敵人，並保留攻擊者的記憶力，長時間為接種者提供保護。當接種者再次遇到相同的抗原時，免

疫系統可以很快做出針對性的反應。從這個角度來看，免疫系統也是有智慧的。

那些殺不死你的，會讓你的免疫系統更強大。

1995 年 12 月，布恩和高德納發表了 MAGE 疫苗的報告。由於患者的癌症發展迅速，16 例患者中只有 6 例接受了完整的疫苗治療。儘管如此，6 例晚期患者中有 3 例經歷了「非常顯著」的腫瘤消退。一名比利時婦女的左腿上有大約 100 個黑色素瘤小結節，在 3 次注射後，她的病情開始緩解，4 個月後，所有的腫瘤都消失了。一名荷蘭婦女的黑色素瘤已經擴散到她的肺部，經疫苗治療後，她的肺部腫瘤也得到了完全緩解。

這些初步的臨床試驗結果，讓布恩對癌症疫苗寄予了極大的希望。然而，隨著接種人群的擴大，布恩發現希望越大，失望越大。雖然疫苗能夠誘導抗腫瘤免疫反應，但是這種程度還是太微弱、太短暫，以至於大多數患者都出現了腫瘤復發。2016 年，MAGE 疫苗研發在大規模的臨床三期試驗中宣布失敗，讓腫瘤疫苗陷入了谷底。

布恩沒有放棄，一直在思考：「既然腫瘤抗原或腫瘤疫苗能夠激發免疫反應，那腫瘤是怎麼逃脫 T 細胞的追殺呢？」

布恩想了很多種可能，甚至想到了達爾文的演化論。生物都有繁殖過盛的傾向，而生存空間和食物是有限的，生物必須「為生存而戰鬥」。在同一種群體中的個體存在著變異，那些能適應環境的有利變異的個體將存活下來，並繁殖後代。癌細胞的兩個顯著特徵是無限增殖和基因變異，這就造就了癌細胞具有超強的演化能力。

布恩認為，在腫瘤疫苗接種後，免疫細胞能辨識出腫瘤抗原並對其做出反應。可是，為了生存，腫瘤細胞會發生突變，並發展出「腫瘤免疫逃逸機制」。其主要策略包括：①癌細胞想方設法「隱身」，使得免疫系統「認不出」；②癌細胞能先發制人，對免疫細胞發動攻擊（如分泌免

疫抑制分子 TGF-β 和 IL-10 等），使得免疫系統「打不過」；③癌症能「策反」免疫細胞（如調節性 T 細胞和骨髓來源的抑制性細胞等），「叛徒」錯把壞人當好人，竟然幫助癌症發展壯大。

人為什麼會得癌症？一直以來，人們認為根本的原因是基因突變。實際上這個問題還有另一個答案 ── 免疫逃逸。

於是，面對如此複雜多變的敵人，即使免疫系統動用各種手段，也經常無力阻止腫瘤發展。雖然醫療技術不斷進步，但是癌症也在不斷進化，怎麼辦才好？

六、靈活機變

兵無常勢，水無常形，我們要因敵變化而取勝。如果把抗癌之路當作生命中的旅途，那麼我們也要意識到旅途的路線不是計劃出來的，而是根據形勢的變化調整出來的，這叫機變。就像人體免疫系統一樣，能根據遇到的不同情況或病原體，使用不同的防禦策略。免疫的智慧帶給我們啟示：既然癌細胞複雜多變，我們也要靈活機變。

好消息是，癌細胞不斷在突變，容易產生很多種類型的腫瘤抗原，更加容易被免疫系統所「看見」。雖然癌症很狡猾，但是我們有辦法應變。布恩相信：「如果我們能夠經由兩種、三種甚至多種抗原，而不是用一種抗原來攻擊腫瘤，免疫系統辨識和攻擊腫瘤的機率將大為增加。」

正如布恩所相信的，抗原組合的腫瘤疫苗確實在臨床上獲得可喜的進展，為患者帶來了希望。2020 年 4 月，新型抗癌疫苗 Tedopi（CEA、p53、HER-2、MAGE-A2 和 MAGE-A3 抗原組合）在非小細胞肺癌的三期臨床試驗中，獲得了積極的陽性結果；晚期肺癌患者的中位總存活期達到 17.3 個月，一年生存率提高了 10%。除了抗原組合，靈活使用合適的

免疫增強劑（佐劑），也能幫助疫苗產生足夠強的免疫反應。2020 年 11 月，新型 GP2 的腫瘤疫苗（GP2+GM-CSF）在 IIb 期臨床試驗中，46 例接受疫苗治療的乳腺癌患者，其 5 年無病生存率為 100％。該疫苗讓乳腺癌患者 5 年復發率為零，堪稱「臨床治癒」。隨著核酸藥物（如 mRNA 疫苗）和基因編輯等科技的靈活應用，腫瘤疫苗將有機會造福更多患者。

在腫瘤疫苗領域，布恩目睹了太多的失敗。如今，他對於「治癒」一詞非常謹慎，他用「完全持久緩解」一詞來指那些超過 5 年無癌狀態的患者。H 夫人在 1984 年得到布恩和高德納的治療後，一直保持無癌狀態，他稱之為「完全持久緩解」。

在一次採訪中，布恩說道：「為什麼我能成功？實際上有兩點——首先，我對腫瘤免疫學不太了解，不知者不畏；其次，我把分子生物學引入了腫瘤免疫學。」確實，布恩發現癌細胞表面有能夠被免疫系統辨識的腫瘤抗原，成為癌症免疫學的基礎。從此，腫瘤抗原不再只是抽象的假設，而是人類可以掌握、生產、研究和操作的實物，它甚至還能作為疫苗去激發免疫系統對抗癌症。

在採訪中，記者問布恩：「是否打算整理 H 夫人的案例，發表論文，以激勵更多的人？」

「不，」布恩謙虛地說，「我們還不能複製 H 夫人的成功案例，腫瘤免疫領域還有很多問題有待發現和解決。」真正的發現之旅，不是發表新論文，而是發現新思想。

不久後，癌症免疫學就面臨了思想上的鉅變。

第十一節　上兵伐謀

癌症是怎麼形成的？

　　上兵伐謀，其次伐交，其次伐兵，其下攻城；攻城之法，為不得已。

—— 孫武《孫子兵法・謀攻篇》

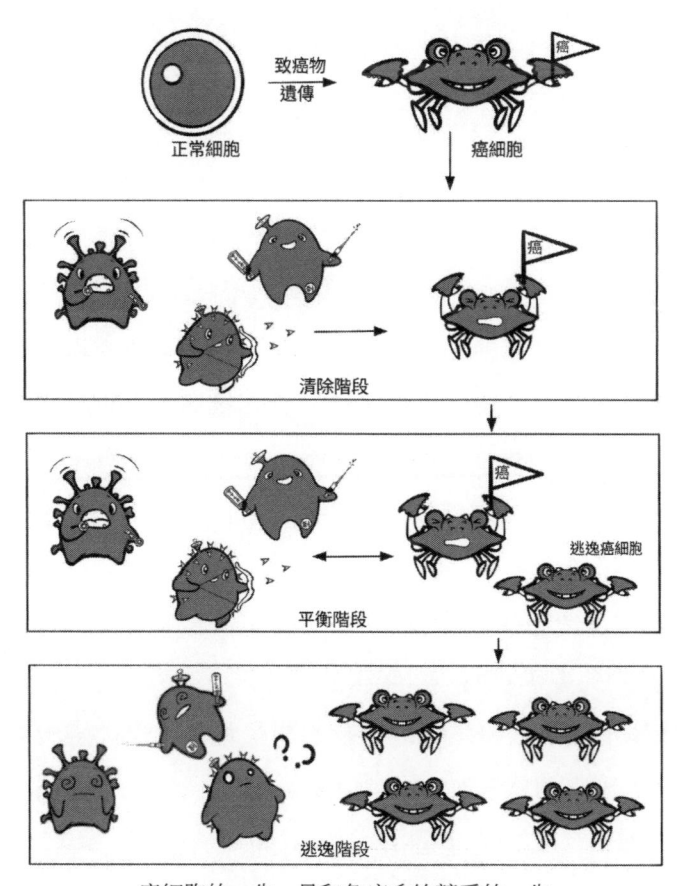

正常細胞 →（致癌物、遺傳）→ 癌細胞

清除階段

平衡階段　　逃逸癌細胞

逃逸階段

癌細胞的一生，是和免疫系統競爭的一生

第二樂章　癌症免疫學理論的突破

一、伯樂與千里馬

在腫瘤免疫學的黑暗 20 年，羅伯特・施雷伯（Robert Schreiber）建立了全新思想框架，在黑暗中點燃了希望之光。

1974 年夏天，加州拉霍亞海灣的太陽已經爬上了高空，空氣中瀰漫著海風微腥的味道。施雷伯迎著海風，開著轎車，尋找停車位。這一天，他來晚了，他不得不將車子停在斯克里普斯研究所北邊很遠的地方，然後沿著海岸走回實驗室。

施雷伯一邊走著，一邊望向遠方，天和海相連在一起。施雷伯目光如炬，遠處沙灘上似乎有一隻海豚擱淺了。他跑步過去，仔細觀察，幸好，這隻海豚還活著。最後，他拯救了這隻海豚。施雷伯有著敏銳的觀察力和拯救生命的熱情，這激勵他在攀登科學高峰的道路上堅定前行。

施雷伯對科學的興趣來自於他的父親，一名柯達膠捲工程師。由於父親是從事化學專業，施雷伯對化學一直很感興趣。就讀研究所期間，他師從生物化學家吉姆・沃森（Jim Watson）教授。天有不測之風雲，沃森教授在一場摩托車事故中喪生。頓時，施雷伯覺得天都要崩塌了，未來何去何從呢？

此時，沃森教授的摯友雷西林博士剛剛成立實驗室，他對施雷伯說：「如果你對免疫學感興趣，我很歡迎你來我的實驗室，完成博士畢業論文。」施雷伯心想：免疫學既包含醫學又包含化學，是一個不錯的選擇。就這樣，施雷伯意外地走上了免疫學之路。

在博士生涯，施雷伯分離出一種新的補體蛋白。補體彷彿一個補丁，附著入侵體內的微生物和細胞碎片，然後向免疫系統發出訊號——快來清除入侵者。以補體蛋白為基礎，施雷伯逐漸在免疫學領域初露鋒芒。在華盛頓大學（聖路易斯），施雷伯研究免疫系統中具有廣泛生物學

活性的小分子蛋白質——細胞因子。他的實驗室從倉鼠中培育出多種細胞因子的抗體,每一種抗體能夠特異性地阻斷一種細胞因子的訊號路徑。這些關閉免疫反應的方法,吸引了歐德的注意。

1975 年,就在施雷伯研究補體時,歐德發現了腫瘤壞死因子(見第五節)。1970、1980 年代,細胞因子被當成人類與疾病戰爭中富有潛力的神奇彈藥。最典型的例子便是干擾素。正如其名,干擾素能干擾疾病發展,具有抗病毒、調節免疫和抗腫瘤作用。1986 年,美國食品藥物管理局批准第一個腫瘤免疫藥物——干擾素 α 用於治療毛細胞白血病,隨後被多國批准用於多種惡性腫瘤的治療。可是,干擾素治療癌症的效果,遠沒有達到預期。希望越大,失望越大,人們再一次對免疫療法喪失了信心。

在這樣的時代背景下,歐德默默研究腫瘤壞死因子,舉步維艱。究竟腫瘤壞死因子在抗腫瘤的免疫反應中扮演什麼角色呢?要回答這個問題,需要阻斷這個細胞因子的路徑,然後觀察免疫反應有哪些改變。世界上最擅長這一項工作的人,正是施雷伯。

「鈴鈴鈴——」1988 年春天的一個週二,施雷伯的電話響起了。一陣寒暄後,歐德向施雷伯說:「我需要一些腫瘤壞死因子的抗體,你能分享嗎?」科學是一種開放共享、合作創新的社會性活動。施雷伯當然沒有問題:「如果你感興趣,我可以把所有細胞因子抗體都分享給你們測試。」

當天,施雷伯就把抗體裝進試管裡,放在液態氮中,低溫運送至歐德實驗室。之後,施雷伯就忙碌於自己的基礎科學研究,沒有想過應用免疫系統去對抗癌症的事情。不久後,一通電話改變了他的人生方向。

歐德興奮地說:「你們送來的抗體,效果非常好。」在小鼠模型中,腫瘤壞死因子抗體能夠減弱抗腫瘤的免疫反應。有意思的是,阻斷干擾

素 γ 的抗體效果最好，它幾乎完全關閉了抗腫瘤的免疫反應。對此，歐德問施雷伯：「你認為這背後的機制是什麼？」

施雷伯覺得這也太神奇了，便設計了很多實驗來探索這個「謎題」。在伯樂歐德的循循善誘之下，這一位聰明的年輕科學家踏入了腫瘤免疫的領域。

施雷伯向歐德要來了腫瘤細胞，然後接種到干擾素 γ 受體突變的小鼠體內。由於突變小鼠的免疫系統有缺陷，很快地都得了腫瘤。施雷伯很好奇，這意味著什麼呢。在電話中，歐德循循善誘：「這些免疫缺陷小鼠會更容易發生真正的癌症——自發的腫瘤，而非移植的腫瘤嗎？」

施雷伯繼續設計實驗回答這個問題，卻不知道自己踏入了一場科學爭論——癌症免疫監視是否存在？

二、黑暗時刻

1959 年，伯內特和托馬斯提出了免疫監視理論（見第六節）。30 多年後，直到施雷伯踏入腫瘤免疫的江湖時，科學界依然不相信免疫監視理論。科學理論具有可驗證性，並能解釋自然現象。如果免疫系統能辨識和清除癌細胞，那癌症是怎麼產生的呢？

這真是一個充滿挑戰的問題，歐德為此奮戰了 30 多年，依然無法讓人信服。就連同在 MSK 癌症中心的同事歐西亞斯・斯圖特曼（Osias Stutman）也對歐德發起了猛烈的攻擊。誰能想到，MSK 癌症中心是免疫療法的起源地，但也是這裡的研究成果阻礙了免疫療法的發展。

斯圖特曼做了一個大規模的裸鼠實驗。這是一種先天性免疫缺陷的突變小鼠，粉紅色的皮膚上沒有毛髮，所以人們稱之為裸鼠。斯圖特曼為免疫缺陷的裸鼠和免疫健全的小鼠注射了致癌物質。結果發現，兩組

小鼠都會產生腫瘤，速度和數量相當。這個實驗表示，免疫系統是否存在對於罹癌並無影響，即癌症免疫監視並不存在。

1974 年，斯圖特曼在專業期刊《科學》發表了研究成果。這就像一個炸彈，把腫瘤免疫的根基炸得搖搖欲墜。《英國癌症期刊》(*British Journal of Cancer*) 寫到，這個研究讓腫瘤免疫的發展推遲了 20 年，直接墜入了黑暗深淵。這一段黑暗時期，很多人離開了腫瘤免疫領域，並進入蓬勃發展的腫瘤基因學領域。歐德也涉足癌症分子生物學，並於 1979 年發現了一個明星抑癌基因 p53。抑癌基因就好像控制細胞增殖的「煞車」，而癌細胞因為缺乏「煞車基因」，所以會失去自我控制，野蠻增殖。

當時，人們很樂觀：「癌症是一種基因突變引起的疾病，只要我們找到癌變基因，就能治療癌症。」當癌症基因學光芒四射時，腫瘤免疫學卻黯淡無光。但有些人會在黑暗時刻，默默凝聚崛起的力量。

施雷伯心無雜念，潛心研究。他向歐德分享最新進展：「干擾素 γ 在抗腫瘤免疫中非常重要。」歐德循循善誘：「嗯，您認為這是怎麼回事？」施雷伯猜測：「干擾素 γ 可能直接對腫瘤細胞產生了作用。」於是他開始驗證這種可能性。

工欲善其事，必先利其器。一方面，施雷伯開發了很多細胞因子抗體，用於阻斷細胞因子的路徑；另一方面，他開發了很多細胞因子及其受體缺陷的小鼠模型。這些新的研究手段可以用於阻斷免疫反應，使長期遭受懷疑的免疫監視理論煥發新生。

施雷伯發現，干擾素 γ 訊號缺陷的小鼠會更頻繁地得癌症，並自發產生不同類型的腫瘤。在機制上，干擾素 γ 不但可以直接抑制腫瘤細胞的增殖，而且可以讓免疫細胞更容易清除癌細胞。施雷伯心想：「這個新發現太有趣了，我要在學院的週會上與同事們分享。」

當他在臺上激動地演講完時，同事們反應很「熱烈」。有的說：「腫

瘤並沒有危險的訊號。」有的說：「癌細胞和正常細胞太相似，無法被辨識為非自身細胞，所以不會被免疫細胞注意到。」最讓施雷伯震驚的是，就連系主任埃米爾・R・烏納努（Emil R. Unanue）也質疑他的結論。烏納努是一名免疫泰斗，他把華盛頓大學打造成為世界級免疫學中心。正是烏納努把施雷伯從斯克里普斯研究所邀請過來，但他卻和施雷伯說：「我根本不相信腫瘤免疫是一個好方向。」

施雷伯不禁有些沮喪：「就連自己身邊的人都已經是這種反應了，外面的世界會是怎樣呢？」

三、偏見與無知

施雷伯把結果整理成論文，郵寄給一些頂尖學術期刊。他意料到人們對於癌症免疫監視存在偏見，所以他在措辭方面十分謹慎。施雷伯稱其為——干擾素 γ 依賴性的監視機制。

一位審稿人回覆：「我不在乎你所說的是什麼，你似乎想表達的是，有癌症免疫監視這回事。難道你不知道到癌症免疫監視根本不存在嗎？」

雖然施雷伯是一個溫和儒雅的人，但文章一直遭受無理的拒絕，他火氣都大了。他理解，科學家也是人，人有自己的信念，有自己相信的東西。但是，如果掌握文章生死大權的人過於偏執，看到與自己理念不符的東西，不僅不願意接受，甚至提出反對，這算不算學術偏見，這算不算學術門閥？

年輕科學家想要在科學領域生存，要發表文章才能獲得進行研究的經費。施雷伯意識到：想要克服偏見的唯一辦法，就是更多的小鼠、更多的實驗、更多的資料。

只有足夠的知識海嘯才能沖垮偏見和無知的堤岸。

為了實現這個目標，施雷伯需要大量的資金。由於學術權威們對於癌症免疫學存在偏見，他很難獲得撥款。歐德把施雷伯引薦給吉爾·奧唐納－托梅博士（Jill O'Donnell-Tormey）──癌症研究所的執行長。不久後，癌症研究所為施雷伯提供了資金支持。施雷伯很感激：「當時，如果你告訴人們，我想申請一項基金來研究腫瘤免疫學，他們會告訴你，你瘋了。要不是癌症研究所，我們將永遠無法完成這一項工作。」癌症研究所對年輕人的支持，以一己之力讓癌症免疫學煥發了新的生機（見第四節）。

施雷伯曾與歐德討論一個問題：「斯圖特曼的裸鼠實驗有什麼問題嗎？」他的實驗設計十分嚴謹，實驗結果也很完美。根據實驗證據，斯圖特曼的解讀也沒有問題。多年以後，他們才發現，裸鼠並非完全的免疫缺陷，還殘餘少量的 T 細胞，而且先天性免疫系統（NK 細胞和巨噬細胞）也是完整的。原來如此，研究模型不夠完美，讓人誤入歧途了。

此時，施雷伯面臨兩個策略選擇：一是重複之前的實驗來平息質疑，比較免疫正常和免疫缺陷小鼠之間的致癌差異；二是認定癌症免疫監視真實存在，將研究繼續推進，讓研究成果成為捍衛科學的盔甲。施雷伯沒有繼續重複實驗，也沒有與人爭論免疫細胞能否「看見」癌細胞。他選擇繼續前進，解決問題。

決定一件事的成敗或許不是技術本身，而是技術使用者的策略眼光。

為了正確評估免疫系統在監視癌症中的作用，施雷伯採用了一種新的研究模型。重組啟用基因（recombination activating genes，RAG）突變後，小鼠無法產生成熟的 T 細胞和 B 細胞。在這種嚴重免疫缺陷的小鼠身上，施雷伯發現了免疫系統與癌症的奇妙關係。

這種免疫缺陷小鼠比正常小鼠更容易罹患癌症──無論是自發的癌

症，還是致癌物質誘發的癌症。更重要的是，施雷伯還從免疫正常和免疫缺陷小鼠體內分離出腫瘤，然後分析兩者的差異。免疫缺陷小鼠長出來的腫瘤細胞十分衰弱，移植到免疫正常的小鼠體內，很快就被免疫系統清除。有趣的是，免疫正常小鼠長出來的腫瘤非常強悍，移植到免疫缺陷的小鼠體內，它們瘋狂生長，最終導致小鼠死亡。

施雷伯心想：「這太神奇了，可是，免疫系統是如何讓癌症更加剽悍的呢？」

四、演化論的啟示

施雷伯和歐德展開了腦力激盪，演化論為他們帶來了全新視角。就像在自然界，沒有掠食者的物種可以自由繁殖，集結成群；而在被掠食的情況下，羸弱者都被吃掉了，剩下的都是生存能力極強的。類似地，免疫系統可以清除大部分的癌細胞，這就像自然選擇學說中的「選擇壓力」，少數癌細胞頑強地存活下來，並擁有了一種新本領——逃脫免疫系統的清除。

果然，「凡殺不死我的，必使我更強大」。

可是，怎麼解釋這些現象？施雷伯陷入了思考困境。施雷伯和歐德在一連串的電話通話中討論，他們取得了共識：「免疫監視顯然是錯誤的用語，因為它只是強調免疫系統的保護作用。如今，我們的資料顯示，免疫細胞和癌症有著更複雜的關係。」

如何解釋兩者的相互關係呢？就在施雷伯愁眉不展時，華盛頓大學的同事肯尼斯・M・墨菲（Kenneth M. Murphy）提出了一個好建議：「一個名稱就把你們困住了，為什麼不為它取個別的名字呢？」

是的，我們要推翻思考的框架。施雷伯彷彿醍醐灌頂：「這真是太好了，我們必須更改名稱。」

第十一節 上兵伐謀

施雷看著論文，眼珠轉來轉去，突然豁然開朗：「這一篇論文編輯了好久，清除了很多東西，也保留了一些東西，是不是有點像免疫系統對癌細胞做的事情？」於是，施雷伯提出一個新的概念——腫瘤免疫編輯，描述了腫瘤在免疫系統調控下最終發生免疫逃逸的過程。

《自然》期刊編輯表示：「這個名詞不妥，能否更改？」要知道，《自然》是專業期刊，編輯擁有文章生死的大權。在此之前，施雷伯遭受多次拒絕。但這一次，施雷伯立場堅定，拒絕了編輯的建議。

最終，施雷伯的堅定打動了編輯。施雷伯高興地向歐德說：「我們做到了，免疫編輯一定會流行起來。」2001 年，施雷伯和歐德的里程碑文章在《自然》期刊發表。也是在這一年，施雷伯獲得了威廉·科利獎。這個以「癌症免疫療法之父」命名的獎項，是免疫學的最高科學榮譽。不久後，施雷伯被邀請到紐約參加一個學術會議。

施雷伯坐在會議室準備演講資料時，一位氣場強大的老先生走了進來，坐在前排。施雷伯很好奇，輕聲問坐在旁邊的羅納德·利維（Ronald Levy）（第一個癌症抗體藥物利妥昔單抗的發明人）：「他是誰？」利維回答：「那是斯圖特曼。」天呀，他就是曾經讓腫瘤免疫學進入黑暗時期的男人。

施雷伯剛剛結束演講時，斯圖特曼第一個舉手提問。施雷伯緊張地抓住講臺，心想：「天呀，怎麼辦？」

沒想到，斯圖特曼微笑著說：「你們現在能夠做到的這些事情，是我們在 1971 年無法做到的。這非常了不起。」對此，施雷伯感覺很驚訝。過去 20 年，斯圖特曼作為反對免疫監視理論的代表人物。他能說出這樣的話，著實讓人敬佩。

即使得到了斯圖特曼的認同，施雷伯依然無法解釋一個關鍵問題：如果免疫系統能辨識和清除癌細胞，那癌症是怎麼形成的呢？

五、上兵伐謀

以當時的條件，要驗證這個假說並不容易。如果說斯圖特曼曾經被錯誤的模型所束縛，施雷伯也被錯誤的假設所束縛。自腫瘤免疫學誕生以來，免疫監視理論相當於一種統治根基。雖然有些證據支持免疫系統清除癌症，但施雷伯卻發現免疫系統能讓癌症變得更加強悍。

當假說與結果不符時，是不是應該修正假說？

施雷伯保持開放性思考，當證據表示最初的假設不對時，他及時校正，並提出了腫瘤免疫編輯的概念。不久後，施雷伯在斯克里普斯研究所認識的好朋友艾立遜，提出了免疫檢查點（immune checkpoint）的概念，立刻風靡了學術界（見第十三節）。艾立遜獲得了諾貝爾獎，施雷伯成為美國科學院院士。可見，把理解事物的新資訊，抽象成新概念，是多麼重要的一種能力。

人生是一場無止境的探索。為了全面闡釋免疫編輯理論，施雷伯提出了 3E 理論——清除、平衡和逃逸（elimination, equilibrium, escape）。免疫系統與癌細胞的競爭，可以分為三個階段：

（1）清除階段：這時候的免疫細胞很強大，占據絕對優勢，見到癌細胞就消除。這個過程就處於免疫監視理論所解釋的階段。

（2）平衡階段：免疫系統不斷殺掉那些普通的癌細胞，但也產生了「負向篩選」的作用——留下有能力逃脫免疫監管的癌細胞。在此期間，免疫系統和癌細胞勢均力敵，相互「塑造」，保持平衡，生命體並不表現出嚴重的臨床症狀。

（3）逃逸階段：癌細胞進一步演化和惡化，在免疫系統的重重包圍中成功突圍，並逐漸生長擴散，最終形成了具有臨床症狀的癌症。

癌細胞的一生，是和免疫系統競爭的一生。

很多人以為，演化是幾萬年、甚至百萬年的結果。但實際上，演化也可能發生在人類壽命的尺度之內。在免疫系統的追殺之下，癌細胞獲得了演化的能力。癌細胞從發生、發展，到逃逸階段，往往需要數年到數十年的時間。比如，肺癌可以在體內潛伏 20 年才轉變為侵襲性癌症。有時候，平衡期甚至可以涵蓋生命體的整個生命週期。在不知情的情況下，很多人與癌細胞和諧共處一輩子。

顯然，許多早期癌症或良性腫瘤在人類平均壽命內，不會進展為高度惡性腫瘤。在治療層面，戰勝癌症不需要殺死每一個癌細胞，只要把它控制在平衡期，與癌共存也是一種策略。可是，在人類歷史上，人類對癌症深惡痛絕。人類與癌症的交手，20 世紀以前是一味逃避，20 世紀到如今卻是狂妄「征服」。人類發動了放療、化療和標靶藥物等戰爭，恨不得殺死每一個癌細胞。殊不知，在身體內發動戰爭，自己也會傷亡慘重，元氣大傷。如今，人類對抗癌症出現了兩個不好的跡象：過度診斷和過度治療。長期過度治療導致的毒性副作用，可能比腫瘤本身更致命。

如何區分哪些是不需要積極治療的腫瘤，哪些是真正需要積極治療的腫瘤呢？

孫子曰：「上兵伐謀，其次伐交，其次伐兵，其下攻城。」「伐謀」是以策略伐敵，此乃上策。腫瘤免疫編輯理論揭示了癌症和免疫系統競爭的遊戲規則。人類與癌症的抗爭，不再是無奈的逃避或者狂妄的征服。有了「藍圖規劃」的策略，人類和癌症的競爭更加有希望取勝。癌細胞源自身體內的正常細胞，癌症其實是人體的內部衝突。協調內部衝突，或許我們可以與癌和平共存。

由於施雷伯的開創性工作，人們不再懷疑免疫系統在腫瘤發生中的重要作用。免疫系統既可以清除腫瘤細胞，也會「重塑」腫瘤，最終留下的癌細胞變得越來越難以治療。施雷伯堅信，解決這一項悖論是治療癌症的核心。

第二樂章 癌症免疫學理論的突破

　　為了解決這一項悖論，施雷伯投身腫瘤新抗原疫苗的研究。他相信，疫苗是激發免疫系統預防和治療癌症的希望。確實，就在太平洋的彼岸，腫瘤預防性疫苗面臨了突破。

　　經歷 20 多年的黑暗後，腫瘤免疫學再次點燃希望之光。雖然只是像螢火一樣，在黑暗中發出一點光，但總會有人看到這一點亮光，而心生歡喜。

第十二節　防患未然

人類能否開發疫苗去預防癌症？

上醫治未病，中醫治欲病，下醫治已病。

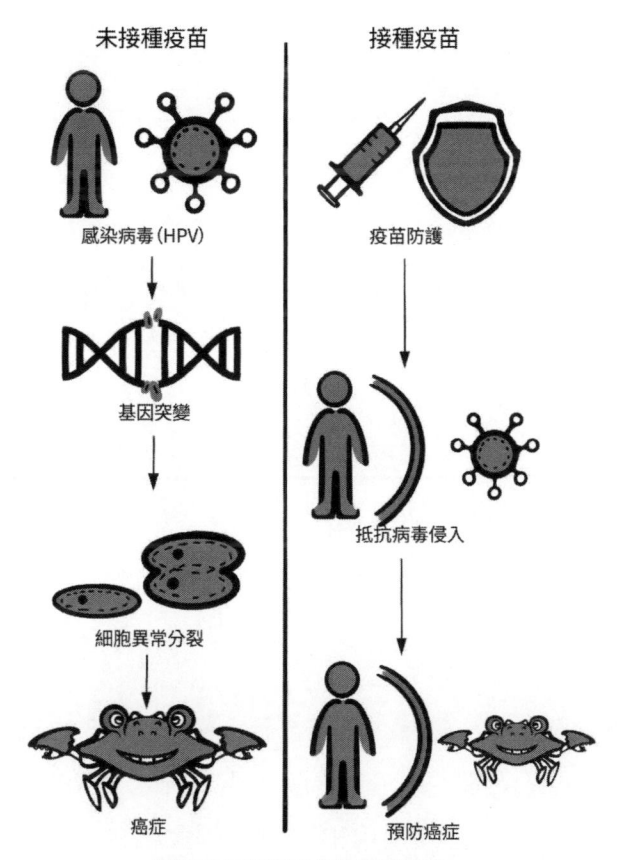

——《黃帝內經》

預防是最經濟有效的健康策略

第二樂章　癌症免疫學理論的突破

一、破冰 1977

有人用生命換來了世界上第一個癌症疫苗，拯救了全世界數千萬生命，但他還沒等到歡呼卻已永眠。世界醫學史上應該寫上他的名字——周健。

周健身高 185 公分，陽光帥氣，學習勤奮，成績優秀。他特別重視英語學習，口袋裡一直裝著英語手抄卡片。為了方便練習聽力，他買了無線電裝置自己改裝收音機，接收英文廣播。由於周健對電器很在行，孫小依同學找他一起去買收音機。在那個陽光明媚的日子，在那條很小的船上，孫小依腳滑了一下差點落水。周健眼明手快，一把抓住了小依，一種觸電的感覺從手心傳到內心⋯⋯幾天之後，周健把一張小紙條放到小依手上，上面寫著：「我們交往吧，我們不會影響學習的，我們比賽誰的成績好。」

小依沒有拒絕，周健笑了，一對人生伴侶自此開始攜手。

周建經由英語學習，了解世界之大，也有了更遠大的目標。畢業前夕，同學們的志向都是當醫生，周健卻說：「我想當科學家。」大家就笑他：「你吹牛吹太大了。」周健笑著回答：「當醫生很好，以前我也想當醫生。但是做研究有發明，能造福更多的人。」為了實現夢想，周健開始了深造之路。

1982 年，周健考入醫學大學攻讀碩士學位。兩年後攻讀博士，師從沈瓊研究食道癌。入學不久，周健有一個新想法：「我們能否從分子生物學的角度去研究癌症？」孫小依擔心沈老師會反對周健的想法，沒想到沈老師卻說：「你打破我的理念很好，分子生物學我一點都不懂，我可以送你到病毒所去學習。」

在病毒所，周健師從谷淑燕老師，開始研究人類乳突病毒（human

papilloma virus，HPV）。1986 年，周健雙喜臨門，獲得博士學位，還當了父親。博士畢業後，周健跟隨病毒學家張乃蘅繼續研究 HPV。

命運的巨輪已經破冰啟航，周健很快就遇到了人生最重要的合作夥伴。

二、病毒致癌學說

1982 年，當周建開始攻讀碩士時，伊恩・弗雷澤（Ian Frazer）從蘇格蘭來到了華特爾與伊莉莎・霍爾醫學研究所。這裡是世界上最先進的免疫學研究所之一。這個研究所很小，小到你可以認識所有人，弗雷澤在這裡也遇見了伯內特和米勒（見第七節）。

1980 年代，愛滋病全球大流行，引起大恐慌。愛滋病是由人類免疫缺陷病毒（human immunodeficiency virus，HIV）引起的傳染病。由於 HIV 能攻擊人體免疫系統（T 細胞），導致人體免疫缺陷，所以愛滋病又叫獲得性免疫缺陷綜合症。有意思的是，弗雷澤在治療愛滋病患者時，發現他們經常伴隨 HPV 引起的尖銳溼疣。經過查閱文獻，弗雷澤開始對 HPV 產生了強烈興趣。

HPV 是一種 DNA 病毒，約有 200 多個亞型。該類病毒感染人體的表皮與黏膜組織，大多時候沒有任何臨床症狀，但有些時候會引起生殖器疣，甚至癌症（如子宮頸癌、陰莖癌、肛門癌、口腔癌）。99.7% 的子宮頸癌都是因感染 HPV 引起，現在是常識了。然而，尋找子宮頸癌病因的過程是漫長的。

在癌症基因理論發展之前，病毒致癌理論曾一度流行。1911 年，裴頓・勞斯（Peyton Rous）發現了第一種可以導致癌症的病毒 —— 勞氏肉瘤病毒，證明一些癌症是由傳染性病原體引起的。自此，他提出了「病毒

第二樂章 癌症免疫學理論的突破

致癌」學說。直到 1964 年，人類首次將一種病毒（EB 病毒）與人類疾病（伯基特淋巴瘤）連繫了起來。隨後，科學家建立了多種病毒與癌症之間的強烈連結。例如，肝炎病毒與肝癌，卡波西肉瘤皰疹病毒與肉瘤，EB 病毒與鼻咽癌以及胃癌等。

由於病毒可以在人與人之間傳播，所以這些病毒引起的癌症是可以傳染的。於是，這些癌症常常有很深的道德評判和懲罰隱喻，也為尋找癌症病因的研究製造了困難。參考人類對抗傳染病的歷史，不知道病因的疾病幾乎是無法治療的。在癌症無法治癒的情況下，我們能做的只是更好地了解癌症，並提前做好預防（見附錄九）。

1974 年，哈拉爾德·楚爾·豪森（Harald zur Hausen）在德國癌症研究中心提出了 HPV 是子宮頸癌的病因。但是在接下來的 10 年內，這一項新觀點受到了同行的冷嘲熱諷。因為當時主流觀點認為，子宮頸癌的病因是單純皰疹病毒或淋巴梅毒之類的病原體。1984 年，豪森終於從子宮頸癌患者上複製出 HPV。隨後，豪森在世界各地 70% 的子宮頸癌切片中都發現了 HPV16 和 HPV18 型病毒，它們是導致子宮頸癌的高危類型。

三、合作夥伴

1985 年，當豪森剛確認子宮頸癌高危 HPV 時，弗雷澤獲得博士學位。在昆士蘭大學，他決定從事 HPV 的免疫學研究，尤其是 HPV 和子宮頸癌的研究。但是幾年過去了，進展緩慢。他想學習分子生物學，試圖在細胞中表現 HPV 蛋白，所以於 1989 年休假期間來到劍橋大學。而此時，周健已經來到劍橋大學，成為 HPV 研究先驅萊昂內爾·克勞福德（Lionel Crawford）的研究員。

這一年，周健 32 歲，弗雷澤 36 歲，他們在劍橋大學相遇，他們的命運軌跡從此有了交集。

弗雷澤是個工作狂，晚上也去實驗室做實驗。弗雷澤的實驗室，正好與周健所在的實驗室緊鄰。由於周健主要研究 HPV，弗雷澤有事沒事就過來觀摩學藝。他遇到基因選殖的問題就過去請教周健，周健總能幫忙解決問題。兩人經常利用喝咖啡的時間，交流各自的想法，驚嘆彼此有著共同的話題和興趣。對於未來，他們甚至談到可以透過合作來驗證一些新想法。

弗雷澤說：「如果子宮頸癌是由 HPV 感染致癌的，那麼我們是否可以開發疫苗來預防這種癌症呢？」

全球子宮頸癌每年新發病例約 60 萬人，死亡病例約 34 萬例。全球每分鐘新增 1 例子宮頸癌，每 2 分鐘有 1 例子宮頸癌死亡病例。如果疫苗能夠預防子宮頸癌，那麼人類就有機會消除這種癌症。

周健也逐漸意識到開發癌症疫苗的重要性，他對弗雷澤身上的領導力也頗為賞識。年假結束前夕，弗雷澤對周健說：「我邀請你和孫小依到澳洲昆士蘭大學一起工作。我有一個實驗室，已經申請到很多經費，有條件深入研究 HPV。」不可否認，一位才華出眾的病毒學家，一位經驗老到的免疫學家，他們的結合是一種完美的搭檔。

可是，改變現狀談何容易。

1988 年，劍橋大學是分子生物學的重鎮，周健在克勞福德實驗室日夜忙碌。實驗室資金多，設備好，指導教授也很喜歡周健。他只要有想法就能執行，而且工作很有意義。周健希望孫小依能過來幫忙，所以克勞福德給了孫小依一個訪問學者的職位。就這樣，孫小依來到周健身邊，成為他的助手。

周健主意多、很有創造力；孫小依心細手巧，做實驗很有條理。在異國他鄉的奮鬥歲月裡，他們不但在生活上相互扶持，而且在實驗室裡配合默契。周健只要往哪裡看一眼，孫小依就知道他需要什麼。這種默

契不但讓周健感到幸福，而且也讓同事們羨慕不已。在劍橋大學，同事們稱周健夫婦為「神奇手指」——什麼難事到了他們手上都能解決。

弗雷澤也是看中了周健夫婦的能力，多次盛情邀請。弗雷澤克服種種困難，花了一年，終於說服昆士蘭大學為周健夫婦提供職位，並安頓好他們的兒子和母親。到了 1990 年，周健已無後顧之憂，便攜全家來到昆士蘭開啟新的旅程。

他們要解決的問題就是：如何製備出 HPV 疫苗？

四、HPV 疫苗的原型

製備疫苗的一般思路是：將病原微生物的毒力滅活或減弱，使其不會產生臨床症狀，但能激發免疫系統產生抗體和記憶性免疫細胞。當人體再次遇到這種病原體時，免疫系統會快速對抗這種病原體。減毒或滅活疫苗已經應用於很多疾病的預防，如天花、B 肝、麻疹和脊髓灰質炎等。

最初，周健按照常規思路製備 HPV 疫苗，第一步需要在體外培養這種病毒。這是一個硬骨頭，世界上很多科學家早就想拿下這個腫瘤疫苗的聖盃，但毫無進展。難處就在於 HPV 是一種很小的 DNA 病毒，一旦感染上皮細胞，就會將自己的基因整合到宿主細胞的基因組中。周健嘗試過很多種辦法，都失敗了。半年過去了，沒有任何辦法在體外培養病毒。拿不到病毒，疫苗便無從說起。如何製備疫苗這個問題，在周健的腦海中從未想過放棄，他時刻都在思索切入點。

1990 年，在一個燥熱的夜晚，周健將孩子哄睡後，和孫小依一起散步。周健突然停下腳步，因為他的腦海中忽然閃過一個念頭。病毒實際上就是蛋白質外殼包裹著遺傳物質的結構，蛋白外殼理論上就能夠誘發免疫反應。他整理了一下思路，和孫小依說：「我們現有 HPV 外殼的兩

個蛋白（L1 和 L2 蛋白）表現得很好，純化得也不錯，為何不把這兩個蛋白放到試管裡加上一定條件，看看會不會合成病毒樣顆粒？」

孫小依笑道：「哪有這種可能，將兩個東西放在一起就行了？如果這麼簡單，別人早就合成病毒顆粒了，還能輪到我們嗎？」

周健認為兩個蛋白放在一起會組裝，實際上是有成功先例的。1958 年，周健剛出生的第二年，人工合成胰島素專案正式啟動。在極其簡陋的條件下，科學家真的做到了。他們分別合成胰島素 A 鏈和 B 鏈蛋白，然後組合得到胰島素。1965 年 9 月 17 日，人類第一個人工合成的蛋白質誕生。這象徵著人工合成蛋白質的時代已經開始。

現在雖然已經是 1990 年代了，但周健相信：老一輩科學家敢啃硬骨頭、敢於攻堅克難，我們為何不可？

周健大膽假設，小心求證。半個月後，在一個狹小黑暗的房間裡，周健和孫小依在電子顯微鏡下觀察兩個蛋白的混合物。他們反覆確認，不太敢相信結果 —— 兩個蛋白真的組合成一個病毒樣顆粒結構。周健也狂喜：「這真是巧妙的思路，我們真的合成了病毒樣顆粒。」

周健把這個結果告訴弗雷澤時，後者的眼睛就像通了電的燈泡，突然亮了。不經意間，他們取得了突破性進展，這是人類第一次合成 HPV 顆粒。他們知道這意味著什麼，病毒樣顆粒裡面沒有病毒基因，沒有感染性，不會讓人生病；但病毒樣顆粒表面有很多抗原，進入體內可以激發免疫系統，產生免疫記憶和免疫保護。

這不就是 HPV 疫苗嗎？

正如他們所期待的一樣，為實驗動物接種病毒樣顆粒，誘發了免疫反應。1991 年，周健和弗雷澤把這一項成果發表在《病毒學》（*Virology*）期刊上。當年 6 月，他們申請了發明專利。這是 HPV 疫苗的原型，他們能進一步開發出真正的 HPV 疫苗嗎？

五、赤子之心

1991 年 7 月，美國西雅圖，驕陽似火，HPV 國際會議在這裡舉行。周健宣讀了合成 HPV 顆粒的論文後，聽眾出現兩種截然不同的反應。一部分人激動地認為：如果這樣能合成病毒顆粒的話，那麼 HPV 疫苗指日可待了。另一部分人則對周健提出質疑：結果是真的嗎？怎麼可能這麼簡單就合成病毒了呢？病毒樣顆粒和真實病毒不同，不一定能成為疫苗。

周健感覺到不受尊重，他據理力爭。面對爭議，大會主席豪森發表總結性發言：「今天我們多麼高興，看見年輕的科學家站在這個講臺上，講述他們自己的新發明。儘管有爭議，但我認為，這種新發明是我們 HPV 研究中的一個重大突破，我相信這一定會有一個燦爛的明天。」豪森是 HPV 研究的先驅，是 2008 年諾貝爾獎的獲獎者。

回到家後，周健向孫小依說道：「豪森的話給了我很大的鼓勵，心裡的不愉快很快就消失了，還是有真正的科學家了解我。」他們完成動物實驗之後，HPV 疫苗開始轉入了漫長的人體臨床試驗階段。

1994 年，周健來到美國芝加哥洛約拉大學，繼續 HPV 研究。他說：「人要不斷進步，學習新知識，武裝自己。」在周健的鼓勵之下，孫小依參加芝加哥眼科資格考試，從此回到眼科臨床。過去 8 年，孫小依作為周健的助手，他們的愛情足跡遍布中國、英國、澳洲和美國。

1996 年，昆士蘭大學多次邀請周健回來，並提供更高的職位。周健帶著家人回到澳洲，建立了自己的實驗室。自此，周健開啟獨立學術生涯。他躊躇滿志地對老同學瞿佳說：「雖然我在本專業領域占有一席之地，但我並不滿足，我還要在《科學》、《自然》這樣的頂尖刊物上也發表論文。」如果一切按照周健的目標發展，他一定會成為世界上最受人尊重

的科學家，再也不用受人質疑。周健一週工作 7 天，每天很晚才睡覺。孫小依心疼周健，經常跟他說，身體健康是一切的根本。可是，周健根本停不下來。

看到周健日夜操勞，孫小依時常想起 1987 年的冬天，她去醫科大學聽周健的博士論文口試。當她抱著兩個月大的孩子來到火車站，她簡直認不出眼前的丈夫。周健臉色青黃，身體瘦得像一根蘆葦，在刺骨的寒風中顫抖。原來周健為了準備口試，連續 3 週沒有出實驗室，每一餐都是泡麵加大白菜。孫小依從同學那裡了解到實情，心疼地流下了眼淚。此後，她用心照顧好周健、孩子以及周健的母親，讓周健沒有後顧之憂，專注於科學研究。

周健懷著一顆赤子之心，超負荷地工作，卻不知身體已經悄悄埋下了隱患。

六、防患於未然

1999 年 3 月，周健按計畫回到醫學院，指導疫苗臨床試驗。臨走前，孫小依勸說周健：「最近你日夜操勞，太累了，還要兩地奔波，我捨不得你這麼辛苦。」周健牽掛著醫學院的研究，毅然踏上了歸途。

1999 年 3 月 8 日，周健剛抵達機場，就向孫小依報了平安。兒子周子晞在電話中撒嬌：「爸爸，這次回來你幫我帶什麼禮物？買一個最新的樂高玩具給我吧？」周健笑道：「沒問題，我肯定買回來。」

可是誰也沒有想到，第二天，周健因長期超負荷工作，過度疲勞，突發疾病，搶救無效，不幸去世。

3 月 10 日，當孫小依帶著周健的母親和兒子從澳洲趕來時，周健已經永遠地閉上了眼睛。孫小依悲痛難抑，太突然了，無法相信周健真的

離開了自己。周健的老母親白髮人送黑髮人也很悲痛。孩子才 13 歲，她們必須要堅強起來。而且，孫小依知道，周健生前這般地努力，就是希望子宮頸癌疫苗有朝一日能造福人群。因此，孫小依和兒子成立了「周健基金會」，希望實現周健未竟的事業。

2005 年年底，紐約的街頭，凜冽的寒風一陣一陣地吹過。弗雷澤接到默沙東公司的消息：子宮頸癌疫苗臨床試驗成功了，疫苗將於不久後上市。弗雷澤立即打電話給孫小依，告訴她這個好訊息。世界上第一個真正意義的癌症疫苗正是周健和孫小依發明的，但孫小依卻很悲傷：「如果周健能看到這一天，該有多好。」

2006 年 6 月 8 日，世界上第一個癌症預防疫苗 —— 加衛苗（Gardasil）獲得美國食品藥物管理局批准上市。它用於 9 至 26 歲的女性，預防因 HPV 感染引起的子宮頸癌、生殖器癌前病變及尖銳溼疣。2006 年 8 月 28 日下午，在澳洲昆士蘭州的亞歷山大醫院，弗雷澤為一對年輕姊妹接種了世界上第一支癌症疫苗。孫小依和兒子周子晞在場見證了這一個歷史性的時刻。癌症疫苗是人類與癌症抗爭史中最大的里程碑之一，開啟了對抗癌症的新思路 —— 預防。實際上，HPV 疫苗不僅能預防子宮頸癌，還能治療子宮頸癌（相關臨床試驗正在進行）。弗雷澤的夢想是：「期待有一天，人類可以實現沒有子宮頸癌的世界。」

癌症真的可以消除嗎？

根據世衛組織 2020 年年底發布的《加速消除子宮頸癌全球策略》，如果成功實施疫苗接種、篩檢和治療，那麼到 2050 年可以減少 40% 以上的新病例和 500 萬相關死亡。預防永遠大於治療。如果有足夠多的人群接種 HPV 疫苗，那麼人類將有機會消除子宮頸癌，就像當年消除天花一樣。

在癌症獲得治癒療法之前，預防就是最好的方法。

一直以來，人們過度重視癌症治療，甚至不顧一切殺死全部癌細胞，而常常忽視了癌症預防。真正的智慧是把問題解決在未發生時。雖說「善戰者，無智名，無勇功」，但避免危機的人比拯救危機的人，更加值得記住。因此，我們要記住一位對科學和人類健康事業作出傑出貢獻的科學家，他的名字是 —— 周健。

為了銘記周健，醫學院和昆士蘭大學都為他豎立了雕像。2014 年 5 月 25 日，周健的家人第一次看到這一座雕像，對事業充滿執著、對家人充滿關愛的周健的雕像。

周健 92 歲的母親在孫子的攙扶下，抱著周健的雕像，將頭埋進「周健」的胸口，然後舉起手，顫抖地輕撫著「周健」的臉龐。這位白髮老人呢喃著，淚水從眼眶溢出。

「兒子，我來看你了。」

第二樂章　癌症免疫學理論的突破

第三樂章
抗體療法的突飛猛進

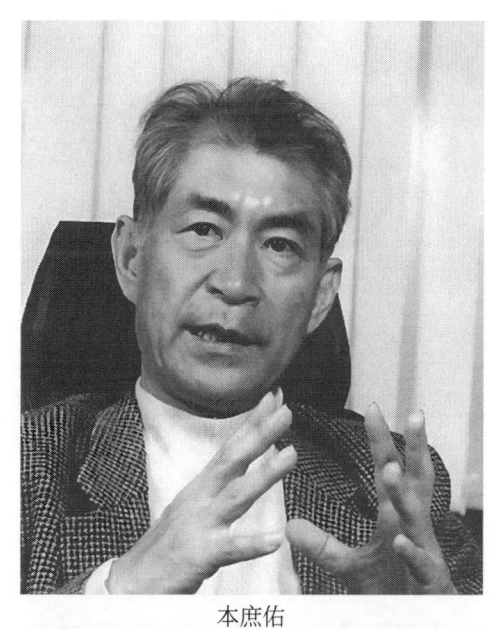

本庶佑

(圖片來源：WELLS W A. The youth revolution: cell biology in Japan [J]. J Cell Biol, 2002, 158(4): 609-614.)

第三樂章　抗體療法的突飛猛進

第十三節　同心協力

癌症為何這麼難治？

> 討逆賊於咸陽，誅叛子於雲夢，同心協力，克定邦家。
>
> ——姚察、姚思廉《梁書・王僧辯傳》

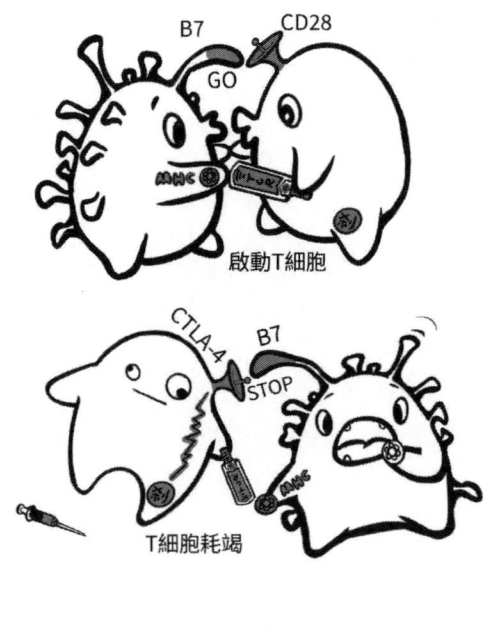

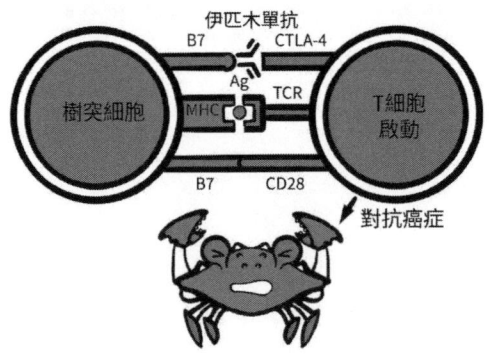

免疫警察：不是我們不努力，而是敵人太狡猾

一、口琴大師

親情永遠觸動人心。艾立遜 11 歲那年,母親突然去世,於是他立志學醫。他成為了癌症免疫療法的開拓者,但他還有另一重身分是口琴大師。

2016 年的一個週五,美國德克薩斯州的一家鄉村音樂俱樂部,溫暖的橘紅色燈光下,一群頭髮蒼白的老先生在演奏著歡快的鄉村音樂。其中,一位蓄著濃密的鬍子、留著長髮、賣力吹著口琴的人便是艾立遜。演奏後,艾立遜激動地說:「毫無疑問,這是我一生中最重要的五個時刻之一。」

畢竟,與他同臺表演的是自己最喜愛的音樂家威利·尼爾森(Willie Nelson)——葛萊美終身成就獎得主。「二戰」以後,鄉村音樂進入了黃金時代。尼爾森成為以德克薩斯、奧斯汀為中心發展起來的「鄉村搖滾運動」的傳奇人物。艾立遜出生於德克薩斯的小鎮艾麗斯,從小聽著鄉村音樂長大。在隨後的青蔥歲月裡,他忙完工作就會去酒吧演奏口琴,或者欣賞現場音樂表演。艾立遜用啤酒和音樂來舒緩不安,並從中找到快樂。

艾立遜與尼爾森的第一次相遇,要追溯到 40 年前。1975 年,艾立遜在加州斯克里普斯研究所從事博士後研究。晚上,艾立遜去酒吧欣賞音樂演出,竟然遇到了尼爾森。艾立遜走過去說:「我也是德克薩斯州人,從小聽你的音樂長大,我擅長口琴。」令人意外的是,尼爾森對這位同鄉很友善,並邀請他上臺一起演奏。那天晚上過後,艾立遜高興了一個星期。如果說和音樂偶像同臺表演是艾立遜一生中最重要的五個時刻之一,那麼其他重要時刻屬於科學。

艾立遜對科學的熱情來自於他的父親,一名鄉村醫生。在父親的醫治下,很多患者從病痛中恢復了健康。然而,11 歲那年,艾立遜的母親

因為淋巴瘤去世。每當想起母親的病容和痛苦，少年艾立遜下定決心：「我也要像父親一樣，當一名醫生。」

父親也想讓艾立遜成為醫生，所以他最初以醫學預科上了大學。可是，在讀醫期間，艾立遜意識到：醫生是救人的，每天的決定都直接影響患者的生命，必須正確，不能犯錯，但結果經常並不如意。科學卻不同，你可以天馬行空，你可以不停地犯錯，直到某天突然正確，就會帶來令人興奮的發現。艾立遜不得不和父親坦承內心：「我想追隨內心，從事科學研究。」

科學之路，就算錯了 99 次也沒有關係。只要對一次，就離夢想更近了一步。而對了的那一次，就為艾立遜贏得了 2018 年的諾貝爾獎。

二、免疫的開關和煞車

1973 年夏天，德克薩斯大學奧斯汀分校的校園裡，綠樹成蔭。這一年，艾立遜 25 歲。他看著一群畢業生拖著行李箱走出校園，過去 10 年的點點滴滴又浮現在眼前。在這裡，艾立遜獲得了學士和博士學位。為了實現科學夢想，他得找個「一流」的機構從事博士後研究。這個想法，把他帶到了遠離家鄉的斯克里普斯研究所。

在斯克里普斯研究所，指導教授的方向是研究免疫系統重要分子的結構。艾立遜的主要工作就是提純蛋白質、測序和分析。諸如此類的重複試驗，實在枯燥無味。這根本無法滿足他的好奇心，他感興趣的是免疫系統究竟是如何運作的。但指導教授並不贊同他的想法：「不要胡思亂想，做正事。」人在屋簷下，不得不低頭，這真是令人沮喪。苦悶之餘，他常去酒吧喝啤酒，欣賞音樂演出。

不如意的歲月持續了 4 年，終於等到了轉機。

第十三節　同心協力

1977 年，大學同學告知一個好訊息：得益於德州經濟促進政策，MD 安德森癌症中心要在分校區增加一個實驗室。艾立遜把握機會，回到家鄉，建立了一個獨立實驗室。在這裡，經費充足，沒有指導教授反對，沒有教學和行政事務，他終於得以專心研究自己感興趣的科學問題：免疫系統是如何運作的？對於這個大問題，他找到了一個切入點──T 細胞。

念念不忘，必有迴響。1978 年，史丹佛大學的歐文・魏斯曼（Irving Weissman）教授在休士頓發表了一場演講。艾立遜將演講內容連繫到自己的實驗，恍然大悟，便將目標轉向鑑定「T 細胞受體」。T 細胞受體就像是 T 細胞辨識敵人的「探測器」。只要找到 T 細胞受體，就能揭開 T 細胞辨識病變細胞之謎，甚至有可能操控 T 細胞。

歷經幾年的努力，艾立遜分離出 T 細胞受體蛋白，並描述了其雙鏈的分子結構。接下來的目標就是，鑑定 T 細胞受體的編碼基因。1980 年代，分子生物學開始滲透到免疫學領域，全世界很多實驗室都在競奪這個免疫學聖盃（見第二十節）。艾立遜選殖了許多基因，但是沒有一個是正確的。學術界如同競技比賽，只承認第一名。

在這一場學術競賽中，艾立遜輸了。

1985 年，就在艾立遜決定從頭再來時，他接到一通電話：「我們誠摯邀請你來柏克萊做研究。」兩週後，艾立遜收到了柏克萊大學的工作邀請。艾立遜很驚喜：那可是柏克萊啊，是世界頂尖的研究型大學。自己並非出身名校或者知名實驗室，不管他們看中我什麼，柏克萊的工作機會必須牢牢把握。

在柏克萊大學，艾立遜有一間自己的實驗室和充足的經費。他可以自由選擇研究方向，只要定期做幾次研究報告即可。他打算在 T 細胞受體領域繼續展開研究，但結果卻不盡如人意。他原以為 T 細胞受體就是

免疫反應的「點火開關」，但 T 細胞受體辨識抗原還不足以啟動免疫反應。面對更加複雜的情況，艾立遜反而感到興奮，代表著還有謎題有待解開。

遇到敵人之前，T 細胞處於待命狀態。那到底是什麼激發了 T 細胞，並啟動免疫反應去對抗敵人呢？

當艾立遜看到喜歡的跑車時，他突然恍然大悟：T 細胞可能需要兩個訊號才能啟動。就像啟動一輛汽車一樣，不僅需要插上鑰匙、打開開關，還要踩一腳油門。如果 T 細胞受體是「點火開關」，那麼 T 細胞的「油門」是什麼呢？

艾立遜花了 3 年，終於找到了 T 細胞上的「油門」——CD28 分子。這個發現十分關鍵：一是揭開了啟動 T 細胞之謎，如果缺乏協同刺激訊號，T 細胞便不能啟動，處於「無能狀態」，甚至發生凋亡；二是促進了 T 細胞的臨床應用，如可以為 CAR-T 細胞裝備 CD28 的「啟動按鈕」，這為將來改造 T 細胞對抗腫瘤埋下了伏筆（見第二十二節）。

可是，免疫訊號比想像中的複雜得多。艾立遜沒有高興太久，很快就遇到了新難題。

三、屢敗屢戰

艾立遜在體外的實驗中發現，T 細胞在接受第一訊號（T 細胞受體結合抗原）和第二訊號（CD28 結合 B7）的共同刺激下，確實能夠啟動。但在小鼠體內這麼做時，T 細胞卻經常「熄火」。艾立遜內心思索著：「是不是還需要第三個訊號才能完全啟動 T 細胞？」

為了尋找第三訊號，艾立遜請博士生馬修比對 CD28 分子，在基因資料庫中尋找相似物。在自然界有一個法則叫做結構決定功能。艾立遜

說:「如果你能找到一個結構類似的分子,那麼你可能找到一個功能類似的分子。」幸運的是,馬修真的找到一個與 CD28 很像的分子。該分子是科學家在細胞毒性 T 細胞(cytotoxic T lymphocyte,CTL)培養板的 A-4 孔中提取出來,所以命名為 CTLA-4。艾立遜很興奮:「這一定是我們苦苦尋找的第三訊號。」

在艾立遜的指導下,馬修花了 3 年來研究抗體,本想將此作為博士論文主題。可是,必治妥施貴寶公司的彼得・林斯利(Peter Linsley)搶先做出了一個阻斷 CTLA-4 的抗體。林斯利發表了論文並指出:「CTLA-4 是第三個訊號,是激發 T 細胞產生免疫反應的另一個『油門』。」

在這一場學術競賽中,艾立遜又輸了。

他喜歡當第一個「我發現了」的人,所以他感到有些灰心。艾立遜對馬修說:「既然不是第一個發現的人,那麼我們就成為第一個弄懂的人。我們重整旗鼓,繼續向前。」經過扎實的研究,他們有了意想不到的發現:「CTLA-4 不是 T 細胞活化的第三訊號,而是一種免疫『煞車』。」

屢敗屢戰,重整旗鼓,一路向前,艾立遜做到了。

當時,主流觀點認為 CTLA-4 的功能是啟動 T 細胞,幾乎沒有人相信 T 細胞上還有「免疫煞車」。1995 年,艾立遜只能把研究成果發表在《實驗醫學雜誌》。同一年,華裔科學家麥德華(Tak Wah Mak)(見第二十節)在《科學》期刊上發表,小鼠缺失 CTLA-4 基因會患有嚴重的自體免疫疾病,三、四週後就會開始死亡。自體免疫性疾病是過度激發免疫系統的表現。這最終在體內證實了,CTLA-4 是 T 細胞的負調控因子。

這些發現不但改變了我們對免疫系統運作機理的理解,而且也為我們操控免疫系統對抗疾病提供了新思路。T 細胞受體與抗原的結合就像是轉動鑰匙,為汽車點火,CD28 和 CTLA-4 分別就像是汽車上的「油門」和「煞車」。樹突細胞上的 B7 蛋白彷彿一個開關,如果它與 CD28

結合，那麼就能吹起衝鋒號角，激發 T 細胞開始戰鬥；隨著戰爭逐漸激烈，它和 CTLA-4 結合，吹起撤退號角，讓 T 細胞停止戰鬥。有趣的是，CTLA-4 結合能力比 CD28 強 20 倍，即煞車作用大於油門。只要煞車強於油門，免疫反應還是無法前行。

　　生命真的很神奇，生物體在億萬年的演化中，竟然形成了這麼精妙的安全機制。這可以防止免疫系統進入過載狀態，並攻擊健康細胞。然而，如果疾病也利用了這個機制怎麼辦？

　　艾立遜對於 CTLA-4 的發現深感自豪，他把 CTLA-4 印在敞篷保時捷的車牌上，高調炫耀。當他開車來到「檢查點」時，所有的思考突然串聯在一起。就像這個檢查點，經過安檢沒有問題即可放行。免疫系統會不會也存在檢查點？T 細胞逐一檢查路過的細胞，發現「壞人」就立即消滅。如果癌細胞帶著「通關令」，欺騙免疫系統，避免攻擊了怎麼辦？

　　對此，艾立遜率先提出了免疫檢查點的概念。更重要的是，他提出了一個前所未有的想法：「能否開發免疫檢查點抑制劑，激發免疫系統去對抗癌症？」

四、喚醒免疫系統抗擊癌症

　　1995 年夏末，艾立遜寫好實驗計畫，交給了新來的博士後研究員戴娜。「我想請妳建立一些小鼠腫瘤模型，注射 CTLA-4 的阻斷抗體，然後看看會發生什麼。」到了 11 月，戴娜彙報：「注射 CTLA-4 抗體的小鼠腫瘤完全消失了，而沒給藥的小鼠腫瘤還在生長。」艾立遜的眼神裡閃現出不可置信。實驗結果不應該這麼完美啊，這可是 100％ 的治癒對比 100％ 的死亡。

　　艾立遜心裡有些懷疑，也有些期待。他決定立即重複實驗，因為這個實驗需要花費好幾個月。耶誕節假期前夕，戴娜要去歐洲旅行。艾立

遜催促道:「妳馬上為小鼠注射,之後妳想去哪裡就去哪裡。」為了確保實驗的客觀性,他告訴戴娜:「妳把籠子標上 A、B、C、D,我來親自檢測這些小鼠腫瘤的生長。」

每一天,艾立遜都心懷希望地來到實驗室,並用心測量腫瘤的生長情況。但每次測量結果都是如此:A 籠、B 籠、C 籠、D 籠老鼠的腫瘤都在長大。艾立遜開始急躁了,難道希望越大,失望越大嗎?不得不說,這個過程對於心急之人甚是折磨。尤其是在耶誕節前夕,艾立遜來到實驗室,盯著四籠老鼠,牠們的腫瘤都在持續成長。他忍不住罵了一句髒話,然後安慰自己:「我再也不要測這些爛東西了,我需要休息一下。」

4 天後,艾立遜回到實驗室,卻發現籠子裡的情況發生了戲劇性的變化。兩籠老鼠的腫瘤正在縮小,另外兩籠老鼠的腫瘤持續成長。當戴娜告訴他實驗分組情況時,他高興得手舞足蹈。原來,免疫系統需要時間來做出反應。快樂的時間一天天過去,艾立遜最終獲得了完整的結果:CTLA-4 阻斷抗體可以喚醒免疫系統,從而抑制腫瘤生長。

1996 年,艾立遜在《科學》期刊發表了他人生中最重要的文章。這一篇文章讓他站上了諾貝爾獎的領獎臺。他從來沒有忘記家人們是怎麼遭受癌症的折磨,媽媽、舅舅和哥哥都不治去世。如今,他找到了癌症免疫的一片關鍵拼圖,便開始思考:CTLA-4 抗體可以喚醒人體免疫系統,它能治療人類癌症嗎?

接下來的幾年裡,他一邊繼續基礎科學研究,一邊接觸一些製藥公司,試圖實現臨床轉化。但每一次,他都失望而歸。當時,腫瘤免疫學真是不被看重。有的人說:「得了吧,在實驗鼠身上治療癌症誰不會啊。」有的人說:「僅僅是解除 T 細胞的抑制訊號,就可以治療癌症,你真的是這麼想的嗎?」確實,干擾素、白介素 -2、癌症疫苗這些增強免疫系統的療法,雷聲大、雨點小,僅有部分患者有效,已傷透了製藥界的信

心。現在只是鬆開一個免疫煞車,怎麼可能治療人體癌症呢?

此外,移除 CTLA-4 基因的小鼠會患有自體免疫疾病而死亡,CTLA-4 抗體有引起自體免疫疾病的風險。因此,醫生還敢將 CTLA-4 抗體注入患者體內嗎?當時,大型藥廠必治妥施貴寶已提交了一份認定 CTLA-4 可以激發 T 細胞生長的專利申請。艾立遜知道這是一個錯誤,但也意識到:「如果該專利獲批准,你就再也別想將 CTLA-4 抗體注入患者體內了。」

於是,艾立遜把握時間去尋找願意冒險的合作夥伴。最終,他說服了一家名為梅達瑞克斯(Medarex)的小公司,合作開發伊匹木單抗(Ipilimumab)。自 2000 年開始人體試驗起,研究進展不盡如人意。首批 17 名患者中,只有 3 人對伊匹木單抗產生了明顯的反應。

在 21 世紀初,腫瘤免疫的未來仍然是莫測的。它充滿了挑戰、分歧和各種問題,需要科學家、醫生和產業界共同面對。

與此同時,輝瑞製藥也在人體中測試了另一種 CTLA-4 抗體,根據預先設定的期中分析標準,治療組與對照組沒有區別,便停止了該項研究。艾立遜他們也面對「無效」的結果:注射 CTLA-4 抗體 3 個月後,很多患者的腫瘤變得更大了。

故事就這麼結束了嗎?

此時,艾立遜搬到了 MSK 癌症中心。他和傑德‧D‧沃爾喬克(Jedd D. Wolchok)等人不甘放棄,堅持檢討失敗經驗(見第十七節)。他們仔細地分析,竟然獲得一個意外的發現:「腫瘤體積變大的原因竟然是 T 細胞大量浸潤到腫瘤之中,它們在對抗癌症,只是需要一些時間才能展現藥效。如果按照化療藥物判斷標準,這個試驗是失敗的。」

由於免疫治療的對象是免疫細胞,而不是直接作用於癌細胞。它和傳統殺死癌細胞的藥物在發揮療效時有很大的區別。因此,免疫治療需

要特有的療效評價標準（見附錄五）。

如何說服藥廠延長觀察時間呢？藥廠展開一個新藥臨床試驗，付出的成本是巨大的。當時的藥廠很少投入癌症藥物，而更願意生產利潤較高的藥物（比如高血壓、心臟病這些需要長期服用的藥物）。如果延長觀察時間，這意味著成本將成倍地增加。艾立遜他們付出了頑強的努力，終於說服了藥廠重新改變臨床試驗方案，將臨床試驗終點從無進展存活期改為總存活期。總存活期是從隨機化開始至因任何原因引起死亡的時間。

這真是一個冒險的決定。

五、同心協力

無論富有還是貧窮，高貴還是卑微，腫瘤都可能與你不期而遇。艾立遜深切地了解癌症對於每一個家庭和每一個人的傷害。他的母親死於淋巴瘤，兩個舅舅相繼死於肺癌和黑色素瘤，他的哥哥死於前列腺癌。艾立遜也三度遭受癌症的襲擊，因此對抗癌症已迫在眉睫。艾立遜時常焦慮不安：還有更好的治療方法嗎？

1970 年代，理查‧尼克森（Richard Nixon）「向癌症宣戰」，狂妄的人類要在 5 年內攻克癌症。2003 年，人類基因組計畫完成。只要人類了解癌細胞的「生命密碼」，就能精準攻克癌症了嗎？可是，數十年過去了，癌症依然是人類的噩夢。

為什麼癌症這麼難治？

癌症的起因是基因突變，而突變的方向是隨機的。這就導致了癌症具有異質性，即使同一個腫瘤裡，基因和細胞特徵都不相同；其次，癌症具有變化性，即使標靶治療起初有效，但癌細胞不停地發生突變，最

第三樂章　抗體療法的突飛猛進

終能夠逃避標靶藥物的攻擊。於是，大多數標靶藥物在使用一年後，腫瘤就會復發。癌症患者在支付昂貴的藥物費用之後，不得不面對癌症捲土重來。從基因組學的角度來看，每一位患者的癌症都是獨一無二的，甚至一個患者體內可能同時存在著好幾種不同的癌症。如果一味地細分癌症的基因類型，可能是沒有止境的。大量的實測資料並沒有轉化為治療癌症的靈丹妙藥。

艾立遜則有不同的主張：「我們不需要描述每一種癌細胞的基因特徵，不需要知道癌症的成因。癌症不停地突變，變得越來越不像正常細胞，免疫系統就越容易察覺癌症的存在。」針對驅動基因的標靶治療是「弱敵」，對某一種基因突變的癌症有很強的針對性。而免疫療法是「強己」，它為癌症治療提供了一個新的思路：「不論哪一種癌症，只要治療好患者的免疫系統，讓免疫系統發揮正常功能，就可以治療癌症。」這意味著免疫療法能像「廣效抗生素」一樣，適用於不同癌種。這個思路為日後免疫療法的披荊斬棘埋下了伏筆（第十四至第十八節）。

2010年8月，《新英格蘭醫學期刊》公布了CTLA-4抗體（伊匹木單抗）的臨床試驗結果。伊匹木單抗能為患者提供持久的、持續的生存效益，有將近四分之一的患者多存活了2年時間，而這些患者之前被認為只能存活7個月。這是在惡性黑色素瘤晚期患者的隨機試驗中，首例顯現出生存效益的藥物。CTLA-4抗體藥物讓科學家、醫生和患者改變了對免疫療法的看法。這是一種不同於任何我們熟知的藥物，它不是直接攻擊癌症，而是激發免疫系統去對抗癌症。

2011年3月，美國食品藥物管理局批准伊匹木單抗用於治療不可手術或轉移性的黑色素瘤。伊匹木單抗經由解除免疫系統的「煞車」，喚醒免疫系統去攻擊癌細胞。CTLA-4抗體成為獲批准的第一個免疫檢查點抑制劑，它打開了免疫療法的大門。自此，人類有了一個全新的癌症治療

第十三節 同心協力

思路 —— 激發自身免疫系統對抗癌症。

免疫系統是一個多元化合作的團隊，有多種多樣的免疫器官、免疫細胞和免疫因子（見附錄四）。當免疫系統面對危險訊號時，它能發出「招募」，建立一支豐富多樣的團隊，同心協力地清除感染或癌症。這是免疫智慧給人類的啟示：多樣性與合作是克服重大挑戰的關鍵所在。尤其是現代社會，分工精細，相互依存度高，只有加強合作，才能推動人類文明不斷進步。

新藥上市後，艾立遜回想一路走來，真的不容易。為了戰勝複雜多變的癌症，這幾十年來，哪怕不被理解，他都努力不懈。他也從桀驁不馴，變得懂得尋求合作，合力推動免疫系統對抗癌症。

2012 年，就在第一款免疫藥物上市的第二年，艾立遜從 MSK 癌症中心回到了家鄉德州（MD 安德森癌症中心）。「少小離家老大回，鄉音無改鬢毛衰」，當年從德州離家的小男孩，勇闖科學世界，在兩鬢斑白時，又回到了夢想開始的地方。當他再次沐浴在家鄉的陽光下，他的身體和心靈都感覺到了溫暖。那陽光溫和柔軟，彷彿打開了身體的每一個細胞。在這裡，他希望與更多的科學家合作，激發免疫細胞，提高免疫療法效率，讓更多人獲得治癒。

癌症治癒的謎題，就像一塊拼圖。如果我們同心協力把缺失的拼圖連在一起，那麼醫學領域將會面臨一次全新的變革。令人興奮的是，另一塊缺失的拼圖即將補上。

第三樂章　抗體療法的突飛猛進

第十四節　道法自然

癌細胞是如何逃脫免疫系統的攻擊？

人法地，地法天，天法道，道法自然。

—— 老子《道德經》

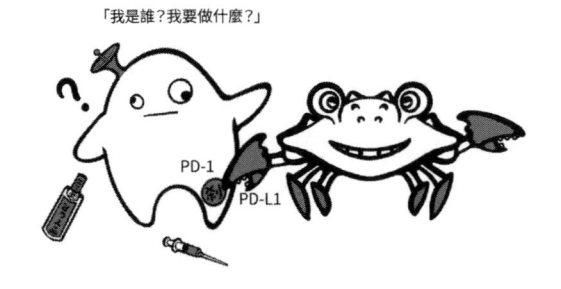

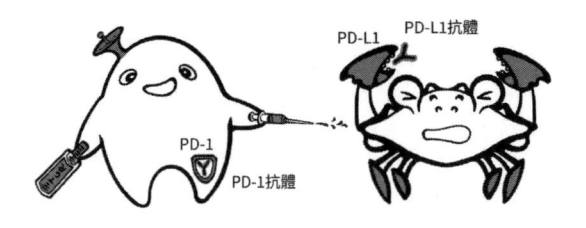

一、仰望星空

科學會出錯，但科學也能自我改正。本庶佑（Tasuku Honjo）曾以為找到了細胞死亡的開關，卻意外發現了免疫治療的關鍵拼圖。

1955 年夏夜，星星點綴著夜空，不停閃爍著光芒。那時，本庶佑在日本山口縣上小學五年級。自然老師擺好天文望遠鏡，讓小學生們觀察星空。當本庶佑透過望遠鏡看到土星外環時，心中充滿了震撼。宇宙浩瀚，星空美妙，為何如此神奇？他開始對自然科學產生了好奇心，並在小學畢業紀念冊上寫上未來的夢想 —— 天文學家。

第十四節 道法自然

當孩子把目光投向廣闊天空時,眼界寬了,格局也就大了。

本庶佑興趣廣泛,能言善道,覺得未來有無限可能。在報考大學時,他的內心十分混亂:「選擇什麼主修好呢?」擅長英文,外交官是一個候選;口才流利,律師也不錯;出身醫學世家,醫生也可以⋯⋯在孩提時代,每個人都有著許多可能性。但年齡漸長時,我們就會追問自己真正想做什麼。

本庶佑想選擇一個能造福更多人的專業領域。這個模糊的想法,指引他考入了京都大學醫學部。可是,當他踏入京都大學起,一個問題反覆出現在腦海裡:「我真的想當執業醫生嗎?」這一位喜歡讀書的年輕人,並不安分。「如果我成為一名執業醫生,每天都忙於為患者看診,我可能會覺得很無聊。而且大部分患者都是感冒和頭痛之類的,我的工作就會變成例行公事。」

到底做什麼才會充滿挑戰,並造福更多人呢?

正當無限思考充斥腦海,無法抉擇時,父親的同事柴谷篤弘來訪。他寫的書《生物學的革命》,為本庶佑打開了一扇窗。在這本書中,柴谷寫道:「癌症是由基因變異而產生的。未來,人類就能像用外科手術一樣,治療異常的基因。」本庶佑就像是開啟了全新的世界:「這太振奮人心了,我要從醫學轉向分子生物學。」

當時是1960年代,克里克和華生發現DNA雙螺旋結構才短短幾年,這位大一學生已經把分子生物學當作前行的一座燈塔。大二時,本庶佑加入了著名生物化學家早石修的實驗室,開始接受科學訓練。大學畢業後,他加入了西塚泰美(早石修的得意門生)實驗室,攻讀博士學位。年紀輕輕就能接受大師的薰陶與指導,這是何其幸運。這一位年輕人曾經興趣廣泛,當把他那旺盛的精力集中在科學研究後,也形成了潛心鑽研,勇於挑戰的人生觀。

第三樂章　抗體療法的突飛猛進

然而，1970 年，日本左翼學生運動迅速發展，聲勢浩大。改革派學生占據了京都大學校園，教學和研究都被迫中止。本庶佑果斷做出一個決定：前往更高階的環境深造。這一次，本庶佑背起行囊，踏出國門。在華盛頓卡內基研究所，唐·布朗（Donald Brown）帶領本庶佑進入了分子免疫學的領域。從布朗那裡，本庶佑學到了兩點：第一點是「絕不放棄」；第二點是「掌握大問題」。本庶佑回憶道：「通常在我們提出大問題後，會引出許多小問題。有些人會迷失在這些小路上，就把原來的大問題給忘記了。布朗教授常提醒我，要掌握大問題。」

很快地，他就遇到了大問題。

二、掌握大問題

1974 年，本庶佑萌生了回國的念頭。他和家人在美國生活，黃種人難免會受到一些種族歧視。對此，本庶佑充滿好勝心：「即使回國，我也可以做出世界一流的成果。」在早石修教授的推薦下，本庶佑來到東京大學擔任助理教授。

本來，他想在日本開創基因研究，卻沒有想到會深陷困境。在沒有經費、設備和實驗材料的情況下，他也只能感嘆「巧婦難為無米之炊」。但他牢記布朗教授的教誨，絕不放棄。沒有資金就四處尋求資助，沒有實驗器材就自己製造，沒有實驗小鼠就到處尋求⋯⋯總之，不要迷失，聚焦關鍵問題，並保持耐心。雖然條件實在艱苦，但本庶佑把時間、精力和資源都聚焦於重要問題。那一段時間他沉迷科學研究，一臉大鬍子的造型，讓人印象深刻。

當時，本庶佑想解決抗體多樣性的分子機制。抗體是生命體對抗病毒感染最重要的「魔彈」（見第八節）。神奇的是，人體只有兩萬個基因，卻能產生數千萬種不同的抗體，以應對無數病原體的侵害。多樣性正是

免疫系統的智慧之一,其實多樣性對任何系統甚至社會都是必要的。

那時,尋找抗體多樣性機制是免疫學界最基本的科學問題。全世界有很多強大的團隊正展開激烈的競爭,包括本庶佑的同鄉兼校友利根川進(見第二十節)。

東京大學資深師長擔心本庶佑的職業生涯:「研究抗體多樣性,我們真的競爭不過美國同行。你是否考慮其他方面的研究?」哪怕失敗風險很大,本庶佑很堅定:「既然決定做,就要做自己最想做的事情。萬一失敗了,大不了就回到鄉下當醫生。」

還有一次,一名學生與本庶佑討論工作,說這個實驗太貴了,我們沒錢了。本庶佑非常生氣:「笨蛋,不要擔心錢。沒錢做實驗我可以把我的房子賣了,快去做實驗。」本庶佑的執著,會幫助他在激烈的競爭中脫穎而出嗎?

雖然初期的條件實在艱苦,但夢想讓人哪怕深陷泥濘也依然可以仰望星空。每天晚上,他都要搭一個半小時的電車回家。即使在電車上,他也分析資料,思考科學問題。1978 年,他提出了「抗體類別轉換模型」。這種機制能實現抗體 5 種類型(IgM、IgG、IgA、IgD、IgE)的轉變,從而發揮不同免疫細胞的激發作用。自此,本庶佑奠定了他在免疫學的江湖地位。

1984 年,啟蒙恩師早石修從京都大學退休。本庶佑回到夢想開始的地方,接替老師的位置。京都這座古城,到處都是古街古寺。那古寺裡的鐘聲,像是穿越千年時光滌蕩而來。在這樣的環境下,人可以安靜思考自己追求的是什麼。本庶佑最想解決的問題,還是抗體多樣性的機制。12 年後,即 1996 年,本庶佑發現了一種新型酶——活化誘導性胞苷去胺酶(activation induced cytidine deaminase, AID)。

20 多年的堅持,本庶佑完成了兩項諾貝爾獎等級的發現:抗體類別

轉換模型與活化誘導性胞苷去胺酶。這兩項發現都被寫進了教科書，促進了人類對抗體多樣性的理解。

1987年，由於「抗體多樣性產生遺傳機理的發現」，利根川進獲得了諾貝爾獎。這一年，本庶佑失去了一次獲得諾貝爾獎的機會。但利根川進的獲獎為本庶佑帶來了很大的衝擊，他開始意識到，自己也可以挑戰諾貝爾獎。

5年後，本庶佑又做出了一個新發現，終於使他登上了諾貝爾獎領獎臺。

三、發現 PD-1

1988年，華裔教授丹尼斯・羅（Dennis Loh）在《自然》期刊發表了兩篇文章，首次報導了T細胞的陽性與陰性選擇，掀起了一股研究T細胞凋亡的熱潮。

胸腺就像一所軍校，T細胞在這裡接受「教育」和「選擇」。陽性選擇，指的是淘汰看見「壞蛋」卻不戰鬥的T細胞；陰性選擇指的是淘汰看見好細胞卻誤殺的T細胞。經過雙重選擇，能夠辨明敵我的T細胞才能存活下來。現實很殘酷，90%的T細胞死亡，活下來的10%在胸腺學校分成不同專業的類型，經由血液循環進入人體組織，同心協力對抗「異己」。

多細胞之間的合作構成了生命的基石，其協調合作程度可能超過人類社會，細胞甚至會為了整個生物體的利益而選擇自殺。

既然T細胞會死亡，那麼引起T細胞凋亡的訊號蛋白是什麼呢？

1989年，研究生石田靖雅向指導教授本庶佑提出自己想法：「我想尋找與T細胞凋亡相關的基因。」一直以來，本庶佑都是研究B細胞和

抗體多樣性。而且，他曾在 1984 年想複製 T 細胞受體的基因，但輸了這一場競爭。因此，他對 T 細胞的研究不感興趣。由於石田提交的研究方案具有很高的科學性和可行性，本庶佑便說：「我們試試看。」

學術自由是京都大學的辦校方針。在這樣一個自由的科學研究環境中，本庶佑團隊可以選擇自己感興趣，但不會馬上產生經濟效益的課題，然後安心研究。這樣寬鬆自由的學術環境，也難怪京都大學都誕生了 10 多位諾貝爾獎得主。

1992 年，本庶佑團隊在《歐洲分子生物學學會期刊》(*The EMBO Journal*) 率先報導了小鼠免疫細胞凋亡的基因。他將這個基因命名為細胞程序性死亡受體 1，簡稱 PD-1 (programmed cell death-1)。2 年後，本庶佑分離出了人類編碼 PD-1 的基因序列。但他也遇到了一件尷尬的事情：PD-1 被證實並不參與細胞程序性死亡。這就尷尬了，都已經這麼命名了。對於這個美麗的錯誤，本庶佑看得很開：「科學具有證偽性，只是階段性正確。因此，我們不要迷信論文，要懂得修正錯誤。」

PD-1 蛋白位於細胞膜，如同天線一般，接受和傳遞訊號。到底 PD-1 傳遞的是什麼訊號呢？

本來，結果不符合預期，這個研究主題就可以結束了。但本庶佑的好奇心促使他繼續探索 PD-1 究竟有什麼功能。本庶佑也沒有想到，這個決定讓他花費了很多年。為了理解一個新基因的功能，他採用最經典的方法──基因剔除技術。他在小鼠生殖細胞剔除 PD-1 基因序列，繁殖並篩選出 PD-1 基因剔除的小鼠。花了幾年時間，純合的基因突變小鼠終於誕生。但前 3 個月，PD-1 基因突變小鼠沒有任何異常。

幾年來，這個主題毫無進展，學生畢業無望啊。「這位學生很心急，好失望，不斷掉眼淚。」本庶佑回憶道，「終於有一天，他笑著找我，他等到了那一刻，PD-1 剔除小鼠生病了。」

本庶佑和湊長博（Nagahiro Minato）展開合作，利用了多種動物模型進行實驗，得到了類似的結果：小鼠缺乏 PD-1 會發生自體免疫疾病。PD-1 缺失導致免疫反應過強，會把生命體正常細胞辨識為「敵人」而加以攻擊。1999 年 8 月，本庶佑團隊在《免疫學》（*Journal of Immunology*）期刊上報導了這一項成果。歷經 10 年的探索，本庶佑終於找到了真相：PD-1 是免疫系統的「剎車」。

一直以來，本庶佑致力於研究抗體多樣性和自體免疫疾病，他沒有意識到 PD-1 對癌症治療多麼重要。至於鬆開這個免疫煞車，來治療癌症這個想法，則是其他科學家發現的拼圖。

四、PD-1 與癌症

1999 年 12 月，當本庶佑發現 PD-1 負調控免疫反應後 4 個月，陳列平在《自然醫學》（*Nature Medicine*）上發表了一個叫做 B7-H1 的蛋白也負責調控免疫反應。2002 年，陳列平發現 B7-H1 表現在多種癌細胞上（見十五節）。故事發展到這裡，就變得複雜，並充滿江湖味了。B7-H1 就是 PD-1 的配體 PD-L1（programmed death-ligand 1，細胞程序性死亡配體 1）。那麼是誰把 PD-1 和 PD-L1 串聯在一起的？

1998 年 7 月 27 日，在哈佛大學醫學院的一個實驗室裡，戈登‧弗里曼（Gordon Freeman）坐在電腦前，嘴角閃過一絲微笑。10 多年以前，當他加入李‧納德勒（Lee Nadler）實驗室進行博士後研究時，他就開始研究 T 細胞活化與增殖的開關（B7 分子）。此時，弗里曼之所以微微一笑，是因為他以 B7 分子為誘餌，在基因庫中「釣魚」，搜尋到了一個新型「生命密碼」。當時已知的 B7 分子都只在免疫細胞上表現。有趣的是，這個新型序列竟然來自人類卵巢癌。

事出反常必有妖。於是，弗里曼做了一個人生最重要的決定：解碼這個新型序列。他將這個新序列稱為「292」。1999 年 7 月，弗里曼委託哈佛大學附近的遺傳學研究所（Genetics Institute，GI 公司）尋找「292」的受體。

配體與受體相互作用，就像一把鑰匙開一把鎖，能夠特異性引起生物效應。

當弗里曼決定研究「292」的兩個月後，即 1998 年 9 月，本庶佑在一次會後的晚餐中與克里夫·伍德（Clive Wood）提及尋找 PD-1 配體的情況。「我的實驗室中有許多名學生試圖找到 PD-1 的配體，但均以失敗告終。」伍德時任 GI 公司免疫學研究室主任，擅長尋找配體。兩人相談甚歡，很快確定合作關係。不久後，本庶佑將 PD-1 蛋白等實驗材料寄給伍德，用於鑑定配體。然而，伍德最初的實驗未能鑑定出 PD-1 的配體。一年後，伍德參與了 GI 公司與弗里曼的合作研究。

伍德突然產生一個預感，弗里曼要尋找「292」的受體，本庶佑要尋找 PD-1 的配體，兩者會不會是一對呢？

伍德的實驗結果證實了假設：PD-1 和「292」真的結合在一起了！伍德便提議本庶佑、弗里曼和自己見面。三個人都很高興，便將「292」更名為 PD-L1。此後，三人展開了密切友好的合作。他們證實，PD-1 抗體可以阻斷 PD-1 和 PD-L1 的結合。於是，他們共同在《實驗醫學雜誌》和《自然醫學》上發表了合作成果。

1999 年 11 月 10 日，弗里曼和伍德提交了臨時專利申請。該專利要求保護經由啟動或阻斷 PD-1 與 PD-L1 訊號路徑來調節免疫反應的方法。有意思的是，該申請僅列出了他們兩人作為共同發明人，並沒有告知本庶佑。2000 年 6 月，本庶佑得知臨時專利申請的存在，便開始交涉要求加入共同發明人名單。歷經兩年的艱難溝通，GI 公司律師依然表示拒絕。

對於不公正的對待和不坦誠的態度，本庶佑憤怒了。2002 年 7 月 3 日，本庶佑聯合小野製藥提交了自己的專利申請，保護經由阻斷 PD-1 與 PD-L1 路徑治療癌症的方法。當然，發明人排除了弗里曼和伍德。後來，陳列平也捲入了這一場專利戰。接下來十幾年，是無休止的專利訴訟。

雖然這些科學家的關係最終惡化了，但他們都為 PD-1 與 PD-L1 路徑做出了重大貢獻。他們的貢獻為癌症治療帶來了革新，為患者帶來了希望，這才是最激勵人心的。

五、成功之道

對大眾來說，基礎科學枯燥乏味。但本庶佑抱著好奇心，去做自己感興趣的基礎科學研究。一直以來，他只是想釐清 PD-1 到底是怎麼回事。隨著陳列平和弗里曼揭開了 PD-1 和癌症的奧祕，本庶佑也接受了同事湊長博的建議，開始考慮 PD-1 機制在癌症治療上的應用。

2002 年起，本庶佑和湊長博一起發表了多篇 PD-1 與 PD-L1 癌症免疫療法的文章，並預測了這種療法比 CTLA-4 藥物更安全有效。隨後，本庶佑請求小野製藥支持開發 PD-1 藥物。可是，藥物開發投入高、週期長、風險大。小野製藥想引入合作夥伴，但沒有一家大公司願意冒險。

後來事情出現轉折，一家小公司梅達瑞克斯發現了本庶佑於 2002 年申請的專利。當時，梅達瑞克斯已經和艾立遜合作，並成功開發了 CTLA-4 單抗（見第十三節）。他們主動找到小野製藥，於是雙方開始合作開發 PD-1 藥物。2009 年，必治妥施貴寶收購梅達瑞克斯，繼續推進 PD-1 藥物的大規模臨床試驗。

2014 年，必治妥施貴寶的 O 藥（Opdivo）和默沙東的 K 藥（Keytruda）相繼上市，象徵著腫瘤免疫治療時代的到來。如今，多種 PD-1 與 PD-L1

抗體藥物獲批准上市，遍及黑色素瘤、肺癌、腎癌、膀胱癌、頭頸部腫瘤、淋巴瘤、胃癌、腸癌、食道癌和肝癌等 10 多種癌症（見附錄一）。一時之間，免疫治療成了癌症治療領域最引人注目的療法。

對於 PD-1 藥物的成功，弗里曼表示遺憾：「我的母親得肺癌 9 個月後便去世了，她接受的是標準治療和放療，病情發展太快了。要是這一切來得更早該有多好。」人生不如意之事十有八九。不久後，他很失意：「諾貝爾獎委員會沒有認可我的貢獻，我也很失望。」

2018 年 10 月 1 日，諾貝爾生理學或醫學獎揭曉，本庶佑和艾立遜獲獎，以表彰他們「經由抑制負免疫調節在癌症治療方面的發現」。第二天，本庶佑就宣布：「將所有獎金捐獻給京都大學，用以支持基礎科學研究。」當人們湧向本庶佑，祝賀他榮獲諾貝爾獎時，他平靜地說：「PD-1 在癌症免疫療法上的應用，是我多年從事抗體多樣性科學研究之路上的意外之喜。幸運的是，正是因為這樣的不期而遇，我獲得了諾貝爾獎。」

「在探索過程中，你總會與意外不期而遇。請為這種相遇做好準備，這可能會指引你為這個世界帶來重大發現。我們通往真理的道路，常常是出乎意料的。因此，你的好奇心（curiosity）很重要，它通常會與這個世界上的重大問題息息相關；然後，你需要有勇氣（courage）去挑戰（challenge）重大問題。當你遇到很多困難時，你需要堅持（continuation）和專注（concentrate）。在這個過程中，你就會產生自信（confidence）。」這 6 個「C」就是本庶佑獨創的成功之道。

這「6C」之道，隱約透露了本庶佑充滿哲學思想的一面。2005 年，本庶佑退休時，京都大學為他製作了一本紀念冊。他拿出毛筆，在封面寫上「混沌」二字作為書名，頗有深意。在一次採訪中，本庶佑透露了其哲學思想的起源：「我在讀高中時就接觸到中國哲學。我喜歡道家老子和莊子的哲學，但我不喜歡孔子的學說。孔子強調秩序、組織、制度，每

個人在社會中都要對應到一個對的位置上。可是,道家混沌的概念不一樣,它有無限的可能性。我認為這是思考宇宙天地很好的方法,你可以在其中找到無限的可能與未來。」

當他思考天地混沌時,有時候會想起在山口縣的年少時光。1945年8月6日,毗鄰山口縣的廣島市,突然騰起一朵碩大的蘑菇雲。原子彈爆炸後,廣島一片廢墟,14萬人死亡。在山口縣時,少年本庶佑看到父親醫治過很多核輻射致殘、致癌的患者。這一顆稚嫩的心靈早早就體會到,核輻射太可怕了。當時的科學家預估,核爆炸以及核輻射的影響將持續上百年,核汙染地區會寸草不生,人類無法居住。可以想像,那是一個黑色、混沌、失控的世界。

可是,在這毀滅與混沌之中,天地萬物悄悄生長、修復和變化。1970年代,當本庶佑從美國回到日本時,他驚奇地發現:廣島一片生機勃勃,竟被聯合國評為宜居城市。原來,我們低估了大自然和生命的修復能力。這也引發了本庶佑的思考:「我們從大自然發現了什麼,又學到了什麼?」

道法自然與混沌的道家思想,實在博大精深。從抬頭仰望宇宙的點點星光,到低頭探索生命宇宙的奧祕,本庶佑的一生都在思考生命的本質與可能。本庶佑終於發現,免疫系統具有強大的修復能力,竟然是癌症的一種解決方案。為什麼免疫療法是這個時代最有前景的癌症治療方案?

因為生命的自我修復能力,超乎我們的想像。

第十五節　激濁揚清

對抗癌症應該是免疫促進還是免疫正常化？

聖意勤勤，欲流清蕩濁，扶正黜邪。

—— 蔡邕〈對詔問災異〉

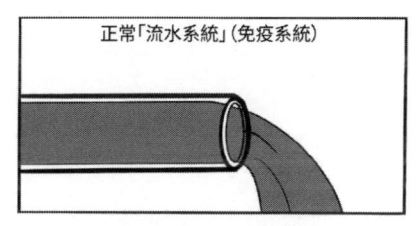

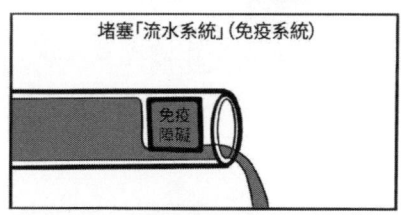

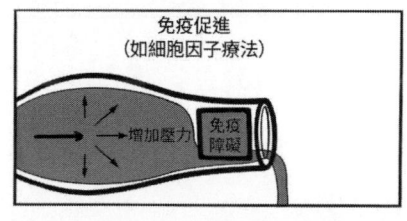

正常「流水系統」(免疫系統)

堵塞「流水系統」(免疫系統)
免疫障礙

免疫促進
(如細胞因子療法)
增加壓力　免疫障礙

免疫正常化
(如PD-1療法)
免疫障礙
移除

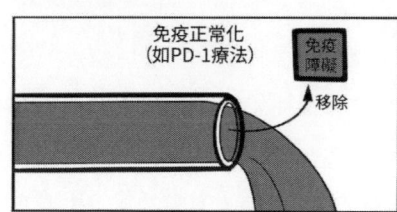

掃蕩惡勢力

第三樂章　抗體療法的突飛猛進

一、中華派

當本庶佑和艾立遜捧起諾貝爾獎時，陳列平錯失良機。但他為癌症治療帶來的，遠比一座諾貝爾獎盃更重要。

1982 年夏天，陳列平從醫科大學畢業，分配到腫瘤科擔任醫生。這位年輕人曾是籃球校隊隊長，熱愛運動，進取心滿滿。自從來到醫療前線，他就立志：「我要成為一名治病救人的腫瘤醫生。」但在 1980 年代，腫瘤治療手段十分落後，只有極少數化療藥物可用，且毒性巨大。陳列平目睹患者飽受癌症治療的折磨，一個個痛苦地離開。有一種深深的無力感，在他心裡慢慢生長。陳列平心想：「我天天看到這樣的情況，但什麼都做不了，然後看著患者去世，真是令人沮喪。」

如何才能改變現狀呢？陳列平艱難地說服家人後，毅然辭去醫生這個「鐵飯碗」。未來何去何從他也不知道，但他相信：只有對癌症的整體認知程度提高了，醫生才有可能為患者提供更好的藥物治療。

1983 年，陳列平開始攻讀醫學院研究所。他的專業方向是腫瘤免疫學，主要研究巨噬細胞（免疫系統的清道夫）如何吞噬癌細胞。陳列平意識到，在一群同學裡面，自己算是年紀比較大的。因此，他特別珍惜得來不易的求學機會，平時話不多，但格外的勤奮與專注。即使是寒冷的冬夜，他也經常跑去做實驗。從那時起，無論環境如何改變，他都專注於腫瘤免疫學。

天道酬勤，陳列平入學兩、三年，就開始發表論文。當時，他們的文章主要是發在中文的學術刊物上，如《中華免疫》和《中華醫學》之類的雜誌。業內人士稱這些刊物為「中華派」。出身中華派的陳列平並不滿足現狀，萌發了出國深造的念頭。

1986 年，陳列平申請到美國擔任訪問學者，隨後轉讀博士學位。古

語說，三十而立。陳列平 30 歲才開始讀博士，在一個文化習慣截然不同的異國他鄉，還是挺不容易的。他坦承：「畢竟已經習慣了賴以成長的社會文化，大多數人搬到一個新國家後，至少五年會感到不舒適。」

1990 年，當陳列平在卓克索大學拿到博士學位時，他陷入了艱難的選擇。站在人生的十字路口，總要面臨許多選擇，而選擇就意味著要付出機會成本。陳列平也很掙扎：留在學術界繼續做基礎研究，去醫學界當醫生，還是去產業界做轉化研究？

二、標靶治療時代崛起

1990 年，陳列平獨闖西雅圖，加入著名藥廠必治妥施貴寶。在必治妥施貴寶裡，陳列平開始腫瘤免疫學的前端研究。1992 年，陳列平在專業期刊《細胞》(Cell)上發表論文，自此嶄露頭角。陳列平第一次將 CTLA-4 與 CD28 的配體 B7 引入腫瘤免疫，發現了激發免疫反應能夠清除腫瘤。這一項創新工作，開闢了免疫促進劑治療腫瘤的新領域，也啟發了 CTLA-4 抗體治療癌症的後續研究。

在必治妥施貴寶，陳列平主要從事免疫促進的研究，這就像是對免疫細胞「踩油門」。可是，這個「油門」容易踩過頭，誘發免疫「車禍」。更何況，癌症患者本身就具有完整的免疫系統，為何還會產生腫瘤呢？

陳列平不停地思考，突然在某一刻，靈光一閃：「不是所有免疫細胞都出問題，只是腫瘤在其微環境中會產生免疫抑制的機制。」腫瘤微環境是腫瘤賴以生存的「土壤」。早在西元 1889 年，史蒂芬·佩吉特 (Stephen Paget) 就提出「種子與土壤」假說，認為癌細胞是「種子」，腫瘤微環境是支持腫瘤發展壯大的「土壤」。

於是，陳列平提出一種新假說：腫瘤微環境中存在「免疫逃逸分

子」。這些分子能夠矇蔽免疫系統的眼睛,幫助腫瘤逃脫免疫系統的追殺。免疫逃脫分子究竟是什麼呢?這個想法驅使陳列平深入研究腫瘤微環境,尋找答案。

但此時,腫瘤治療的時代發生了大變革。

1990年代,隨著人類在基因層面上逐漸揭示癌症的發病機理,腫瘤基因組學如日中天。腫瘤基因組學家宣稱:「只要我們了解癌症發生和發展的驅動基因,針對性設計相應的藥物,就能夠特異性地抑制癌症。」這一波浪潮轉變為標靶治療的臨床革命。

製藥不再是漫無目的地測試各種化合物,而是針對特定致癌「靶點」研發解決方案。1990年代中,伊馬替尼(基利克)治療慢性粒細胞白血病大獲成功,九成患者透過吃藥即可控制癌症。伊馬替尼能夠精準地作用於癌細胞的發病機制,它的出現代表了精準治療時代的到來。自此,各大藥廠紛紛轉向小分子標靶藥物,「替尼」類藥物的研發紅得發紫。「替尼」是一個小詞根,它代表了「指哪裡就打哪裡」,這一類小分子標靶藥物,逐漸成為各大製藥公司的「寵兒」。

1997年春天,西雅圖的天氣乍暖還寒。必治妥施貴寶的主管對陳列平說:「公司決定關閉整個腫瘤免疫治療研發部門。如果你選擇留下,就得放棄腫瘤免疫的研究,從事小分子藥物的研發。」時代的洪流下,掩蓋了太多的無奈。雖然主流已經冷落了腫瘤免疫學,但是陳列平不願隨波逐流,他堅守自己的興趣。多年以後,必治妥施貴寶才意識到自己失去了什麼。

無奈之下,陳列平轉戰梅奧醫學中心,默默探索腫瘤免疫的曙光。梅奧醫學中心就是傳說中為美國總統看病的地方。在這裡,陳列平可以方便獲取腫瘤研究樣本。得益於此,他很快就在腫瘤微環境中找到了答案。1999年,陳列平在《自然醫學》首次發表了B7-H1分子(也就是日後大名鼎鼎的PD-L1),並證明這個分子具有免疫抑制的功能。2002年,

陳列平再次在《自然醫學》上率先發表了 PD-L1 在多種癌細胞表面大量生成。有意思的是，它的生成主要是由 γ 干擾素所誘導。陳列平突然想到，T 細胞和腫瘤接觸，釋放 γ 干擾素，啟動 PD-1 與 PD-L1 路徑，這就誘導出局部的免疫抑制。

在論文摘要中，他富有前瞻性地寫道：「這些發現可能帶來基於 T 細胞的癌症免疫療法。」遺憾的是，科學界忽略了陳列平的觀點。

三、腫瘤免疫的谷底

就在標靶治療如日中天的時期，陳列平默默進行研究，默默發表論文。「誰終將聲震人間，必長久深自緘默。」

他深入研究 PD-L1 分子的生理功能，並發表了一系列的文章。他驗證了 PD-L1 路徑作為藥物標靶的安全性。2005 年，陳列平在《細胞研究》(Cell Research) 發表成果：在動物體內模型中，用抗體阻斷 PD-L1 或 PD-1 途徑，都可以提高抗腫瘤免疫反應，從而消滅腫瘤。

這一年，陳列平 48 歲，他的研究為以後的「神藥」研發奠定了堅實基礎。

過去十餘年，他孤獨探索，將涓涓細流，慢慢彙整為大江大海。此時，陳列平的內心充滿了憧憬：「抑制 PD-1 與 PD-L1 路徑以喚醒免疫系統，也許能在人體癌症治療上大放光彩。」

「然而，大多數人並沒有很好地接受這個新概念。」陳列平回憶道，「當時，腫瘤免疫學家使用增強免疫反應的辦法來對抗癌症。他們不相信 PD-L1 這種分子會在腫瘤的微環境中選擇性地發揮作用。」畢竟，腫瘤微環境那麼複雜多變，用抗體阻斷 PD-1 與 PD-L1 這一條路徑，就可以清除腫瘤，這怎麼可能呢？

第三樂章　抗體療法的突飛猛進

早在 1950 年代，科學家就發現人體的免疫系統能夠抑制腫瘤的生長。在腫瘤中常常存在大量的淋巴細胞，而且從腫瘤中也可分離出能殺死癌細胞的淋巴細胞（見第二十一節）。令人困惑的是，腫瘤微環境中的淋巴細胞卻無法遏止癌症生長。癌細胞彷彿在說：「你打你的，我長我的。」

傳統觀點認為：腫瘤生長和免疫反應就像是一條跑道上的競賽。如果免疫反應弱於腫瘤生長的速度，那麼腫瘤就會不斷生長。如果免疫反應超過腫瘤生長，那麼腫瘤就會受到抑制。基於這個假設，腫瘤免疫學的主流是增強免疫反應來對抗癌症。在過去幾十年裡，對免疫系統「踩油門」的方法包括腫瘤疫苗、細胞因子、細胞療法和溶瘤病毒等。這些方法把免疫反應提高到一個正常以上或者正常水準達不到的強度。但是，這些免疫促進的療法在治療實體瘤的臨床試驗中，都以失敗告終。

尤其是千禧年初，腫瘤疫苗的失敗，導致腫瘤免疫治療處於谷底時期。陳列平回憶道：「當時很多人認為免疫系統對治療癌症沒用，不少人也撤出了這個領域。我們這一批留下來研究免疫療法的人都是頑固分子。」

陳列平不但「頑固堅守」，還持有「非主流」的觀點：「腫瘤微環境產生強烈的免疫抑制，不管你如何增強身體其他部位的免疫系統，但是腫瘤部位依然可以關閉免疫防禦反應。」他的想法是：局部性治療腫瘤微環境，經由抗體鬆開被腫瘤拉住的「煞車」，讓 T 細胞能順利往前跑，從而消滅癌細胞。然而，腫瘤免疫的大環境處於谷底，梅奧醫學中心的小環境比較保守，陳列平想要展開人體臨床試驗，是不可能的了。

時代的車輪滾滾向前，個人如何才能翻開新的篇章呢？

四、翻開時代的新篇章

2004 年，陳列平遠走約翰霍普金斯大學。在這裡，陳列平遇到了另一個失意人德魯・帕多爾（Drew Pardoll）。帕多爾開發腫瘤疫苗，到處碰壁，

進入了職業生涯的谷底。陳列平一直向帕多爾和蘇珊‧托帕利安（Suzanne Topalian）夫婦介紹 PD-1 與 PD-L1 的重要性。雖然腫瘤疫苗能夠誘導 T 細胞免疫反應，但是這種反應無法在臨床上展現出藥效。為什麼會這樣？很可能就是腫瘤創造了一個惡劣的微環境，抑制了 T 細胞的功能。

蘇珊曾參與過 CTLA-4 抗體的臨床試驗研究，這種免疫療法屬於全身性免疫反應的增強，會導致不良反應的比例居高不下。陳列平對蘇珊說：「腫瘤患者的免疫系統和正常人是不同的，但大家一直忽視這個問題。PD-1 與 PD-L1 抗體的機制不同於以往的任何藥物，既不是直接地針對腫瘤，也不是簡單地調節免疫細胞，而是特異性地針對腫瘤微環境中關鍵免疫逃逸機制，經由改善腫瘤微環境來清除腫瘤。這樣的話，副作用就小得多了。」蘇珊十分認同陳列平的觀點。

當時，必治妥施貴寶正在推進 CTLA-4 抗體藥物的臨床試驗，但 PD-1 的優越性一目了然。因此，必治妥施貴寶開始重視陳列平的理念。陳列平的理念是，只有局部治療腫瘤微環境的免疫逃逸機制，才更加安全有效，這個理念在當時還是比較超前的。多年以後的事實才證明，標靶 PD-1 與 PD-L1 效果比 CTLA-4 要好太多，不良反應也小很多。回想 1997 年，必治妥施貴寶轉向標靶治療，錯失了陳列平，真的錯失了發展免疫療法的先機。

必治妥施貴寶高層開始意識到：「免疫療法是癌症治療的未來。」他們立即調整策略，將整個公司重組為專注於腫瘤免疫。把雞蛋全部放在腫瘤免疫這個籃子裡，這絕對是一場勇敢的賭博，冒著一切風險，也要全力以赴。必治妥施貴寶經由收購梅達瑞克斯公司，擁有了 PD-1 抗體（納武利尤單抗），並和陳列平重新建立了聯繫。

2006 年是一個轉捩點。歷經了兩年多的討論和準備，陳列平和蘇珊合作發起了世界上第一個 PD-1 抗體的一期臨床試驗，這就是日後鼎鼎大

名的 O 藥。

2006 年，一名 60 多歲的晚期結腸癌患者，來到約翰霍普金斯大學醫院。他試過放療、化療和標靶治療等，都失敗了。他的腸道腫瘤很大，肺裡面也有很多轉移腫瘤。患者已經無藥可救，病情發展迅速，陳列平團隊選擇冒險實施實驗療法。新的臨床試驗充滿不確定性，藥效未知，風險未知，會帶來存活的希望嗎？

醫生為患者打了一針 PD-1 抗體。3 個月後，全身掃描時，他的腫瘤完全消失了。陳列平回憶道：「當時，幾乎沒有人相信這個結果，都認為診斷結果有誤。後來醫生重新檢查，發現他完全治癒。我們還舉辦了一場慶祝會。」

為了推動 PD-1 抗體的臨床試驗，陳列平準備了 10 年。早期的臨床試驗顯示，部分患者的腫瘤確實消退了。但懷疑論者稱試驗規模太小。為了實現有數百名患者參與測試 PD-1 抗體的大型臨床試驗，陳列平花了 6 年。而他得到的腫瘤消退的實驗結果，則再一次令眾人震驚。在一些患者身上，癌症完全消失，並且不再復發。陳列平很興奮：「人們開始相信，這是真的了。」

2012 年，PD-1 抗體首次臨床試驗結果在《新英格蘭醫學期刊》發表。曾經接受治療失敗的轉移性黑色素瘤、結直腸癌、非小細胞肺癌、前列腺癌或腎癌等患者，經 PD-1 抗體治療後都產生藥效。陳列平 15 年的努力，終於轉化為看得見的成效。

免疫療法有三個特點：一是可及性，能夠治療廣泛轉移和「無藥可治」的晚期癌症患者；二是廣效性，可以治療多種不同的癌症；三是永續性，由於免疫系統具有記憶功能，免疫療法一旦奏效，部分患者能實現臨床治癒（治療 5 年後沒有復發或轉移）。

「十年飲冰，難涼熱血。」自此，人類進入了免疫治療劃時代的新篇章。

五、錯過諾貝爾獎　難過半分鐘

當陳列平在異國他鄉獲得成功後，他常常想起 1980 年代自己在家鄉的腫瘤科工作的場景。同時，他產生了回家的念頭：「我要讓家鄉的患者也能早日接受免疫療法。」

2008 年，PD-1 抗體一期臨床試驗獲得了確定性的進展。陳列平想率先在家鄉開啟腫瘤免疫治療的時代，但他遭到了冷遇。陳列平也很無奈。此後，他一直尋找機會。直到 2012 年，抗 PD-1 藥物一、二期臨床試驗結束，結果令人振奮。陳列平花了很多時間準備申請材料，打算申請重大科學研究專案。但評審並沒有認可這一項工作的重要性，陳列平又一次失敗了。

陳列平帶著失望的心情回到了家鄉。2013 年，陳列平獲得母校支持，這才在家鄉成立了實驗室。母校老師笑著對陳列平說：「之前你曾多次勇奪運動冠軍，我們都認為你是運動員的料。沒想到啊，你在科學研究路上披荊斬棘，成為了科學家。」

陳列平也沒有想到，當自己成立實驗室時，先機已失。就在這一年，免疫療法被評為年度最重要的科學突破。2014 年，PD-1 抗體在美國獲批准上市。隨後，PD-1 與 PD-L1 抗體一路披荊斬棘，在黑色素瘤、非小細胞肺癌、頭頸部腫瘤等 10 多個癌種中找到切入點，並逐漸躋身第一線治療的藥物（見附錄一）。

美國科學界也是論資排輩的。相對許多「學術巨星」來說，陳列平屬於「無宗無派」。在這種情況下，陳列平憑著執著，一路打拚 20 年。其 PD-1 與 PD-L1 的研究工作，跨越了基礎研究、轉化研究到臨床實踐，為無數癌症患者帶來了福音。當艾立遜和本庶佑在世界各地極力宣傳自己的工作時，陳列平依然在低調、勤懇、孤獨地探索。

他會得到公正的評價嗎？

2014 年 8 月 1 日，陳列平獲得了腫瘤免疫學頂級大獎——威廉・科利獎。更重要的是，2017 年 6 月 7 日，陳列平榮獲「華倫・阿爾波特獎」。只有在人類疾病預防、治療以及幫助人類深刻了解疾病領域做出傑出貢獻的科學家，才有資格捧起這個大獎。在歷屆阿爾波特獎得主中，有不少還獲得了諾貝爾獎，其中包括屠呦呦。1969 年，屠呦呦臨危受命，在設備落後和環境艱苦的情況下，帶領團隊克服重重困難，發現了青蒿素，拯救了全球數百萬人的生命。

2018 年 10 月以前，陳列平一度被視為有潛力摘得諾貝爾獎的科學家。當 2018 年諾貝爾獎宣布獲獎名單時，他卻不在其中。這激起了一陣輿論波瀾，不少人都表示遺憾：「這是華人科學家遭遇的隱性歧視與不公正對待。」但陳列平在媒體採訪中回應：「我曾經也感覺有點傷心，但是也就傷心了 30 秒，一分鐘後我就不傷心了。」

在他看來，PD-1 與 PD-L1 屬於過去。如今，他的工作是致力於解決 80％的患者對 PD-1 與 PD-L1 抗體治療無效的問題。對於艾立遜所說的免疫檢查點理論，陳列平認為該理論會為免疫治療的藥物研發帶來誤導。抑制性免疫分子就可以作為「免疫檢查點」來治療腫瘤嗎？2018 年，免疫學家劉陽發現，CTLA-4 抗體（伊匹木單抗）在免疫治療中的免疫檢查點假說並不成立。伊匹木單抗並非經由阻斷 CTLA-4 與 B7 相互作用而發揮抗癌效果，而是透過清除腫瘤局部調節性 T 細胞來發揮療效。

這反而暗示了重塑腫瘤微環境的重要性。

六、激濁揚清

陳列平 20 多年的努力，見證了腫瘤治療思路的變革：從腫瘤分子生物學的時代，到腫瘤微環境的時代。一步一腳印，每個人都能成為這個

偉大時代的一部分。

如今，在腫瘤領域，改造腫瘤微環境，是攻克癌症的關鍵所在。我們可以採取兩種策略來實現目標：①將治療重點從對癌細胞本身的打擊，轉移到破壞維持腫瘤生長和生存的微環境；②改善免疫微環境，充分激發免疫系統，使其能像清除感染一樣消除癌細胞。重塑環境，激濁揚清，潛力巨大。舉個例子，在 2020 年，MSK 癌症中心的李明提出了「癌症環境免疫療法」。與啟動免疫系統對抗癌細胞的「正面迎敵」相比，經由激發免疫系統去重塑腫瘤微環境，修剪滋養癌細胞的血管，也能「迂迴」地使癌細胞因缺氧而死。

腫瘤微環境與免疫系統之間的相互作用確實非常複雜，如何讓更多患者獲益呢？陳列平不忘初心，不斷前行。如今，他轉戰耶魯大學，擔任腫瘤中心免疫學部主任。不管身分如何改變，他的興趣一直都沒有變，始終聚焦於癌症免疫療法。他現在的身分很多，在實驗室從事基礎研究，開公司做轉化研究，在醫院進行臨床研究。陳列平承認：「從事研究、經營企業、執行臨床，需要了解三種不同的語言，做到這一點並不容易。」目前，基於陳列平實驗室的發現，除了 PD-1 與 PD-L1 抗體外，還有多個候選藥物（LAG-3、S15 等抗體）進入臨床試驗，並獲得了正面結果，有望為 PD-1 耐藥的患者提供新希望。

「如果我只專注基礎科學研究，那麼我可能會發表比現在多一倍的文章。」如今，對陳列平來說，發表文章已經不再是最重要的事情了。畢竟，治病救人才是初心，那一顆在 1982 年 25 歲時進入腫瘤科所產生的初心從未改變。

很多藥廠認為癌症可以變成慢性疾病。但陳列平的願景是：「我們要治癒腫瘤，而不是終身服藥。」

陳列平之所以親力親為、費時費力地執行臨床、經營企業，初衷還

第三樂章　抗體療法的突飛猛進

是希望透過自己的努力，研發出治癒性藥物。從這個意義上，我們更能理解陳列平為何自稱是個「孤獨的探索者」。20 年來，不被主流學界認同，他孤獨探索。如今，當大家爭相湧入 PD-1 領域時，他急流勇退，孤獨探索其他免疫逃逸路徑。

走近陳列平的世界，你可以感受到，人生最本原的東西，其實並不在世界最喧鬧的地方，也不在最輝煌的一刻。

一有時間，陳列平就回到家鄉，回到夢想開始的地方，上課、演講、討論⋯⋯在腫瘤免疫處於谷底的 10 年，陳列平的講座，經常只有一、二十名聽眾。如今陳列平的演講，座無虛席。2019 年 6 月 29 日，腫瘤免疫治療會議隆重舉行。陳列平戴著黑框眼鏡，目光如炬，在講臺上娓娓道來。

「免疫系統受到精細和微妙的調控，增強免疫力是一種危險的做法。我以水管為例做一個比喻。正常情況下的免疫反應，好比水流正常流通。一旦水管中間出現了阻斷，水流就無法通過。阻斷的地方好比是腫瘤發生的位置。解決的方法之一是增強水壓，強行讓水流通過（免疫促進）；還有一種方法是找到缺陷的部位，選擇性地去除阻礙，讓水流通過（免疫正常化）。抗 PD 療法使用的就是後一種方法：找到腫瘤微環境中抑制免疫反應的路徑，然後阻斷這一條路徑，讓免疫反應恢復正常。因此，我最近提出了免疫正常化的概念，將惡化的腫瘤微環境調整為正常狀態，從而治療癌症。」

「免疫正常化」理論為癌症免疫治療提供了一個全新的框架，意義深遠。陳列平出身中華派，所提出的理論閃爍著中華文化的智慧。古語云：「正氣存內，邪不可干。」在腫瘤微環境內，有太多邪惡的幫凶。

「激濁揚清，祛邪扶正」，才是治療腫瘤的正道。

第十六節　守正用奇

哪些因素影響免疫療法的療效？

以正治國，以奇用兵。

—— 老子《道德經》

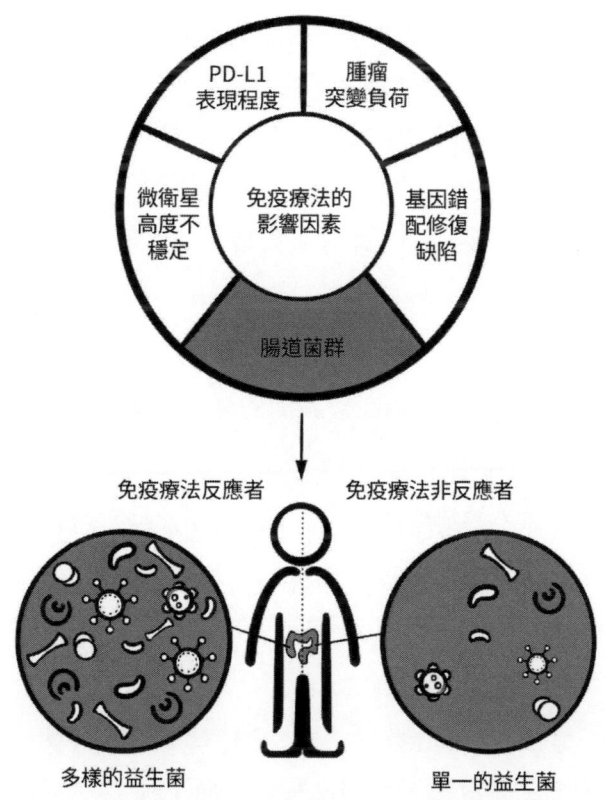

免疫療法的影響因素：
- PD-L1表現程度
- 腫瘤突變負荷
- 基因錯配修復缺陷
- 腸道菌群
- 微衛星高度不穩定

免疫療法反應者：多樣的益生菌
免疫療法非反應者：單一的益生菌

免疫療法是否有效，得看腸道菌群的「臉色」

一、冒險之旅

「如果生活環境不適合自己，該怎麼辦呢？」勞倫斯・齊特沃格爾（Laurence Zitvogel）在很小的時候，就開始思考這個問題。

第三樂章　抗體療法的突飛猛進

勞倫斯的童年在法國巴黎西郊的敘雷訥度過。1968 年，當「五月風暴」席捲，她目睹了學生罷課、工人罷工，還有朋友被槍殺。在充斥著政治動盪和種族歧視的社會氛圍中，讓人煩心的事太多了。在這種環境下，勞倫斯的心靈比常人早熟得更快。她很早就下定決心：「我要離開敘雷訥小鎮，我要出人頭地。」正是這個想法鞭策她努力學習，開始走上了科學冒險之旅。

1980 年中，勞倫斯開始在腫瘤領域的學習。最初，勞倫斯滿懷信心，準備在腫瘤治療上學有所成。在當時，醫生們除了開具各種化療藥物以外，能給腫瘤患者的治療也沒有更好的選擇。但化療副作用巨大，也為患者帶來了嚴重的身心折磨。這樣的腫瘤學教育讓她無法接受：「為什麼醫生像機器人一樣開藥，難道他們看不到這樣的治療對患者造成的痛苦嗎？」

也許是因為現階段科學知識的局限性，導致醫學無法同時兼顧生命的長度與品質。一個想法開始在勞倫斯的腦海裡迴旋：「讓先進的科學引領醫學的發展」。

就在勞倫斯有了這個想法時，一個契機出現了。羅森博格發現刺激免疫系統可以治療癌症，開啟了免疫系統對抗癌症的新紀元（見第十九節）。勞倫斯迫不及待地想知道：「到底該如何刺激免疫系統來對抗癌症？其中的運作機理又是怎樣的？」

1988 年，她做了一個冒險的決定：暫停學醫，轉而學習腫瘤免疫學。這一年，勞倫斯年僅 25 歲。她毅然背起行囊，前往法國國家健康與醫學研究院，拜師沃爾夫·H·弗里德曼（Wolf-Hervé Fridman）。勞倫斯按捺不住內心的激動，期待能探索出治療腫瘤的新方法。可惜，事與願違。

勞倫斯的性格比較固執，做事有自己的原則。同樣，沃爾夫也是如此。兩人始終各執己見，無法說服彼此。性格不合，再努力也無法成

事。無奈之下,師生關係僅維持了一年便無疾而終。對於勞倫斯而言,未來何去何從是一個即將面臨的難題。

勞倫斯想起初入臨床之時,癌症患者的痛苦情景在腦海中揮之不去。此時的她已經沒有退路可言。她決定再次出發,向腫瘤免疫學的中心更進一步,離羅森博格更近一點。

勞倫斯繼續冒險,遠赴美國匹茲堡大學,拜師邁克·洛茨(Michael Lotze)——其指導教授正是羅森博格。這一次,勞倫斯終於找到了性格匹配的導師。兩人充滿熱情,思考活躍,對所有武裝免疫系統的抗癌方案都持開放態度。一切潛在的方案,他們都認為值得探索。「萬一成功了呢,那將造福多少患者啊。」一想到這裡,勞倫斯就開足馬力,全速前進。

於是,勞倫斯開始了對樹突細胞疫苗的研究。樹突細胞可以偵查到癌細胞,並且指揮攻擊部隊的淋巴細胞攻擊癌細胞(見第九節)。勞倫斯在美國 5 年,成果顯著,是時候學成歸國了。

二、性別偏見

就在勞倫斯回到法國不久,她遇到了圭多·克勒默(Guido Kroemer)。克勒默是細胞生物學家,理論歸納方面很有天賦;勞倫斯是免疫學家和腫瘤臨床專家,提出的問題更加實際。兩人相互欣賞,碰出了愛的火花,在科學的江湖中很快就有了他們的傳說。

1990 年代中期,克勒默是細胞凋亡領域的一代宗師。細胞凋亡是一種細胞程序性死亡的過程。實際上,細胞有多種不同死法:細胞凋亡、壞死、自噬和焦亡等。癌細胞的一個特徵就是逃避細胞死亡。簡而言之,癌細胞不是有偷生的絕技,而是不知道如何「好死」。

如何讓癌細胞「好死」呢?

第三樂章　抗體療法的突飛猛進

勞倫斯遇到克勒默後，開始涉足細胞凋亡領域，並結合自己擅長的免疫學，開創了一個交叉領域。經典的凋亡是非免疫原性的，即不會引起免疫清除。勞倫斯發現，不同的化療藥物能夠引起不同的細胞死法。有的死法留下了特殊訊號，啟動免疫系統，讓其能辨識死亡細胞特徵，然後去搜尋並清除類似的細胞。基於此，勞倫斯和克勒默共同提出了一個新概念——免疫原性細胞死亡（immunogenic cell death）。

曾經，勞倫斯對化療藥物痛恨至極。如今，她對化療有了新的理解。有的化療藥物竟然能夠引起「免疫原性細胞死亡」，不但能夠殺死癌細胞，還能「教育」免疫系統去掃除殘餘的癌細胞。這可謂是「老狗也能學會新把戲」。於是，勞倫斯和克勒默開始研究如何調控腫瘤的死亡方式，尤其是免疫原性細胞死亡，並提出抗腫瘤的新策略。

馬瑜婷從大學畢業後來到法國巴黎，先後師從於勞倫斯和克勒默。她回憶道：「克勒默是一個傳奇人物，精通八國語言，擔任歐洲科學院和德國科學院院士，既是多個雜誌的主編，又是細胞死亡領域中引用率最高的科學家。」

他簡直是一個科學傳奇，是不是因此大家看到的都是克勒默的光芒，而忽略勞倫斯的貢獻？後來，勞倫斯申請歐洲基金，試圖展開自己的科學研究，但連續兩次遭到了拒絕。拒絕理由都是：「妳的研究不夠獨立。」

誰也沒想到，世人眼中美滿的夫妻關係，卻成了她在科學研究之路上的絆腳石。勞倫斯手裡拿著拒絕信，內心感到憤怒：哪一個成功的男人，背後沒有一個默默付出的女人？難道女性只配站在男性背後，無論做了多大的努力和貢獻，都只能被遺忘在角落嗎？

回到家後，勞倫斯把拒絕信遞給克勒默，生氣地說：「你看，這簡直令人難以置信。這就是我們的社會，太瘋狂了。我現在成了我們的關係和成就的受害者，我必須完全獨立出去，制定自己的研究議題。我要從

零開始做起,跟我有關的任何事情,你都不要碰。」

無論什麼性別,不管什麼年紀,每個人都有無限可能。勇敢向前,乘風破浪吧。

此時,勞倫斯想起了初心——更好地治療腫瘤患者。作為腫瘤臨床專家,她堅持為患者看病,希望能解決實際問題。她回想起30餘年的診療經驗,腦海中迴盪著患者的聲音:「腸胃不舒服,嘔吐,拉肚子……」

一個大膽的想法突然出現:「腸道微生物群與腫瘤治療有關係嗎?」

三、腸道微生物

這個想法過於天馬行空,人們無法想像腸道微生物與腫瘤治療會有關係。勞倫斯想研究微生物群這件事,克勒默和同事們都認為:「腸道微生物群這個想法太難以捉摸,是在做白日夢。」面對丈夫和業界的質疑,勞倫斯只有兩個選擇,一是放棄這個「白日夢」,二是證明這不是「白日夢」。勞倫斯堅定地選擇了後者,如果你有夢想,就要去捍衛它。

這個想法確實出奇,但創新本應如此。

勞倫斯開始著手實驗,去驗證這個「白日夢」。自此開始,她開拓了一個新領域——腸道微生物群與癌症治療。2013年,勞倫斯在《科學》期刊發表了獨立後的第一個成果。化療藥物(環磷醯胺)能夠破壞腸道的黏液層,促進腸道菌進入免疫器官,並激發免疫反應去對抗癌症。更有趣的是,在小鼠實驗中,如果把患癌小鼠的腸道微生物破壞後,癌症治療效果就會變差。這表示,腸道微生物參與了腫瘤治療,抗癌藥物只有在腸道微生物正常時才有效。

下一個問題就是拓展研究結果的適用範圍,腸道微生物會幫助免疫療法嗎?

勞倫斯立即轉向研究伊匹木單抗——一種用於治療晚期黑色素瘤的免疫藥物（見第十三節）。經過兩年努力，勞倫斯在2015年的《科學》期刊發表了研究成果。如果患癌小鼠的腸道微生物遭到破壞，體內腫瘤對伊匹木單抗幾乎沒有反應。當給牠們口服腸道益生菌（多形擬桿菌、脆弱擬桿菌等）後，這些小鼠對免疫療法就產生了反應。這表示，腸道微生物是影響癌症免疫治療的關鍵因素。

就在勞倫斯研究伊匹木單抗時，PD-1單抗也於2014年獲得批准用於治療晚期癌症。這些增強T細胞反應的免疫療法，開創了癌症治療的新時代。然而，癌症免疫療法僅對部分患者有效。

如何提升癌症免疫療法的療效呢？

勞倫斯越來越享受她的新方向——腸道微生物群與癌症免疫治療。自2015年公布研究成果後，她不但受到了眾多關注，也收到了不少質疑。質疑者指出：「這只是小鼠實驗，並不能說明腸道微生物就會影響人體癌症免疫療法的效果。」雖然面對很多質疑和困難，勞倫斯從來沒有忘記初心：治病救人，讓科學引領醫學。

科學界競爭十分慘烈，如果有人趕在你前面發表了文章，就白忙一場了。就在勞倫斯準備進一步證明自己時，競爭者出現了。

四、抗癌組合拳

2015年，就在勞倫斯的研究刊登在《科學》期刊時，同一期的雜誌還同時發表了一篇類似的成果。芝加哥大學的臨床醫生托馬斯·F·加耶斯基（Thomas F. Gajewski）採取了不同的研究方法，但得出了類似的結果。

加耶斯基在腸道微生物的研究之前，已經在腫瘤免疫領域奠定了江湖地位。他篩選了大量的基因剔除小鼠，發現干擾素基因刺激因子（STING）基因突變小鼠，不再對腫瘤產生免疫反應。神奇的是，啟用

第十六節 守正用奇

STING 路徑能模擬細菌入侵人體的反應，激發免疫系統去殺死腫瘤。細菌激發免疫系統真的可以對抗癌症，這再次證實了科利在 130 年前的想法（見第二節和第三節）。如今，相關臨床研究正在展開，它有可能進一步提升免疫療法的應用範圍。

自此，加耶斯基對免疫療法產生了濃厚的興趣。在一次偶然的發現中，兩批來自不同供應商的同品系小鼠，在誘導黑色素瘤的過程中，生長速度明顯不同。當兩個公司的小鼠放在一起飼養時，腫瘤生長速度的差異就消失了。托馬斯排除很多原因，真相竟然是腸道微生物。原來，兩種老鼠一起飼養時，牠們會食用彼此的糞便。腫瘤生長快的小鼠汲取了另一種小鼠的腸道微生物，腫瘤的生長速度竟然受到了抑制。加耶斯基發現了這一個異常現象，並繼續探索：「究竟是什麼腸道微生物可以抑制癌症呢？」

加耶斯基分析兩種小鼠的糞便微生物，發現雙歧桿菌屬細菌賦予了小鼠具有「抑癌優勢」。他故意給予老鼠雙歧桿菌，確實能提高小鼠的抗腫瘤能力。進一步的研究發現，雙歧桿菌可以增強免疫療法的抗癌效果。

這個小鼠研究的結果可以在臨床上轉化嗎？

加耶斯基是一名腫瘤醫生，他時常想起輪調到腫瘤科時，主治醫生沃克對他說：「癌症是最難攻克的疾病，你不如專攻癌症吧？」聽君一席話，勝讀十年書。既然選擇科學研究道路，那為何不直接從最艱難的問題開始入手呢？最終，他決定將腫瘤免疫學作為自己堅定不移的選擇。

雖然免疫療法可以治療部分患者，但是還有大部分患者沒有反應，這需要更多的科學研究。此時，他治療的患者當中，就有一些晚期黑色素瘤患者在使用伊匹木單抗或 PD-1 單抗之後，都不見效果。

患者每天都在與時間賽跑，迫切需要救治，怎麼辦？

2015 年，小鼠的研究讓他有了新思路，那就是腸道細菌。作為臨床醫生，他很快就把研究推動到臨床試驗。2018 年 1 月 5 日，加耶斯基的成果登上《科學》封面。腸道微生物影響癌症免疫治療效果，在人體中也得到了證實。他們分析黑色素瘤患者的糞菌，發現幾種細菌與免疫療法的療效存在關聯。對免疫療法有反應的患者體內，長雙歧桿菌、產氣柯林斯菌和屎腸球菌更多。他們把這些細菌分離出來，移植給小鼠時，小鼠的免疫反應更強，免疫療法的效果也更好。

腸道菌群和免疫療法，竟然是一種出其不意的抗癌「組合拳」。

可是，隨著近幾十年的都市化發展，人類生活環境突然變得「過於乾淨」。我們從小到大與微生物接觸變少，腸道菌群的多樣性和穩定性會不會變差？免疫系統與微生物互動變少，人類對抗疾病的能力會不會下降？我們體內至少有一半的細胞不屬於人類，而屬於微生物。

人類才剛剛揭開人體內細菌與疾病的關係，但這足以吸引人類探索治病的新思路。

五、守正用奇

自從 2015 年起，加耶斯基和勞倫斯的研究對象不只是單純的小鼠了，而是癌症患者。競爭者的出現也讓勞倫斯下定決心：一定要比競爭對手更努力。為了採集癌症患者的糞便樣品，勞倫斯團隊常常奔波於巴黎幾個醫院。他們受到了很多嘲笑，醫生們稱他們為「糞便先生」或「大便小姐」。還有的醫生嘲諷：「他們在野心勃勃地建造一座糞便之塔。」

2018 年 1 月 5 日，這一座「糞便之塔」轉變成一篇轟動性的論文。勞倫斯和加耶斯基的成果再次同時發表在《科學》期刊上。勞倫斯團隊分析了 PD-1 單抗治療的不同癌症患者（如肺癌、腎癌、膀胱癌等）的糞便，再次證明了腸道微生物在免疫治療中發揮著重要作用。在治療前或治療

中使用過抗生素的人，會造成腸道菌群的紊亂，最終降低免疫療法的藥效。他們還將患者的腸道微生物移植到無菌小鼠模型中，結果發現移植有效患者的腸道微生物，接受免疫療法也會有效；而移植無效患者的腸道微生物，治療也會無效。

這些在人體的觀察結果，簡直比兩年前的小鼠實驗結果更為出奇。癌症免疫療法是否有效，竟然得看腸道微生物的「臉色」。在一些癌症治療中，抗生素會損害免疫療法的抗癌效果，因為它破壞了腸道微生物群。抗生素濫用已經嚴重威脅人類健康，如今又增添了新證據。

文章發表後，勞倫斯對丈夫克勒默說：「你看，沒有了你，我一樣很精彩。」

克勒默笑著回答：「妳總能帶給我出其不意的驚喜。」

當然，勞倫斯帶來的驚喜並非天馬行空。她守住了正道——相信免疫系統能夠對抗癌症；她守住了初心——讓科學引領醫學，治療腫瘤患者。所謂守正用奇，就是在堅守「正道」的基礎上激發創新。

勞倫斯獨立展開研究以後，守正用奇，首次發現了腸道細菌可以增強免疫療法的療效。這也開啟了癌症治療的新領域。一直以來，癌症治療聚焦於癌細胞本身，這也確實發現了一些預測免疫療法有效的指標（見附錄五）。自 2014 年起，MSK 癌症中心的陳・蒂莫西（Timothy Chan）陸續在不同的癌症中發現：免疫療法獲益者普遍具有較高的腫瘤突變負荷，它可以作為免疫治療的預測指標。這個發現意義重大，經由預測指標選擇患者，可以顯著提高有效率。例如，2022 年，陳・蒂莫西的同事路易斯・迪亞茲（Luis A. Diaz Jr.）帶領一項針對錯配修復缺陷（dMMR）、局部晚期腸癌患者的研究中，使用 PD-1 抗體藥物治療 6 個月後，14 名患者 100% 達到了臨床完全緩解。這是實體瘤免疫治療的重大突破。

實際上，癌症治療不能只著眼癌症本身。我們需要有更宏觀的思想

第三樂章　抗體療法的突飛猛進

（如人體免疫系統與腸道微生物系統），才能解決提升療效的迫切需求。

2018 年 3 月 23 日，勞倫斯和加耶斯基合作，在《科學》期刊共同撰寫了一篇特邀綜述──〈微生物群在癌症免疫療法中的作用：診斷工具與治療策略〉(*The Microbiome in Cancer Immunotherapy: Diagnostic Tool and Therapeutic Strategy*)。他們歸納了微生物影響腫瘤治療效果的多種機制，並展望未來的腫瘤微生物治療的主要策略（糞菌移植、補充特定細菌、益生菌、益生元、特定代謝產物等）。如今，勞倫斯正致力於開發「細菌藥丸」來治療癌症。在中國蘇州，她與馬瑜婷建立了聯合實驗室。或許將來，患者可以服用「細菌藥丸」來治療癌症。

雖然微生物與免疫療法近幾年特別受到矚目，但是探索細菌與癌症之間關係的歷史由來已久。1990 年代，巴里・馬歇爾（Barry Marshall）喝下充滿細菌的培養液，以身試毒，最終發現幽門螺旋桿菌是胃炎、胃潰瘍以及胃癌的元凶。從那時起，人們發現一些細菌可以促進癌症。實際上，細菌與癌症的關係十分複雜，有的細菌還可以抵抗癌症。19 世紀末，科利用丹毒細菌治癒了很多腫瘤患者（見第二節和第三節）。細菌和癌症之間的有趣關係，為人類理解癌症提供了新思路。

在漫長的歷史上，腸道微生物和人類相互競爭與合作，最終共同演化成互惠互利的共生關係。腸道細菌為人體提供了免疫屏障，並訓練出強大的免疫系統。可是，很多因素打破了人與細菌的共生平衡，包括抗生素、化療藥物、不良飲食等因素都會降低人體的免疫力（見附錄八）。反之，保護甚至妥善利用這種共生關係，腸道微生物就是人類對抗癌症的盟友。

在人體中平均有 5.0×10^{13} 個細胞，而微生物總量是人體細胞數量的 10 倍以上。如果我們把人體當作一個國家，那麼微生物是居民還是入侵者？如何妥善處理微生物與人體的關係，使其有益於人體國度呢？

老子曰：「以正治國，以奇用兵。」當然，我們也要以人為本。

第十七節　以人為本

聯合療法是腫瘤治療的下一個春天嗎？

夫霸王之所始也，以人為本。本治則國固，本亂則國危。

—— 管仲《管子‧霸言》

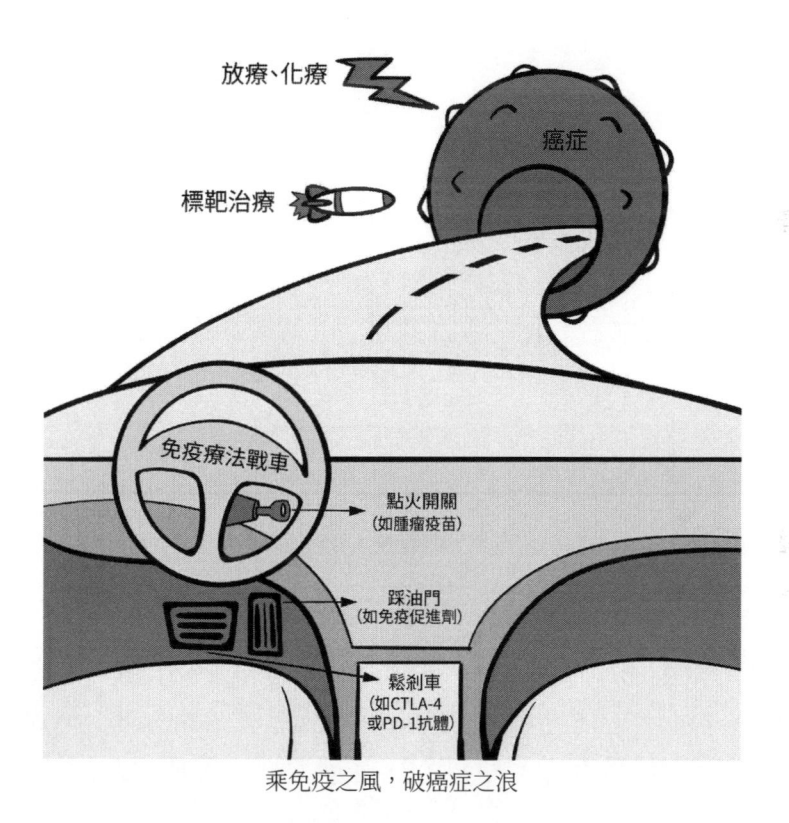

乘免疫之風，破癌症之浪

一、活著

在漫長的醫學史上，幾乎沒有記載患者的名字。但瑪麗‧伊麗莎白（Mary Elizabeth）冒險參加一個前途未卜的臨床試驗，自己的故事，由自己書寫。

第三樂章　抗體療法的突飛猛進

2010 年 8 月，紐約的天氣熱得像在火爐裡，樹上的知了不停地叫，太陽把柏油馬路都烤出了味道。孩子們去夏令營了，瑪麗一個人在家專心寫作。37 歲的瑪麗膚色皙白，金色的秀髮飄飄，是一名普通的雜誌撰稿人，也是兩個女兒的單親媽媽。3 個月前，她發現頭皮上有一個結痂。這個結痂沒有搔癢或者流膿，頭髮也將之遮蓋，所以她沒有在意。她更在意的是，每天怎麼把工作做得更好，並實現自己的作家夢想。

「鈴鈴鈴——」電話一陣響，打斷了瑪麗的寫作思路。她有點不耐煩地拿起電話。「嗨，瑪麗，我是西爾弗醫生。妳的檢查報告出來了，妳罹患了惡性黑色素瘤。」瑪麗一時之間沒有反應過來。醫生冷靜地說，「很抱歉告訴妳這個消息。我幫妳預約了 MSK 癌症中心，明天妳過去複檢一下……」

「MSK 癌症中心，治療癌症的地方！」瑪麗感覺到心跳加速和恐慌來襲，一邊聽西爾弗醫生說話，一邊慌張地用筆寫下明天預約的時間和地點。掛斷電話後，瑪麗一時難以接受癌症的診斷：「我得了癌症，怎麼可能？一定是醫生搞錯了……」瑪麗拿起手機，不知道和誰傾訴。看到編輯湯瑪斯的催稿訊息，瑪麗感覺煩亂和焦慮。湯瑪斯常常抱怨她交稿太慢，缺乏故事性，很難成為作家。

瑪麗一直忙於工作，沒想到自己卻病倒了。

第二天下午，在 MSK 癌症中心的診療室裡，醫生說：「確實是黑色素瘤，需要盡快做手術，切除腫瘤。」就這樣，瑪麗住進了醫院。住院期間，瑪麗目睹了其他癌症患者的生不如死，驚覺死亡的真實和恐懼。瑪麗經常在想：「我還能活多久？為了女兒，我必須積極面對。」對於生與死的積極思考，死亡的那些擔憂，也逐漸變成了勇敢。

一週後，瑪麗出院。剛打開家門，瑪麗看到桌上擺著一束鮮花，其中有她喜歡的向日葵，還有一張卡片。卡片上歪歪扭扭地寫著：「歡迎媽

媽回家，我們愛妳。——露西和貝亞。」瑪麗熱淚盈眶，是的，媽媽回來了，以後媽媽少安排一些工作，多陪伴妳們。

回到家後，瑪麗感覺有些疲憊，就上床睡一會。翻來覆去，睡不著，她突然想把自己的故事寫下來。說也奇怪，之前的寫作瑪麗都百般掙扎，這一次竟然思如泉湧。看著自己的故事，瑪麗覺得這也許會對其他人有幫助。於是她寄了一封電子郵件給《沙龍》(Salon)編輯湯瑪斯：「如果你覺得不錯，可以發表我的故事。」癌症在手術治療以後，復發的可能性永遠存在。瑪麗內心也擔憂這個問題，所以她在撰稿中寫道：「雖然我不知道未來會怎樣，但是每次感覺到自己的呼吸時，我會繼續做我最擅長的事情——活著。」

實際上，患者不僅需要活著，還需要生命有尊嚴，有意義。

二、疾病的隱喻

瑪麗也沒有想到，《沙龍》發表了她的故事，這為她的生活和工作帶來了很大的影響。

同在紐約這個城市裡，有一個人是瑪麗的偶像，她就是作家蘇珊・桑塔格 (Susan Sontag)。1975 年秋天，蘇珊被確診為乳腺癌晚期，醫生說可能最多只剩下 5 個月的生命。1978 年，蘇珊在《疾病的隱喻》(Illness as Metaphor) 中寫道：「每個人都擁有健康與疾病的雙重國籍。儘管我們都只樂於使用健康王國的身分，但是遲早會有那麼一天，我們不得不承認自己也是疾病王國的公民。」

如今，瑪麗也有同樣的苦惱。為什麼自己的身分在得了癌症以後就改變了呢？大家都把她列入癌症王國的一員，有些所謂的朋友，在妳得了癌症以後，開始疏遠妳甚至妳的孩子。好像妳身上有什麼病毒一樣，靠近了就會傳染。瑪麗出門都盡可能紮好頭髮或者戴上帽子，以免頭上

第三樂章　抗體療法的突飛猛進

的傷疤和禿頭讓人感覺不舒服。

在現代醫學發達的時代裡，癌症依然是一個神祕莫測和難以治癒的疾病。它的身上，甚至附上了道德評判和懲罰隱喻。有的醫生或家屬也責怪患者生活方式不健康，太晚檢查了。什麼時候大家可以除去癌症的隱喻和評判，以理智和樂觀的態度對待疾病？

1974 年，就在蘇珊確診為乳腺癌的前 1 年，CT 掃描引入腫瘤診斷。在此之前，癌症是個黑盒子，它在各種器官組織中瘋狂生長，卻無法看得清楚。新的診斷方法允許醫生評估腫瘤的大小和位置，這不但帶來對癌症前所未有的了解，也推動手術和放療更加精準。隨著影像學和病理學的發展，在醫生眼裡，人體就像一個個元件。醫生不再依賴患者口述病情來判斷，更不用和患者有身體接觸，經由各種機器檢測就可以有效判斷病情。患者不再是醫生溝通的主體，加上患者不了解醫學，於是醫病鴻溝越來越大，醫病關係越來越疏遠。面對冰冷的檢測儀器和資料，面對不甚了解的疾病，患者的孤獨和痛苦誰能共情？

2011 年 7 月的某一天，在 MSK 癌症中心，瑪麗來醫院複檢。雖然醫院裡的核磁共振儀和 CT 掃描機器看起來非常先進，但瑪麗每次進來都感覺不安，害怕又會檢查出什麼可怕的結果。

一週後，瑪麗在逛街，打算為女兒買一些漂亮衣服。這時電話突然響了，「我是放射科醫生卡麗，正在看妳的掃描結果，結果不是很好。」突然而至的電話讓瑪麗的心懸了起來，聲音也有點發抖：「結果不是很好？」

「是的，CT 結果顯示肺部有陰影，這意味著癌細胞可能已經轉移到肺部。妳需要盡快來醫院做全面檢查！」掛斷電話後，瑪麗看到街上的小孩和媽媽在開心地玩耍。想到自己的癌症可能轉移了，生存率非常低，以後不能陪伴露西和貝亞怎麼辦……瑪麗擦掉眼角的淚水，準備回家。

幾天後，瑪麗的複檢結果出來了。帕特里奇醫生把瑪麗從「第 4 階段黑色素瘤的初步診斷」的患者改為確診「第 4 階段黑色素瘤，並伴隨肺部和背部的轉移」。瑪麗雖然不完全理解癌症分期 1 至 4 期的具體定義，但是她的確知道癌症沒有第 5 階段。2011 年夏天才開始不久，《沙龍》雜誌上刊登瑪麗戰勝癌症的故事，僅維持一年就快要結束了。

帕特里奇醫生說：「2011 年 MSK 癌症中心的腫瘤年度報告指出，轉移性惡性黑色素瘤患者的預後通常很差，中位存活期為半年左右。」之前瑪麗還心存僥倖，現在的診斷結果讓瑪麗很絕望：「如果我的生命只剩下半年，我應該怎麼辦呢？」

帕特里奇醫生建議瑪麗找一下傑德‧D‧沃爾喬克 (Jedd D. Wolchok) 醫生。

三、指導教授的衣缽

沃爾喬克也是一位紐約人，而且是癌症免疫治療領域的明星。早在高中暑假，沃爾喬克就在康乃爾大學的免疫學實驗室實習。高一時，他遇到了免疫療法領域的奠基人勞埃德‧歐德 (Lloyd Old)。1984 年，歐德將他介紹給 MSK 癌症中心的艾倫‧霍頓 (Alan N. Houghton)。霍頓博士正在研究一種治療黑色素瘤的單株抗體。

沃爾喬克的暑假工作就是設計藥物代謝動力學分析方法，測定患者體內抗體數量的變化。這一位 19 歲的大學新生有機會參與真正患者的臨床試驗，是那個時代的產物。如今，藥物代謝動力學的分析都是高薪聘請專業團隊負責的。然而，那時候，免疫療法還處於飽受懷疑的原型理論階段。聰明人有太多選擇，為什麼會選擇這個領域？這一段寶貴的經歷拓展了沃爾喬克的視野，他回憶道：「坦白說，那個暑假讓我認清未來的方向，因為我看到了科學與醫學的交會點。正是因為在職業生涯早期

就充分接觸到腫瘤免疫學,我深信它是可行的。」

意外的是,2007 年,霍頓博士因肌萎縮側索硬化,無法工作。他把實驗室負責人的職位託付給沃爾喬克。沃爾喬克心中很堅定:自己是指導教授一手栽培的,必須接過導師的衣缽,並完成他未竟的夢想——治癒黑色素瘤。

當時,艾立遜剛來到 MSK 癌症中心。艾立遜和沃爾喬克都喜歡音樂,都相信癌症免疫學。兩人志同道合,很快就合作進行伊匹木單抗的一期臨床試驗。第一批患者中,有一位轉移性黑色素瘤患者在給藥後 12 週回來複檢。掃描結果顯示,腫瘤不但沒有消退,而且增大了。沃爾喬克遺憾地對患者說:「我們已經盡力了⋯⋯」患者離開前十分感謝:「雖然檢測結果很糟糕,但我感覺真的好些了。」這句話在沃爾喬克的腦海裡一直迴盪。會不會是患者對免疫療法的反應比較慢?

放療、化療和標靶藥物針對的是腫瘤細胞,腫瘤很快就會縮小。按照傳統標準,伊匹木單抗的計算週期是 12 週。根據現有的實體瘤療效評價標準,這位患者對藥物沒有反應。然而,免疫療法並非直接針對腫瘤細胞,而是治療患者的免疫系統。而且患者說自己感覺好多了,我們是否應該也要關注人的感受,而非僅僅在乎機器的檢測結果?

根據現有的療效評價標準,這位患者應該時日不多了。但令人吃驚的是,兩個月後,這位患者回來複檢,腫瘤竟然全部消失了。後來,這位患者又活了八年半。沃爾喬克意識到:「我們知道藥物有效,只是不知道如何衡量有效。在 CT 掃描下,患者腫瘤增大,是因為 T 細胞侵入腫瘤引起了腫脹。我們必須要尋找更好的藥效評估標準。」

改變現有實體瘤療效判斷標準,這相當於一種變革。各方阻力很大,經過多次溝通,最終的決定十分冒險。他們延長了實驗週期,記錄患者的存活時間。為了得到能夠說服食品藥物管理局的資料,這可不是

幾週或幾個月的事情,而是幾年的時間。因此,成本十分高昂。失敗的話,代價巨大。

幸運的是,他們成功了。在三期臨床研究中,伊匹木單抗可以延長晚期黑色素瘤患者的生存。與化療相比,免疫治療最大的特點是:一旦奏效,極可能出現「超級倖存者」。從生存曲線可以觀察到,曲線後半部分存在很長的平臺期,即免疫治療有生存拖尾效應和長期獲益的特點。

沃爾喬克他們改變了食品藥物管理局、醫生和產業界對免疫療法的評估標準(見附錄六)。對此,沃爾喬克有些心有餘悸:「如果伊匹木單抗未曾成功,我不知道其他免疫療法的研究還要如何繼續。」指導教授霍頓在天之靈,知道沃爾喬克實現了他未竟的事業,一定也會很開心。

四、艱難的抉擇

罹癌是生命中的一場地震。有沒有一種藥物可以延長癌症患者的生命?這是所有患者的渴望。瑪麗的父親因腸癌去世後,她更希望自己能活久一點,這樣就能陪伴女兒久一點。

2011年3月25日,就在瑪麗的父親因為腸癌去世的第二天,《紐約時報》報導:第一種延長黑色素瘤患者生命的免疫療法獲得了上市批准。但伊匹木單抗價格大約336萬新臺幣,這個天文數字般的價格也引起了極大的爭議。對此,必治妥施貴寶公司在其新聞稿中解釋道:「這是黑色素瘤的第一種,也是唯一一種能夠顯著延長生命的藥物。」

4個月後的2011年7月中旬,在MSK癌症中心門診室,沃爾喬克醫生熱情地和瑪麗握手。他微笑道:「你是帕特里奇醫生的患者嗎?讓我來看看今天能為妳做些什麼。」沃爾喬克醫生看起來和瑪麗年紀相仿,身材消瘦,有一雙藍色的眼睛。第一次見面,瑪麗感覺到了沃爾喬克醫生的熱情和溫暖。

第三樂章　抗體療法的突飛猛進

「免疫療法就是透過藥物激發人體的免疫系統來治療癌症的一種方法。最近我們測試了一種叫做伊匹木單抗的藥物，它可以激發免疫系統去摧毀癌症。這個藥物對部分患者具有長期療效。」沃爾喬克醫生熱情地介紹，「對於不能手術的晚期黑色素瘤患者來說，這是一個好消息。」

但壞消息是，這個新興免疫療法是美國最昂貴的藥物之一。「天價的癌症治療，讓普通家庭如何承擔得起？」瑪麗感到很無奈，「新藥研發是商業需要，還是為了患者的治療需求？」生命與健康是人最基本的權利，但是藥物的「經濟毒性」，讓無數人不能獲得平等治療的機會。

在病痛的折磨和現實的摧殘下，人靠什麼活下去？對於瑪麗來說，女兒是她最捨不得的人。「為了家人，我不能放棄。只要有百分之一的希望，就要盡百分之百的努力。」

一週後，在 MSK 癌症中心門診室，瑪麗和沃爾喬克醫生再次進行了談話。根據瑪麗的病情，肺部的腫瘤不推薦手術。肺部腫瘤還在繼續增大，目前只有伊匹木單抗比較適合這種不能手術治療的腫瘤轉移患者。沃爾喬克說：「如果伊匹木單抗的價格超過了妳的支付能力，我們還有一個機會。我現在準備進行一個新的免疫療法臨床試驗，如果妳能順利加入將不收取費用。」

臨床試驗指在人體進行實驗藥物的系統性研究，目的是確定實驗藥物的療效與安全性，一般分為一至三期臨床試驗（見附錄七）。試驗患者不用支付治療費用，不過得承擔試驗藥物的未知風險。艾立遜和本庶佑分別發現了一種喚醒免疫系統以對抗癌症的方法，但單藥治療只對 20% 至 30% 的患者有反應。如果這兩種療法聯合使用，是否可以使更多患者獲益呢？

2011 年，伊匹木單抗上市後，必治妥施貴寶正在開發一項新藥。它暫時沒有名字，代號叫做 MDX-1106。它是一個抗體，能夠與另一個免疫煞車 PD-1 結合，從而喚醒免疫細胞殺傷癌細胞。本次試驗的目的是，

探索聯合抑制 CTLA-4 和 PD-1 的安全性。

瑪麗有些擔心地問:「我記得伊匹木單抗之前的臨床試驗中,有死亡的不良事件,其中 14 例死亡與研究藥物有關。聯合用藥的風險會不會更高?」

沃爾喬克醫生表示同意:「理論上是的,參加臨床試驗的患者和家庭得承擔風險。不過妳們有權利在任何時間選擇退出試驗,我們尊重所有患者並且會全力治療。」

瑪麗面臨三個艱難選擇:①伊匹木單抗經過臨床試驗驗證,具有一定的安全性和有效性,但是價格高得讓人絕望;②伊匹木單抗聯用 MDX-1106,沒有經過試驗驗證,可能更加有效,也可能會發生死亡等不良事件;③不治療的話,醫生說可能只有半年的生命了。

時間不多了,活著的每一天都是和時間賽跑,與死神爭奪生命。瑪麗選擇鋌而走險:參加免疫聯合療法的臨床試驗。成功了就擁有更長的生命,失敗了可能要付出生命,但能說明免疫聯合療法是不安全的。此外,瑪麗回憶道:「我對臨床試驗是抱有懷疑的,聽起來似乎有很大的風險。但沃爾喬克善解人意,為患者考慮。我與沃爾喬克的良好溝通合作關係,是我選擇參加臨床試驗的重要原因。」

患者需要的就是這樣以人為本的好醫生。

在接受新藥臨床試驗前,瑪麗的身體狀態已經很差。癌痛太難受了,瑪麗嘆息:「忍痛根本不算美德,也不人道,因為免除疼痛是人類的基本權利。」免疫聯合療法可以消除病痛嗎?

五、以人為本

2011 年 9 月,當瑪麗看著測試藥物經由點滴瓶進入身體時,她的內心充滿疑惑:「它真的有效嗎?我只得到一個低劑量,這是第一期試驗的

目標,以找到新藥的安全劑量。即時效果不太可能發生。」

一週後,在 MSK 癌症中心診療室裡,沃爾喬克醫生一邊檢查瑪麗的腫瘤,一邊問:「我的觸碰是否讓妳感覺疼痛?」瑪麗感覺不怎麼痛了,她感覺身體內部似乎有一股力量幫助她對抗腫瘤,這一股力量應該就是免疫系統吧。

自從成為這一次免疫療法的試驗對象以後,瑪麗也希望自己有所貢獻。她已經簽署了她的血液和組織等可以用於癌症研究。在參加臨床試驗後,瑪麗重新為《沙龍》撰稿,繼續和讀者分享她的故事,分享鮮為人知的免疫療法。她相信傳播癌症知識和正能量是一件有意義的事情。

3 個月後,沃爾喬克醫生拿著第一組 CT 掃描結果,告訴瑪麗:「已經沒有癌症跡象!」瑪麗雙手握住沃爾喬克醫生的手,興奮地表示感謝,醫病關係最融洽的情景莫過於此。在癌症治療史上,腫瘤醫生和患者的關係始終有點緊張。為了徹底消滅癌症,手術和放療、化療都有著過度治療的歷史。為了醫學的發展,患者所經歷的痛苦、所展現的勇氣及其為醫學的奉獻是不可想像的。很多醫生也逐漸意識到:單純延長患者存活時間是遠不足夠的,維護患者的生命品質、生活意義和尊嚴也是醫學的使命。

免疫療法不直接對抗癌症,而是治療患者的免疫系統。免疫療法從理念上讓患者和醫生都開始關注患者本身,為患者延長生存時間和提高生活品質提供了希望。

一個現實就是,人們常常看到科學家和醫生成功時刻的光芒,卻忽略冒著生命危險參加臨床試驗的患者。真實世界的證據是新藥上市的必經之路,那些用生命參加新藥臨床試驗的患者,才是醫學史上最值得肯定的英雄。如果沒有他們的勇敢,很多疾病我們還是看不到治癒的希望。

雙免疫聯合療法不但實現了「去化療」，而且更進一步提升了針對晚期癌症的療效。2015 年 10 月，美國食品藥物管理局批准了第一個雙免疫聯合療法，用於無法切除或轉移性黑色素瘤患者的治療。自此，免疫聯合療法開啟了新時代。

「單兵作戰」到「聯合出擊」，腫瘤治療的春天即將到來。

2022 年 3 月，美國食品藥物管理局批准新型免疫檢查點抑制劑抗 LAG-3 聯合 PD-1 單抗上市。2 個月前，MD 安德森癌症研究中心在《新英格蘭醫學期刊》報導：PD-1 與 LAG-3 抑制劑聯合使用，成功幫助晚期黑色素瘤患者實現無進展存活期翻倍。但是，兩種抗體藥物聯合使用，用藥成本與不良反應太大了。能否有一種抗體藥物達成聯合治療的功效？

由於腫瘤系統非常複雜，對於這種複雜多變的難題，或許「1+1>2」是一種解決方案。為了替免疫療法找到「理想夥伴」，放療、化療、標靶治療、腫瘤疫苗等都在探索與免疫療法的契合度。如今，各種免疫聯合療法蓬勃發展，在肺癌、肝癌、腎癌和結直腸癌等癌種上，已經展現了不錯的研究趨勢。未來，將會有越來越多的患者從免疫療法中獲益。

免疫療法之所以是革命性的，因為它能治療已經廣泛轉移的晚期癌症、具有廣效性而且具有長期生存效應。正如瑪麗，她從 2011 年 8 月確診為晚期轉移性癌症後，預計只能存活半年。2022 年本書寫作之時，瑪麗已經存活超過 11 年，她的故事還在繼續。瑪麗相信：「癌症患者不但可以活著，而且可以活得有尊嚴，有意義。」她希望實現作家夢想，實現人生價值。人生有時很神奇，一個看似毀了你的東西，最後卻又成全了你。她寫的故事被出版成一本暢銷書——《綿延的災難和奇跡》(*A Series of Catastrophes and Miracles*)。

當瑪麗的女兒們從廚房裡推出慶祝蛋糕時，瑪麗微笑著招呼一家人圍坐在插著蠟燭的蛋糕旁。瑪麗笑著合上雙手，閉上眼睛許願。瑪麗看

第三樂章　抗體療法的突飛猛進

到一家人團團圓圓，健健康康，滿心感激。她感激科學重新定義了癌症治療的方式，並帶來了真正的人文關懷 —— 可以有尊嚴、有意義地活著。

好的科學就是這樣，以人為本，站在全人類的角度去思考問題。人類與癌症的戰爭終於到了改變遊戲規則的時刻。距離瑪麗千里之外的中國，一群人嗅到了癌症戰爭要鉅變的氣息，開始摩拳擦掌。

第十八節　科學致勝

如何讓患者用得起免疫藥物？

問渠那得清如許？為有源頭活水來。

—— 朱熹〈活水亭觀書有感・其一〉

一、免疫時代

在歷史上，宋代《仁齋直指附遺方論》一書最早描述癌症的特徵：「癌者上高下深，巖穴之狀，顆顆累垂……毒根深藏，穿孔透裡」。意思是說，腫瘤像岩石狀，有毒根深藏於體內。從這句話可以看出那時對腫瘤的外觀描述，基本上與現在的腫瘤類似。千年光陰，倏忽而過。如今，人類與癌症的關係如何？

2012 年，吳一龍意識到，免疫療法將是未來的發展方向。於是，他在學術圈開始普及 PD-1 和 PD-L1。這一年，吳一龍 56 歲，但他依然對世界的變化保持敏銳。

1982 年，吳一龍從學校畢業後，成為專攻肺癌診療的醫生。從 1982 年至 2000 年間，他一直努力探索肺癌的治療方法。然而，手術、放療和化療都是無選擇性的治療技術，不僅療效無法預測，同時副作用不小。在這 18 年間，吳一龍一次次目睹這些治療方式為患者帶來的傷害，深感精準治療的迫切性。2000 年，44 歲的吳一龍到美國參加國際肺癌大會，他聽到了一個自相矛盾的新藥試驗：美國小組的研究資料表示這種新藥沒有藥效，而日本小組的資料卻顯示它的療效還不錯。

2001 年，為了救治一位肺癌患者，吳一龍想試試那個自相矛盾的新藥 —— 吉非替尼。但吳一龍遇到了難題：由於吉非替尼還沒上市，所以

第三樂章　抗體療法的突飛猛進

無法通過海關。經過多方溝通，他以「患者救命急需，進口少量自用藥品」引進了吉非替尼。如果患者生命不測，他是否擔有勸導誘用之責？這種盲試新藥是否遵循指南？吳一龍承受各方的壓力和批評，為 100 多位患者申請使用了吉非替尼。

這是標靶藥第一次引入，儘管當時還不知道它與基因突變有什麼關係。就在藥廠放棄吉非替尼之際，吳一龍堅信自己的臨床試驗結果：雖然吉非替尼在歐美臨床試驗的緩解率不到 10%，但對於黃種人患者卻具有「特殊有效性」。吳一龍根據這一項發現，透過基因測序揭示了背後的祕密。原來，一個叫做表皮生長因子受體（epidermal growth factor receptor， EGFR）的基因在黃種人突變率很高，占所有非小細胞肺癌的 30% 至 40%，而在西方人群則少於 10%。吉非替尼是針對 EGFR 基因突變型的藥物，所以對黃種人更加有效。此後，吳一龍帶領的大規模臨床試驗顯示：吉非替尼對有 EGFR 基因突變患者的有效率達到了 60% 至 70%。這一項研究被譽為「建立了 EGFR 基因突變型肺癌的治療新標準」。自此，肺癌治療進入精準標靶治療的時代。

江湖上，吳一龍有「醫俠」的雅號。俠之大者，為國為民。為解決標靶藥物昂貴，普通患者買不起藥、用不起藥、看病昂貴等難題，吳一龍多方奔走，推動將這種藥納入醫療保險，開創了標靶藥物納入醫療保險的先河。在解決這些問題後，吳一龍便開始思索：「還有 70% 的患者是 EGFR 陰性，無法從標靶治療中獲益，還有什麼辦法嗎？」

直到 2012 年，他意識到，免疫療法是一個充滿潛力的療法。最初，他專注於手術；後來，他篤志於標靶治療。那時，他開始思索：「如何才能讓患者得以使用免疫療法呢？」

2015 年冬，霧霾又一次肆虐。吳一龍開始擔憂：「一直以來，肺癌主要由吸菸所引起，現在由環境因素導致的肺癌正逐漸向非吸菸人群擴

散。」吳一龍已年近 60 歲，他感覺刻不容緩。這一年，PD-1 免疫療法的臨床試驗（CheckMate-078）應運而生。

在吳一龍的主持下，免疫療法開創了專屬於晚期肺癌患者的生命奇蹟。3 年後，結果令人驚喜。這是第一個證實免疫療法在黃種人中的療效和安全性的研究。出於優異的臨床結果，2018 年 6 月 15 日，O 藥成為獲批准的癌症免疫治療藥物。吳一龍興奮地表示：「免疫療法將為醫生及肺癌患者提供新的治療選擇，並讓部分患者長期生存，具有劃時代的意義。」如果說 EGFR 抑制劑是上天送給肺癌人群的禮物，那麼 PD-1 藥物將會是醫藥界擁抱世界的絕佳切入點。

二、PD-1 抗癌藥誕生記

2001 年，美國普林斯頓，梅達瑞克斯公司科學家王常玉接到了一項神祕工作。他要帶領一個小團隊，研發 PD-1 抗體。

自 1983 年大學畢業以來，王常玉一路深造，孤身赴美，掌握了抗體研發的核心技術。然而，當他剛接手 PD-1 專案時，一查文獻就驚呆了：「PD-1 領域竟然僅有三篇文獻，而且都是本庶佑發表的。」當時，陳列平還沒有報導 PD-1 與癌症有關係，可見這個專案是缺乏文獻提供理論支持的。王常玉隱約感覺到，自己承擔了一個高風險的專案。但從反面去思考，這也意味著這個領域將是一塊水草豐滿卻又未經開墾的膏腴之地。在這樣的背景之下，王常玉決定開啟新的冒險之旅。

他打算拿出兩大壓箱底的絕活：雜交瘤技術與全人源抗體開發技術。萬事起頭難。在當時，PD-1 蛋白等關鍵性實驗材料還無法直接進行外購，很多實驗條件也不成熟。王常玉帶領團隊從選殖基因和蛋白表現開始，逐步摸索前進。他們將 PD-1 蛋白注射到基因改造小鼠，然後從小鼠脾臟裡分離出能生產抗體的 B 細胞。他們再融合 B 細胞和骨髓瘤細胞，

第三樂章　抗體療法的突飛猛進

很快就篩選到了合適的雜交瘤細胞。

王常玉就像「開外掛」了一樣，很快就能夠生產人源化 PD-1 抗體了。

4 個月前，王常玉團隊才開始製備 PD-1 蛋白。4 個月後，他們就得到了全人源化抗體。速度可謂驚人。其他研發機構的抗體平臺，大多都不能直接生產全人源化抗體，後期還需要進行人源化改造和篩選，這樣週期就很長了。憑藉全人源抗體開發平臺，王常玉很快就拿到了幾百個全人源化抗體。這可是幾百個 PD-1 抗體，真是幸福的煩惱啊。但弱水三千，只取一瓢飲。王常玉開始推敲：如何從幾百個候選中，挑選出最優秀的一個呢？

王常玉團隊一邊摸索條件，一邊做抗體篩選。他們花了一年多，才建立好體外篩選方法。配體與受體的親和性，就像鑰匙打開鎖一樣。最初，王常玉比較關注抗體的親合性。後來，他有了新的理解：「親合性其實並不是 PD-1 抗體奏效的關鍵因素，更重要的是受體阻斷能力。只有阻斷 PD-L1 與 PD-1 結合，才能讓 T 細胞重振雄風。」於是，他們經由一系列的體外測試和體內研究，最終篩選出 1 個在受體阻斷、受體結合、生物活性以及成藥性等方面表現最好的抗體。

可是，這個來自小鼠體內的天然抗體，結構非常不穩定，怎麼辦？王常玉團隊再次使出拿手絕活，對 PD-1 抗體進行一次精準的「科學手術」（將抗體可變區與 IgG4 恆定區融合）。王常玉團隊終於得到了在體內穩定有效的 PD-1 抗體──納武單抗，這就是日後名揚天下的 O 藥。

一個劃時代的抗癌藥，就此誕生。

此外，包括韓敏華、黃海春、吳儀和陳炳良等華人科學家也功不可沒。當他們潛心研究 PD-1 抗體時，應該不會料想到，他們正在開創一個新時代。

2006年，在王常玉和陳列平等科學家的推動下，全球第一個PD-1抗體臨床試驗啟動了（見第十五節）。一期臨床試驗的主要目的是觀察新藥對於人體的安全性。出乎意料的是，納武單抗在藥效上非常令人驚豔。2012年，《新英格蘭醫學期刊》發表了納武單抗的臨床結果：在肺癌、黑色素瘤和腎癌等多種癌症中，20%至30%的患者獲得緩解，奏效的患者中有66%的療效持續超過一年。《新英格蘭醫學期刊》指出：「這是過去30多年來，免疫療法交出的最好成績。」

2012年，一些將來在醫藥界有著巨大影響的人，也開始步入歷史的舞臺。

三、科學改變生命

2012年，沈琳開始關注免疫療法。2014年年底，PD-1藥物在美國獲批上市，用於治療黑色素瘤。但在東方，黑色素瘤的發生率相對較低。沈琳心想：「消化道腫瘤是東方特色的癌症，免疫療法可以造福這些患者嗎？」

過去20年的每一天，沈琳都在與死亡打交道，但積極樂觀的心態支持她一路走來。1992年，想成為工程師的沈琳意外踏入胃癌治療的大門時，針對胃癌的治療方法十分匱乏，一度令她感到迷惘：「到底有沒有更好的胃癌治療方案？」

為了更好地提高臨床療效，她不斷歸納診治病例，進行科學研究，反覆驗證。為了讓患者得到最優的治療方案，她發起並主導了腫瘤多學科合作組織。歷經20年的從醫生涯，這位女孩早已褪去了女子的溫婉。她雷厲風行，在這個男性為主的科學界和管理界闖出了一片自己的領地，從「菜鳥」逐漸成長為腫瘤醫院副院長，從新兵逐步成長為消化道領域的領軍者。十年磨一劍，她建立了「胃腸道腫瘤精準治療一體化研究

第三樂章　抗體療法的突飛猛進

體系」，推動了醫療技術和抗腫瘤新藥的臨床轉化，為無數腫瘤患者帶來了福音。然而，晚期胃癌治療之困難，沈琳深有體會。

2015 年以前，胃癌臨床試驗基本上都是失敗的。面對失敗，她的內心有千百遺憾，更有萬千動力。她越來越意識到：胃癌是一種十分複雜的疾病，我們也要關注地域、人種、腫瘤異質性的問題。然而歐美科學家長期研究白種人常見的腫瘤，這也是為何免疫療法首先在黑色素瘤獲得突破的原因。對於每一代人，時代賦予不同的機遇和責任。胃癌患者能從免疫療法獲益嗎？這正是沈琳渴望回答的問題。在她的推動下，O藥聯合化療的臨床試驗（CheckMate-649）終於實施。在臨床試驗中，患者出現任何情況都是有可能的。沈琳作為主要研究者，細心謹慎地進行免疫治療。

「剛開始的時候我們也碰壁，患者出現一些預料外的反應，我們就四處與專家討論。患者去哪裡，我們的醫生就跟到哪裡，患者住在別的醫院，我們的醫生也隨診守護。」沈琳說，「隨著病例數的累積，醫生對新藥的認知和對不良反應的處理越來越有經驗，並有了許多早期診斷和干預方式，免疫治療也變得越來越安全。」

這一次，胃癌治療終於傳來佳音。2021 年 4 月，沈琳公布治療資料：「接受 O 藥聯合化療方案的客觀緩解率高達 59%，死亡風險下降 39%；對比化療，可獲得具有臨床意義的總存活期與無進展存活期雙重獲益。」長期以來，晚期胃癌患者的平均存活期不到一年。如今，免疫治療為一小部分患者打開了治癒之門。部分患者可以回歸社會，像正常人一樣工作和生活，這為患者帶來了生命的尊嚴以及生命的意義。

科學真的能夠改變生命。

在胃癌醫學界，流傳著「北沈、南李」的傳說。「北沈」是沈琳，「南李」則是指李進。對於胃癌治療的突破，李進也很興奮：「約 80% 的胃癌

患者確診時,已經處於進展期乃至晚期。晚期患者往往由於消瘦和營養不良,導致治療耐受性下降。因此,第一線治療是其取得療效的最佳機會。納武單抗聯合化療的方案實現了近十年來,胃癌第一線治療領域的首個重大突破,有望為胃癌難題開啟全新局面。」

所謂第一線治療,就是患者確診後使用的第一個治療。免疫治療提升至第一線,讓患者在免疫力和身體狀態較好時就使用免疫療法,這是非常重要的。因為很多癌症治療藥物如放療、化療,是抑制免疫系統的。因此,在免疫系統變得脆弱不堪之前接受免疫療法,免疫細胞就能滿血殺敵了。

四、我不是藥神

2018 年,風靡全球的 O 藥和 K 藥相繼上市。這意味著腫瘤治療,也進入了「免疫 O(藥)K(藥)時代」。最初,這兩款藥一年的費用在 120 萬至 160 萬元新臺幣。有多少人能用得起呢?

也是這一年,電影《我不是藥神》上映,讓大眾看到了進口抗癌藥背後那眾生的疾苦。「這個世界上只有一種病,那就是窮病。」這句話道盡了老百姓有病看不起的殘酷現實。長期以來,抗癌新藥只能依賴進口,價格昂貴、審查週期長、普及性低。如何解決這些難題呢?

一些科學家開始走上創業之路,因為他們意識到:要從根本上更快、更好地使用更便宜的抗癌藥,還是要靠新藥研發。

2012 年起,PD-1 的藥物研發,紛紛開始啟動。PD-1 的江湖上,各路人馬,紛紛登場。2011 年,王曉東做出了一個冒險的決定:創立百濟神州(BeiGene)。然而,這個小小的新創公司能在激烈的市場競爭中存活下來嗎?

第三樂章　抗體療法的突飛猛進

王曉東個子不高，長相富有親和力，穿著簡單樸實，但卻有遠大的理想。「要麼不做，要做就做最好的」——這是他的座右銘。1963 年，王曉東出生於一個農村家庭，從小父母雙亡，跟著外婆長大，吃了很多苦，但也磨鍊了堅毅的意志。1985 年，他孤身赴美，開始走向科學研究之路。歷經十餘年的奮鬥，王曉東成為了細胞凋亡領域的「明星」。2004 年 4 月 21 日，王曉東獲選美國科學院院士，這是美國科學界的最高榮譽。在當時的美國科學院中，41 歲的王曉東是最年輕的一位院士。

那時，他年輕有為，前途無量。然而，他毅然放棄國外取得的一切，選擇回家鄉從頭開始。他創辦了生命科學研究所，其目標是：建立全世界頂尖的科學研究機構，做出世界頂尖的科學成果。

但他心裡總有些不安。由於他的研究與癌症有關，常有人問他，你有沒有更好的治療方法？王曉東也很無奈：「近幾年，親朋好友中得癌症的越來越多，而多數癌症到了晚期基本上無藥可治，患者只能等死。」於是，為患者研發新藥的願望種子，便在王曉東的心裡生根發芽了。

2011 年，王曉東和歐雷強聯手創辦了百濟神州，立志讓癌症患者使用全世界最好的新藥。如何才能實現這個目標呢？在策略上，百濟從免疫治療和標靶治療兩路出發，十多項新藥同步研發。然而，新藥研發風險高、週期長、投入大、環節多（見附錄七）。一個環節出了問題，專案就前功盡棄。王曉東坦承這是一場冒險：「我們開始研發的四、五個專案都失敗了，最辛苦的時候帳目上只有 4 萬多塊錢。多虧了歐雷強到處借錢，才渡過了難關。」

2017 年，是一個轉捩點。新基公司以 13.93 億美元獲得百濟 PD-1 抗體在亞洲之外的全球授權。王曉東開始信心滿滿：「我們不但要做出最好的抗癌藥，而且也能為世界開發更好的抗癌藥。」2017 年起，百濟就有充足資金推動大規模的臨床試驗了。

第十八節 科學致勝

王曉東心裡那顆種子，逐漸開花結果。2019年12月，PD-1藥物獲批准上市，用於治療復發難治性的霍奇金淋巴瘤。隨後兩年，百濟斬獲多項適應症：尿路上皮癌、鱗狀非小細胞肺癌、非鱗狀非小細胞肺癌、肝癌……這是很大的進步：之前的抗癌藥只能單一癌種「單兵作戰」，而PD-1藥物如同「全能戰士」，可以治療多種癌症。而且，隨著時間的推移，免疫療法為部分患者帶來了長期生存。

近年來，王曉東變得更加開朗，一改內斂樸實，每年都有「跳舞大作」問世，為沉悶的科學研究氛圍帶來了活力。當研究結果應用於人體並且獲得成功時，這種成就感和幸福感真的是無與倫比。王曉東說：「腫瘤免疫這個科學武器，使我們第一次在與癌症的戰爭中，看到了勝利的曙光。」

以PD-1為代表的抗體療法就像一聲春雷，轟的一聲，大家都感覺到癌症治療的春天來了。就在抗體療法為人類帶來美好的遐想時，另外一段冒險之旅──細胞療法，也充滿了想像力。

第三樂章　抗體療法的突飛猛進

第四樂章
細胞療法的傳奇

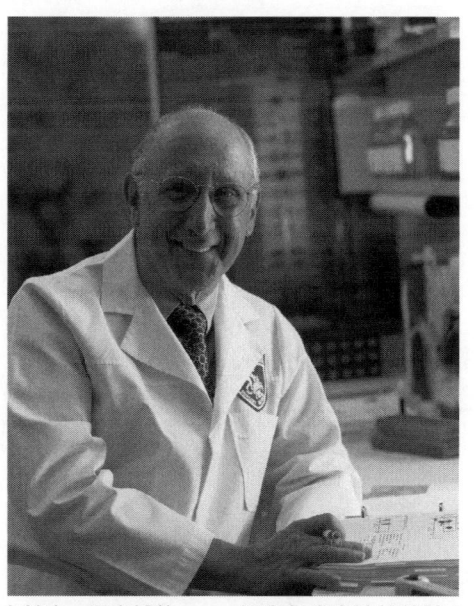

史蒂夫·羅森博格 —— 細胞免疫療法的奠基人
(圖片來源:美國國家癌症研究所)

第四樂章　細胞療法的傳奇

第十九節　第三選擇

人類與癌症的抗爭還有更好的辦法嗎？

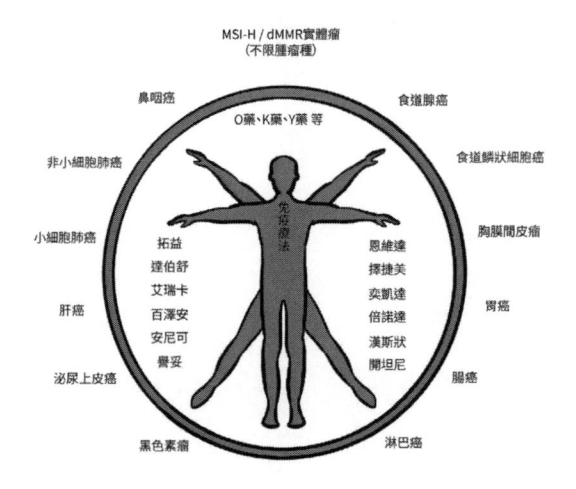

MSI-H / dMMR實體瘤
（不限瘤種）
O藥、K藥、Y藥 等

鼻咽癌　　　　　　　食道腺癌
非小細胞肺癌　　　　食道鱗狀細胞癌
小細胞肺癌　　　　　胸膜間皮瘤
　　拓益　　恩維達　　
　　達伯舒　擇捷美
肝癌　艾瑞卡　奕凱達　竇癌
　　百澤安　倍諾達
　　安尼可　漢斯狀
泌尿上皮癌　譽妥　　開坦尼　腸癌
黑色素瘤　　　　　　淋巴癌

免疫療法

昔之善戰者，先為不可勝，以待敵之可勝。不可勝在己，可勝在敵。故善戰者，能為不可勝，不能使敵之必可勝。故曰：勝可知，而不可為。

── 孫武《孫子兵法・軍形篇》

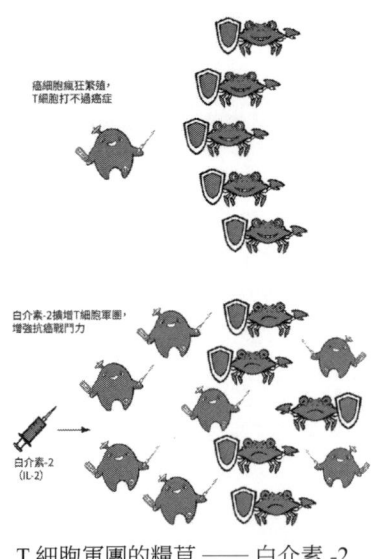

癌細胞瘋狂繁殖，
T細胞打不過癌症

白介素-2擴增T細胞軍團，
增強抗癌戰鬥力

白介素-2
(IL-2)

T細胞軍團的糧草 ── 白介素-2

一、自發性腫瘤消退

史蒂夫・羅森博格（Steven Rosenberg）遇見了科學史上最罕見的案例——自發性腫瘤消退。這如同魔法一般，吸引他踏上了醫學之路。

1946 年初春，天氣乍暖還寒。在紐約著名的貧民區布朗克斯，一名 6 歲的男孩從信箱中掏出幾張明信片，交給媽媽。這一名小男孩叫羅森博格，他的父母是猶太人大屠殺的波蘭倖存者。1945 年第二次世界大戰結束後，羅森博格一家人陸續收到明信片，被告知又有家人在猶太人集中營遇害了。

羅森博格看著這一堆信件，看到父母悲傷的神情，幼小的心靈也感受到了戰爭的可怕。人類為什麼要發動戰爭，不是應該互相幫助嗎？救人的種子在孩子幼小的心靈開始生根。當然，種子只有在合適的環境下才能發芽。羅森博格的哥哥比他大 12 歲，後來成為外科醫生。哥哥和姊姊帶著他一起讀書和學習，榜樣的力量激發了他對醫學的興趣。父母常跟他說：「你是一個猶太人，要獲得成功，就必須付出比常人多一倍的努力。」

此後，羅森博格透過自己的努力在約翰霍普金斯大學獲得醫學博士學位。在接下來的工作中，他幾乎每一週都工作 7 天，這樣異於常人的努力和其出身不無關係。

1963 年，他進入彼得・本特・布萊根醫院進行外科實習。在外科實習期間，他遇到了一個煩惱：「當醫生很好，但是我也想從事科學研究，怎麼辦？」在醫生或科學家兩個職業的選擇之間，他作出了第三種選擇——醫生科學家（physician scientist）。

然而，醫生和科學家屬於兩個完全不同的世界，求知、決策和容錯程度等思考邏輯都迥然不同。醫生科學家這種綜合性人才，需要很多年才能「修煉」成功。因此，醫生科學家在醫生中的人數不足 2%，優秀者

第四樂章　細胞療法的傳奇

更是鳳毛麟角。

羅森博格一邊忙於外科實習，一邊攻讀哈佛大學的生物物理學博士學位。1969 年，這一年，羅森博格 29 歲。他手握科學和醫學兩個博士學位，為成為「醫生科學家」奠定了良好的基礎。未來選擇哪個領域，大展身手呢？

自發性腫瘤消退的罕見案例如同魔法一般，吸引他進入了腫瘤免疫學領域。

1968 年夏天，63 歲的老兵詹姆斯・迪安傑羅（James DeAngelo）匆忙走進急診室。他摸著腹部，對羅森博格說：「我的肚子好痛。」膽囊造影的結果顯示，他得了急性膽囊炎，治療方案是膽囊摘除。羅森博格看到患者腹部有個巨大疤痕，甚是疑惑，便問起病史。迪安傑羅輕描淡寫地回答：「我之前做過手術，切除胃癌，那是 12 年前的事情了。」

12 年前，也是在這個醫院，迪安傑羅切除了胃部腫瘤。為了切除腫瘤，外科醫生切除了他 60% 的胃。由於癌細胞已經擴散，肝臟和腹部有一些像鉛彈的小結節無法切除。癌症不可怕，可怕的是轉移啊。醫生預期他活不過那一年，更何況手術還引起了細菌感染。羅森博格查閱迪安傑羅的病歷，心中充滿好奇。羅森博格又從醫院儲存櫃中翻出迪安傑羅的病理切片。病理專家再次確認，當初的診斷沒有問題，迪安傑羅確實患有胃癌。

羅森博格十分震驚，這太神奇了，竟然遇到了自發性癌症消退。當時，醫學史上只有 4 例自發性癌症消退。這是羅森博格的「科利時刻」（見第二節），也吸引他對此痴迷終生。

癌症真的可以自發性消退嗎？

羅森博格對迪安傑羅實施膽囊摘除手術時，他的雙眼就像貓頭鷹的眼睛一樣，尋求答案。他在患者的肝臟和腹腔，都沒有發現殘留的腫

瘤。是什麼清除了患者的癌細胞呢？這個問題深深吸引了這一位剛入行的年輕人。這個癌症自癒的案例是一次意外的幸運事件，但要理解背後的機制，還需要經過許多年的時間。

直到他遇到第二個特殊病例，才終於有了些許眉目。

二、多藥聯合化療時代

彼得・本特・布萊根醫院在醫學史上赫赫有名。1923年完成全世界第一例成功的心臟瓣膜手術，1954年完成第一例成功的腎臟移植手術……這個醫院執行了不少腎臟移植手術，其中一位患者在接受腎臟移植手術後，患了腎癌。令人吃驚的是，癌細胞不是自己的，竟然來自捐贈者。捐贈者的腎臟潛伏少量癌細胞，受到免疫系統的監管沒有形成腫瘤。然而，接受器官移植的人必須服用免疫抑制性藥物，以防止排斥反應。在免疫系統受到抑制的情況下，潛伏的癌細胞就爆發了。神奇的是，停用免疫抑制藥物後，患者的腫瘤就消失了。

這個病例表示，免疫系統能夠控制甚至清除癌細胞。羅森博格作為移植外科醫生，他了解免疫系統的力量。當免疫系統把移植的器官當作異己時，就會產生排斥反應，它甚至能把一個器官排斥掉。於是，羅森博格思量著：能否利用免疫系統的威力，來對抗癌症？

一切奇怪的現象，都是有原因的。

一定是免疫系統治好了迪安傑羅的癌症。迪安傑羅的血液裡，有著神奇的免疫細胞和免疫物質。一個念頭在羅森博格的腦海中跳出來：迪安傑羅的血液能否治療其他患者的癌症？

羅森博格興奮地向迪安傑羅解釋自己的計畫，迪安傑羅笑著說：「我曾經歷過胃癌的病痛，我願意試試看，希望能幫助到其他患者。」羅森

第四樂章　細胞療法的傳奇

博格找到了一位患者和迪安傑羅一樣，同樣的胃癌和血型。這位患者是一名賭徒，在得癌症後，他覺得自己一輩子都在輸，馬上就要玩完了。如今，羅森博格跟他說現在有機會贏。再也沒有什麼可以失去的了，他願意再賭一次。

賭博，十賭九輸。尤其在不清楚科學依據的情況下，這樣的實驗怎麼可能發生奇蹟？賭徒在接受迪安傑羅的輸血後，病情繼續惡化，不治身亡。看到患者撒手人寰，這更加激起了羅森博格對腫瘤免疫學的熱情。於是，他暫停外科實習一年，到哈佛大學進修免疫學。面對這一次失敗，羅森博格在筆記本上寫道：

「有種東西在我心裡點燃了，從未熄滅過。」

1974 年 6 月 30 日的夜晚，羅森博格躺在床上，看著天花板上懸掛的黃色燈泡。他想著：「今天是外科住院醫師訓練的最後一天，明天就要開始新的旅途，我一定要成為最優秀的醫生科學家。」第二天，美國國家癌症研究所任命他為外科主任。

國家癌症研究所有很深的政治背景。1937 年，美國總統富蘭克林·德拉諾·羅斯福 (Franklin D. Roosevelt) 批准「國家癌症法案」，成立國家癌症研究所。1971 年，美國總統尼克森提出「抗癌戰爭」，擴大了國家癌症研究所的研究範圍和職責。國家癌症研究所所長文森特·德維塔 (Vincent Devita) 發動了「征服」癌症的化療戰爭。

由於單一化療藥物能緩解兒童白血病但會復發，這促使研究者評估了多藥聯合化療是否能延長癌症患者的存活期。德維塔發現一種被稱為 MOPP（氮芥、長春新鹼、甲基苄肼及潑尼松）的組合化療方案，它能夠治癒約 50% 的進展期霍奇金淋巴瘤患者。美國臨床腫瘤學會將之譽為「半個世紀癌症化療領域的里程碑事件」。此後，多藥聯合化療（如 BEP、MOPP、CHOP、ABVD 等方案）成為了癌症治療的新方向，「治

癒」了無數患者，因此，逐漸成為治療各種癌症的新方案。

自此，人類進入了多藥聯合化療的新時代。

人類與癌症對抗的關係，從 20 世紀以前的「逃避」，到 20 世紀以後演變為「戰爭」。抗癌戰爭恨不得殲滅癌症，但在身體內發動戰爭，殺敵一千，自損八百。現在的各種腫瘤治療都是「殺氣太重」，但在戰爭中沒有真正的贏家。孫子曰：「昔之善戰者，先為不可勝，以待敵之可勝。」除了戰爭和逃避，還有第三項選擇嗎？

羅森博格對於現實看得很清楚：一旦癌細胞從原發病灶開始擴散，現有的治療方法就無能為力了。他從未忘記 1968 年見證的自發性癌症消退，他相信對抗癌症的最佳力量是身體內的免疫系統。如今，在「抗癌戰爭」的歷史背景下，羅森博格作為國家癌症研究所的外科主任，擁有龐大的實驗室和充足的資金。是時候了，從這裡出發，開始免疫治療的新旅程。

他義無反顧，肩負起時代賦予的使命。

三、用豬來對抗癌症

1970 年代末，加州大學舊金山分校的麥可．畢曉普（J. Michael Bishop）等人發現了致癌基因。這讓人類對癌症有了新的理解：基因的突變可以引發癌症，癌症不是由外部侵入，而是從生命的內部發起攻擊。於是，大家都把目光轉向了腫瘤基因組學。羅森博格逆流而上，在國家癌症研究所開始利用免疫系統去對抗癌症。

此時，人們不相信免疫系統會對癌症產生反應，連腫瘤抗原的概念也還沒有出現。當時，只有個別實驗室探索類似科利毒素的免疫療法。例如，將卡介苗注射到腫瘤內，激發免疫系統去對抗癌症（見第五節）。

第四樂章　細胞療法的傳奇

羅森博格對於細菌毒素或卡介苗的治療方式不感興趣。他認為，與其間接激發免疫系統去對抗癌症，不如直接利用 T 細胞去攻擊癌症。

雖然羅森博格在求學時還沒有出現淋巴細胞的相關內容，但是他在最近的文獻學到 T 細胞能夠辨識移植器官細胞上的「非我」抗原，從而導致免疫排斥。羅森博格相信，T 細胞一定也能辨識腫瘤細胞上的抗原，並加以排斥。他想起 1968 年的實驗，迪安傑羅的 T 細胞未能辨識和攻擊另一名患者的胃癌細胞，可能是因為兩人的腫瘤抗原不同。如果用患者自身癌細胞刺激和「訓練」T 細胞，那麼它們能夠辨識和攻擊癌細胞嗎？

一個大膽的想法出現在他的腦海中：「將患者的腫瘤組織注射到豬的體內，使其產生免疫反應。我們從豬身上分離出 T 細胞，回輸患者，它們能攻擊表現腫瘤抗原的細胞嗎？」羅森博格寫了實驗方案，提交給國家衛生研究院高層。這不過是例行公事，很順利就獲得許可。在如今嚴格的監管環境之下，向人體注射豬的淋巴細胞以及此後的各種探索是不可能獲得許可的。然而，在「抗癌戰爭」的歷史環境下，羅森博格有很大的自由去探索新事物。

1977 年秋天，在國家癌症研究所的一個潔淨的手術檯上，羅森博格和助手們將豬麻醉，清洗得乾乾淨淨。他們把人類患者的腫瘤組織，放進豬的腸道內壁。幾週後，這些豬對人類腫瘤抗原產生免疫反應。下一個問題就是：從豬體內提取出的淋巴細胞能辨識和攻擊人類癌細胞嗎？

1977 年 11 月 15 日，來自費城的 24 歲女性患者成為了第一位受試者。年紀輕輕的她，卻飽受病痛的折磨。即使雙腿截肢，也無法阻止病情的惡化。危急關頭，患者把希望寄託在豬的淋巴細胞上了。在 1 小時內，50 億個豬淋巴細胞緩緩地注入患者的體內。不久後，患者發高燒，起疹子，這意味著可能產生了攻擊癌症的免疫反應。然而，幾週後的複檢顯示，癌細胞依然瘋狂擴散。兩年多的探索和努力，再次宣告失敗。

羅森博格用豬細胞來治療癌症，遭到不少人的取笑。羅森博格也很無奈，但在探索之路上，大多數時候，失敗才是真實的。歷史上有太多誤入歧途的時刻，我們不能只為那些找到正確答案的人同聲稱讚。人類對真理的認知是螺旋上升、曲折前進的。

　　我們發現一條走不通的路，也是對科學的一大貢獻。就在羅森博格忙著養豬時，同在癌症研究所的另一個實驗室卻有了一個意外發現。羅伯特·查爾斯·加洛（Robert Gallo）研究團隊試圖在體外培養白血病細胞，卻意外培養出人類 T 細胞。加洛等人發現，白介素 -2 是 T 細胞生長因子，並建立了 T 細胞體外培養系統。在這個基礎上，他開創性地發現了第一種人類反轉錄病毒──人類 T 細胞白血病病毒（human T cell leukemia virus, HTLV），而且它們與某些白血病和淋巴瘤有關。隨後，他還從愛滋病患者體內分離出一種新的反轉錄病毒──人類免疫缺乏病毒（HIV）。改造過的 HIV 是為 T 細胞轉導基因的載體工具（見第二十三節）。這些病毒學的研究，為 T 細胞研究帶來了「活力」。

　　對於 T 細胞的研究者來說，白介素 -2 就是一種最好的「糧草」，它能促進 T 細胞的大量增殖。這就意味著，人們可以培養 T 細胞軍團了。

四、66 例失敗

　　羅森博格在得知加洛的發現後，很快就跟他見面，並著手在體外培養人類 T 細胞大軍。這些在體外經過白介素 -2 擴增的 T 細胞，還能夠辨識和殺傷癌細胞嗎？為了回答這個問題，羅森博格花費了許多年，但進展十分緩慢。主要的限制因素就是難以獲得足夠量的白介素 -2，加上它分解很快。直到 1980 年代初期，基因工程技術的出現，才推動細菌成為了生產蛋白藥物的活工廠。這開啟了大規模生產蛋白藥物的璀璨歷史。

第四樂章　細胞療法的傳奇

1983 年 6 月 12 日，羅森博格參加完一場學術會議，準備登機回家。一家生物科技公司（Cetus）的首席科學家，把一個試管放在羅森博格的手上，鄭重地說道：「這裡面裝有基因工程生產的白介素 -2，你先做測試，沒有問題的話，我們可以持續為你提供。」羅森博格無法掩飾自己的激動，小心地把試管放進夾克口袋裡。在登機和飛行的旅途上，羅森博格一直興奮不已。

戰者，糧草為先。白介素 -2 就像 T 細胞軍團的糧草。如今，糧草充足，獲勝機率大增。很快地，羅森博格在小鼠體內證明了白介素 -2 培養的 T 細胞大軍能夠摧毀腫瘤。下一個問題就是，能在人體中重複白介素 -2 的神奇功效嗎？羅森博格採取了兩種方法，一種是從患者體內分離出 T 細胞，用白介素 -2 培養，然後將 T 細胞大軍回輸給患者；另外一種是將白介素 -2 直接注入患者血液中，在體內支持 T 細胞大軍去對抗癌細胞。這些開創性的方法使羅森博格成為了 T 細胞療法的先驅，並翻開了免疫療法的新篇章。

這兩種方法的邏輯是，患者體內數以兆計的 T 細胞中，總有個別能夠辨識癌細胞。若使它們大規模擴增，就可以對腫瘤產生有效的攻擊。這有點像買彩券，增加彩券數量，以提高中獎機率。事實上，「彩券中獎」的機率還是太低了。

無論是直接注射白介素 -2，還是回輸白介素 -2 培養過的 T 細胞，在人體中都沒有獲得預期療效。可怕的是，白介素 -2 還有嚴重的毒性，以至於所有患者都得送往加護病房。此時，國家癌症研究所所長德維塔收到美國國會的信件，要求提供成果來證明數億美元用於「抗癌戰爭」的合理性。德維塔也向羅森博格提出了要求：「作為政府的實驗室，我們花費了大量資金，政府和納稅人也希望能看到成果。」可是，一次次的失敗，一次次地以患者的性命作為賭注，羅森博格感到壓力越來越大了。

他很快便遭遇到了職業生涯的最大危機。

這一位頑強的醫生科學家，經歷了 66 次失敗，如墜冰窖，心生絕望。「66 次失敗的背後，是 66 個鮮活的生命啊。」怪不得黑色素瘤被稱為「藥物研發的黑色陷阱」。當時的藥物研發都失敗了，羅森博格也陷進去了。這也是他第一次開始自我懷疑。

在生死之間，科學能守衛生命嗎？在看不到希望的時刻，努力和堅持是否還有意義？

幸運的是，醫學發展是一個不斷轉換思路，尋求變通的過程。心力交瘁之下，羅森博格強撐微笑。他一邊喝著苦澀的咖啡，一邊苦苦思索：直接注射白介素 -2 和回輸白介素 -2 培養過的 T 細胞都沒有藥效，是否有第三種選擇？例如，合而為一？但是，這樣的不良反應會不會更大？

屢戰屢敗，屢敗屢戰。他向美國食品藥物管理局申請這個新方案，但未獲得通過。經過多次溝通努力，他終於獲得了許可。

很快地，他就遇到了一個改變歷史發展的普通人琳達・泰勒（Linda Taylor）。

五、第三種選擇

泰勒是一位患有黑色素瘤的女性海軍戰士，歷經化療等標準治療都以失敗告終。生死關頭，這位普通的患者冒著生命危險參加一個已經失敗了 66 次的試驗。醫學進步的背後是無數患者的生命付出以及對醫生的信任。這些勇於參加實驗療法的患者，激勵羅森博格繼續前行，也為細胞療法帶來了「生機」。

1984 年 11 月 29 日，泰勒成為第一位同時接受 T 細胞和白介素 -2 輸注的患者。羅森博格將 30 億個 T 細胞經由點滴注射入泰勒的體內。在隨後的

第四樂章　細胞療法的傳奇

60 天裡,她每天都要接受高劑量的白介素 -2,以維持 T 細胞的免疫反應。羅森博格在經歷了 66 次失敗後,終於看到了希望。3 週後,67 號患者——泰勒的腫瘤開始變軟和縮小。4 個月後,掃描結果顯示癌症消失了。

在本書寫作之時,泰勒在治療 36 年後依然保持健康。如今,泰勒抱著一顆感恩的心,好好生活。回想治療的過程,患者總是有太多的選擇。如何獲得最佳治療方案?目前公認的實務模式是實證醫學。實證醫學指的是把當前能獲得的最好證據、醫生的經驗,以及患者的意願結合起來,為患者制定治療方案。在癌症治療領域,T 細胞療法有最好的證據——能治癒癌症患者。羅森博格親眼看見了泰勒的「死裡逃生」,內心的自我懷疑變成了一種韌性。在此之前,他不知道免疫療法能否奏效。在此之後,他看到免疫療法確實奏效。

他努力把這種合而為一的免疫療法應用在更多患者身上。然而,結果時好時壞。羅森博格治療了 600 多例患者,只有 15％至 20％的患者有反應。但其中約三分之一是完全緩解,這意味著他們的腫瘤已完全消除,他們有機會像泰勒一樣長期生存。這些結果對白介素 -2 的批准發揮了重要作用。

1992 年,白介素 -2 被批准用於治療轉移性腎癌。1998 年,白介素 -2 被批准用於治療轉移性黑色素瘤。羅森博格對此感到十分自豪:「這是美國第一次批准經由激發患者免疫系統來治療癌症的方法。」

泰勒和羅森博格的照片登上了各大媒體頭條,媒體採用引人注目的標題「癌症大突破」。羅森博格看到這個標題都驚呆了:「我都被嚇倒了。」畢竟只有 15％至 20％的患者有效,嚴謹的科學家肯定會避免使用「癌症大突破」這個詞。糟糕的是,有媒體挖出羅森博格曾為隆納·雷根(Ronald Reagan)總統做過手術,便報導「總統得了癌症」。這一下子,事態的發展失控了。

第十九節　第三選擇

羅森博格很困惑，也很無奈：「為什麼媒體這麼狂熱？」媒體希望標題能夠在第一時間抓住讀者的目光，但這導致國家癌症研究所的電話被打爆了。來自全世界的患者希望抓住這一根救命稻草，記者希望獲得第一手採訪資料，還有來自嚴謹科學家和醫生的質疑⋯⋯

毀掉一個人的最好辦法是「過度吹捧」。大眾第一次了解到癌症免疫療法，對於癌症大突破的期望不斷飆升。當大家發現這並沒有解決問題，癌症還是人類無法擺脫的宿命時，於是變得失望甚至憤怒。免疫療法自誕生以來，名聲一直不太好，且一直伴隨質疑和指責。這一次，腫瘤免疫治療又進入了黑暗時期。對於羅森博格來說，這是他生涯中的一段黑暗時期。他一心只想著努力治病救人，沒想到命運的裂痕，有時候很深、很痛。

不要擔心生命的裂痕，那是光的來處。雖然白介素-2 的有效率比較低，但是第一次證明了癌症免疫療法的可能性。這黑暗中的微光，引導一些青年才俊進入這個領域，並且成為支持一些人繼續前行的力量。

經歷媒體的誤導事件後，羅森博格坦承：我曾擔心大眾會因為缺乏專業知識，而對新知識產生誤解或不切實際的期望。如果溝通不良的情況持續發生，大眾可能會排斥科學知識和科學家。面對衝突或問題，除了逃避和對抗，我們還有第三種選擇——雙贏。大家都有相同的目標，那就是不讓癌症改變自己和家庭的命運。第三種選擇是解決所有難題的關鍵邏輯。為了保持良好溝通，羅森博格花時間把白介素-2 的故事寫成一本書《細胞轉型：生命實驗現場》（*The Transformed Cell: Unlocking the Mysteries of Cancer*）。

在解決了媒體的誤導事件以後，羅森博格繼續專注於免疫療法的研究。此後，他在腫瘤浸潤淋巴細胞、腫瘤抗原、CAR-T 以及 TCR-T 細胞療法等多個領域都創造了里程碑式的貢獻。他能夠成為癌症免疫領域的

第四樂章　細胞療法的傳奇

先驅，跟他的專注和韌性密不可分。正如他在書裡寫道：

「我很喜歡夜晚。我常想起年輕時，在實驗室深夜工作的場景。咖啡在加熱器上熱了幾個小時，我的味蕾能感覺到它的黏稠和苦澀。我迎著朝陽走出實驗室，這世上再也找不到能與之媲美的滿足感了。」

雖然羅森博格很努力，但是 T 細胞療法只對少數患者有效。根本原因是我們對 T 細胞的生物學機制缺乏了解。好在羅森博格沒有等待很久，很快地，一位年輕人揭開了 T 細胞辨識敵我的奧祕。

第二十節　貴人相助

免疫系統如何區分敵我？

古之善為醫者，上醫醫國，中醫醫人，下醫醫病。

——孫思邈《千金要方·候診》

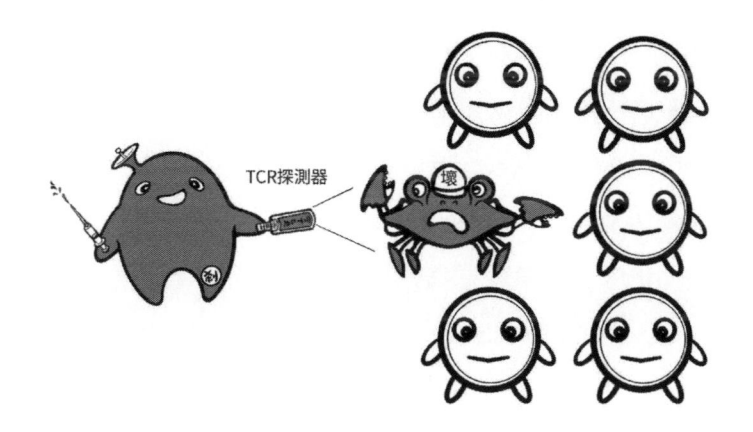

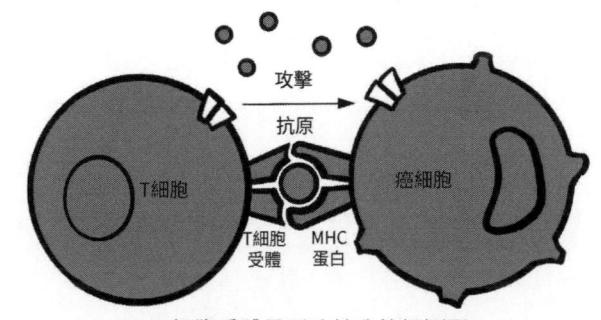

T細胞受體是區分敵我的探測器

一、孟母三遷

2012年10月11日，麥德華站在講臺上，進行題為「腫瘤治療的未來」演說。他興奮地表示很榮幸能夠獲得第一屆「孫思邈腫瘤研究與治療

第四樂章　細胞療法的傳奇

傑出貢獻獎」。

孫思邈是中國唐代「藥王」,也是中國醫德思想的創始人,被西方稱為「醫學論之父」。「孫思邈腫瘤研究與治療傑出貢獻獎」的設立,是為了紀念孫思邈對醫學事業的偉大貢獻。獲獎者是全世界腫瘤防治研究領域中獲得重大突破的專家學者。目前,麥德華在加拿大從事腫瘤免疫研究。每當他回到家鄉時,都會想起 16 歲那一年。

1964 年夏天,麥德華一家人拖著大包小包,坐上了飛向美國的飛機。飛機起飛時,麥德華透過窗戶,望著漸行漸遠的香港。他有些忐忑,既捨不得離開這個從小長大的城市,也不知道去一個陌生國度會發生哪些改變。他轉過頭來,用熟練的粵語問媽媽:「媽,以後我們還回來嗎?」

1946 年 10 月,麥德華在廣州出生。這一年,社會局勢動盪不安。為了孩子,就在麥德華出生兩個星期,一家人就匆忙搬到香港。無憂無慮的童年,在天真爛漫的笑聲中一天天過去。轉眼間,麥德華要從中學畢業了。未來去哪裡讀大學呢?重視教育的母親,為了選擇良好的環境教育孩子,「孟母三遷」也不在話下。

這一次,母親選擇一家人移民美國,以便孩子們在那裡接受大學教育。麥德華說:「我有兩個姊姊,一個妹妹。父親是一位商人,但在我 4 歲時父母離婚了,所以我不太了解我的父親。是母親把我們 4 個孩子撫養成人。她是典型的傳統母親,希望子女努力讀書,接受良好教育。」

母親希望麥德華成為醫生,但「叛逆」的他選擇了自己喜歡的化學工程。為了不讓母親難過,他還把這個祕密隱藏了許久。不久後,一件事情的發生讓麥德華從研究塑膠轉向了研究生命。

在威斯康辛大學的學生會辦公室,麥德華很開心自己申請到工讀的機會,這樣就可以補貼生活費了。然而,在建築工地搬磚,這對瘦弱的麥德華來說,真是太難了。他又跑到學生會,意外發現有洗盤子的工讀

機會。病毒學家羅蘭德・呂克特（Roland Rueckert）和植物學家福爾克・K・斯科格（Folke K. Skoog）實驗室有清洗試管的兼職。麥德華說：「兩個老師都在爭取我，最終呂克特博士以每小時 1.25 美元的高薪勝出。」第一次洗試管，麥德華手腳俐落，兩小時就洗完了。這才賺 2.5 美元，不夠塞牙縫啊，怎麼辦？

麥德華問：「還有其他試管嗎？」呂克特說：「沒有了，不過如果你願意做實驗的話，我可以付 1.5 美元時薪。」一個大學生有機會得到教授的一對一指導，麥德華無法拒絕這個邀請。麥德華開始體驗到科學研究的樂趣，不久後，他就把主修從化學轉為生物化學。後來，呂克特在《病毒學》期刊（*Journal of Virology*）發表的一篇論文，還把麥德華列為共同作者。呂克特可以說是麥德華科學研究之路上的第一位引路人。就這樣，麥德華開始了科學之旅。

1972 年，在加拿大的亞伯達大學，麥德華獲得博士學位。隨後，他進入瑪嘉烈公主癌症中心，跟隨歐內斯特・麥卡洛克（Ernest McCulloch）做博士後研究。麥卡洛克是造血幹細胞的發現者。造血幹細胞是人體「造血工廠」，能生成 T 細胞、B 細胞、紅血球等血液細胞，所以造血幹細胞移植可以治療白血病和貧血等血液疾病。不過，麥德華對於造血幹細胞興趣不大，他富有主見，想研究新的東西。

自 1961 年米勒發現 T 細胞以來，人們了解到 T 細胞可以有效區分「自我」和「非我」。打比方來說，T 細胞就像人體內的巡警，能辨識好人（正常細胞）和壞人（病毒感染的細胞或癌細胞）。如果是「好人」，給予放行；如果是「壞人」，即予消滅。

免疫系統如何區分「好人」和「壞人」？

這一個辨識過程是由什麼分子負責的？科學家推測是 T 細胞受體（T cell receptor，TCR）。於是，選殖 T 細胞受體被認為是「免疫學的聖盃」。

第四樂章　細胞療法的傳奇

許多科學家追求這個聖盃許多年了，仍毫無頭緒。年輕的麥德華想研究的新東西，就是這個當時科學界最具挑戰的難題。

在這一場激烈的競爭中，誰能捧起聖杯呢？

二、指導教授的護航

1981 年，麥卡洛克把麥德華叫到辦公室。麥克洛克問：「你的實驗室剛成立，有什麼打算？」麥德華小聲回答：「我想選殖 T 細胞受體。」麥卡洛克認為這個目標是雄心勃勃，但可能不太明智。一是難度太高，二是競爭太激烈。為了搶奪這個諾貝爾獎級別的聖盃，加州理工學院的勒羅伊・胡德（Leroy Hood）和戴維・巴爾的摩（David Baltimore）已經卯足全力研究起來了。前者有 56 個人正在攻克這個難關，後者至少也有 20 名博士後研究人員。馬克・M・戴維斯（Mark M. Davis）也得到了威廉・E・保羅（William E. Paul）的支持，保羅在國立衛生研究院幾乎擁有一個帝國。此外，或許還有很多人像麥德華一樣，靜悄悄地想奪取聖盃。然而，麥德華只是一個單槍匹馬的年輕博士，也沒有多少經費。

為了申請經費展開實驗，麥德華花了很多時間撰寫基金申請書。但是，資金委員會拒絕了麥德華的申請。簡而言之，就是官方不認可你的主題和資歷。麥德華有些灰心，同事也勸他：「你就不要參與這種頭破血流的競爭，先做點可行性高的主題，發表文章，站穩腳跟。」

在這個灰心的時刻，麥卡洛克給予了知遇之恩：「去他們的，我支持你，你去做實驗吧。」麥卡洛克能夠說這樣的話，是因為他本身就是一個不固守傳統、不畏權威的人。麥德華的「無所畏懼」，也讓麥卡洛克看到了自己年輕時的模樣。就這樣，當麥德華在科學界試圖立足時，麥卡洛克為他提供了不可或缺的支持。

第二十節　貴人相助

雖然庫珀發現淋巴細胞分為 B 細胞和 T 細胞兩種，但科學界認為兩者辨識抗原的系統是相似的。當時，科學家已經把 B 細胞受體研究得比較清楚，它是一類免疫球蛋白，就像一雙小手，可以抓取抗原。麥德華在基金申請書中表達了自己的觀點：T 細胞和 B 細胞在受體層面是截然不同的。這個觀點讓免疫學家難以接受。

麥德華曾在威斯康辛大學的呂克特和霍華德‧馬丁‧特明 (Howard Martin Temin) 實驗室，分別掌握了病毒和分子生物學技術。他很有信心地對麥卡洛克說：「我知道如何找到 T 細胞受體，利用差異表現基因的技術，將 B 細胞和 T 細胞加以對比，彼此相減，剩餘的便是兩者的基因差異。」麥德華曾以為這件事很簡單，誰知道陷入了一個複雜的漩渦。因為他大概要從 7,000 個基因減去 6,800 個。這得需要多少時間、人力和物力？

由於工作量太大，又沒有什麼錢，麥德華找了一位工程系的學生布萊恩‧萊格特 (Brian Legg) 來做暑假實習。直到 1983 年 6 月的一個星期天，麥德華終於找到了希望。這一天下午，麥德華的妻子帶著孩子去上芭蕾舞課。他跑到實驗室，地上堆著一堆電腦報表。這是萊格特把麥德華消減的序列與基因庫對比的結果。在 1983 年，電腦還很落後。麥德華只能經由肉眼仔細比對。他閱讀了數百頁報表，就在快要眼冒金星時，一張報表突然讓他的瞳孔瞬間放大了兩倍。

那一刻，麥德華在心裡高呼：「序列匹配，這可能是 T 細胞受體。」

第二天，實習生和技術員來到實驗室。麥德華請他們坐下，然後說：「我們資源有限，要把所有工作都放下，專心研究這個選殖。」接下來幾個月只研究這個選殖，其實是一個冒險的決定。麥德華回憶道：「他們當然都覺得我瘋了，我不敢告訴其他同事，包括麥卡洛克。」

沒有退路，只能背水一戰。接下來的半年，麥德華小組開始了大量的驗證和排序。事實證明，麥德華沒有瘋，他的選擇是正確的。1984 年

3月，他們在《自然》期刊發表了論文，公布他們成功選殖了人類T細胞受體。此項發現震驚科學界。

「飲其流者懷其源」，麥德華第一時間把這個好消息與麥卡洛克分享。要不是麥卡洛克為麥德華提供了支持，麥德華也沒有機會捧起這個「免疫學的聖盃」。想當初，資金委員會拒絕了麥德華的基金申請，因為他們認為那些頂尖科學家才有機會找到T細胞受體。不過，他們都錯了，除了馬克・M・戴維斯。

三、與時間賽跑

馬克・M・戴維斯是一位好勝心很強的競爭對手。1980年年初，分子生物學處於初期階段。在國立衛生研究院的免疫學系，戴維斯當時幾乎是唯一一個擅長分子生物學技術的人。他早在加州理工學院讀博士期間，已經接觸到前端的分子免疫學，包括B細胞經由基因重組產生抗體多樣性的機制。

1976年，日本科學家利根川進發現，小白鼠成熟B細胞中的基因出現移動、重組和缺失，從而產生多種多樣的抗體。利根川進由於這個發現獲得諾貝爾獎，因為這揭開了人體僅2萬種基因、卻能產生數百萬種抗體的奧祕。

雖然B細胞和T細胞很相似，但戴維斯有不同的想法：B細胞監視的是血液和淋巴系統的入侵物，而T細胞旨在檢查細胞是否帶有病毒或癌變。因此，這兩種細胞在辨識各自標靶的方式肯定是不同的。經由比較T細胞和B細胞的基因差異，能否篩選出T細胞受體基因呢？

指導教授對這個想法十分支持。戴維斯才剛博士畢業不久，羽翼未豐之際，遇到了伯樂——保羅，他讓戴維斯獨立領導一個小組來攻克這

個問題。史蒂芬·M·海德里克（Stephen M. Hedrick）對分子生物學技術感興趣，加入了這一項工作。這個小組還有一位可愛美麗的華裔女生錢月秀（Yueh-Hsiu Chien），戴維斯與她互相欣賞，結為夫妻，一起攀登科學高峰。

到了 1983 年初，他們發現了 10 個有希望的 T 細胞基因，但大部分都鑑定失敗了。戴維斯向團隊打氣：「我們是在與時間賽跑，必須要加把勁，因為其他幾個研究小組也在逼近。」

1983 年 8 月，戴維斯飛到日本京都，在免疫學國際會議上做了一次計畫之外的演講。他的演講引起了熱烈討論，也引起了日本科學家的注意。

上文提到的日本科學家利根川進，也正在選殖 T 細胞受體基因。T 細胞受體與樂高積木拼圖類似，包括不同的元件，共同組成一個拼圖。戴維斯對於尋找這個「拼圖」十分渴望。在日本的會議期間，利根川進走來走去，看起來很有自信。他告訴戴維斯：「我們找到 T 細胞受體的 α 鏈基因了，你呢？」

戴維斯回答：「還沒有。」利根川進對此很高興，以為勝券在握。

在演講中，利根川進展示了一張投影片，上面描繪了一些短線條。這些線條代表基因片段，它們的相對位置構成了基因的「指紋」。這一張投影片中描繪的基因，是利根川進非常確定的一個基因，就是 α 鏈基因。

在回家的飛機上，錢月秀把自己的直覺告訴戴維斯：「你知道嗎，這看起來像是我們一直在分析的一個基因。」

戴維斯眼神閃爍：「那我們就假設它是 α 鏈基因，回去加緊腳步，然後搶先弄清楚它。」戴維斯想爭第一，因為科學界記住的永遠是第一個發現的人。

第四樂章　細胞療法的傳奇

在一個陽光燦爛的週末，海德里克準備帶著家人去動物園。戴維斯囑咐海德里克去實驗室，看看那個基因的檢測結果。海德里克開車到實驗室樓下，打算讓家人在車上等幾分鐘。結果沒想到，後來讓家人等了好久，因為他看完實驗結果，還向戴維斯打了電話：「好消息，我們找到 T 細胞受體了。」

當時，戴維斯和錢月秀正在父親家裡。講完電話，戴維斯就跟他爸說：「實驗有突破性進展，我們得在競爭對手發表之前奪得頭籌。」當天晚上，戴維斯猛踩油門，汽車在高速公路上奔馳。

當初他們在飛機上的猜測是對的，那確實是 T 細胞受體的 α 鏈基因。他們立即寫成一篇論文，想辦法第一個發表。實驗室有一位來自英國的博士後尼克・加斯科因（Nick Gascoigne），他的父親說：「如果你們能把手稿送上去倫敦的飛機，我會請我的助理開車去希斯洛機場，直接把它帶到《自然》期刊的倫敦辦公室，把它扔在編輯的桌子上。」

有貴人相助，戴維斯坐上了特快車。他們在晚上 7 點把手稿送上班機，從提交到接收只花了 6 天。戴維斯回憶道：「後來，我接到《自然》編輯的電話，說剛剛收到利根川進的手稿。他對我們的搶稿非常不滿。我想，這是神聖的正義！」

戴維斯的好勝心真的很強，他很高興擊敗了利根川進。但他沒有想到，遠在加拿大，一位不知名的研究者麥德華，竟然搶走了聖盃的一半榮譽。1984 年 3 月，《自然》期刊同時發表了麥德華和戴維斯發現 T 細胞受體的成果。

須知少年凌雲志，曾許人間第一流。免疫學的聖盃由兩位年輕人捧起來。

四、如何區分敵我

自此，人們知道 T 細胞受體並非只是一種假設，而是有了具體的物質基礎。T 細胞受體猶如 T 細胞警察身上的探測器，它能夠分辨「壞人」或「好人」，以便進行破壞或留存。

T 細胞辨識的壞人指的是病毒感染的細胞或者癌細胞。簡而言之，免疫是生命體辨識自己、排除異己的過程。這就引發了一個新問題：T 細胞是如何區分自己和異己的呢？這個問題的答案出現在麥德華鑑定 T 細胞受體的 3 年後。

1987 年，帕梅拉·比約克曼（Pamela Bjorkman）與傑克·施特羅明格（Jack L. Strominger）等人發表了主要組織相容性複合體（major histocompatibility complex, MHC）的結構。X 射線結晶學影像顯示，抗原存在於 MHC 分子中，就像「夾在麵包裡的熱狗」。T 細胞看到的就是這種「三明治」的結構。T 細胞辨識抗原的同時，還要辨識自身的 MHC 分子，雙重辨識，才能啟動特異性免疫反應。

原來，人體演化出一套精妙的免疫辨識系統。人體細胞都會產生一種特殊的蛋白質系統，叫做 MHC。這一套系統能主動把細胞內的蛋白質特徵呈現到細胞表面，讓 T 細胞受體去辨別，以確定是「好人」還是「壞人」。麥德華喜歡打比方：「T 細胞受體是鑰匙，MHC-抗原是鎖，兩者一旦匹配，就可以啟動 T 細胞反應。」

一舉成名後，麥德華站在科學高處，他發現自己只能繼續攀登高峰了。麥德華是個「不安分」的科學家，他不甘心永遠留在一個領域。他說：「研究科學最重要的是要不斷有新的發現，不像聽音樂，貝多芬的〈命運交響曲〉令人百聽不厭，科學研究要跟隨時代的脈搏，日新月異，否則就會被淘汰出局。」

第四樂章 細胞療法的傳奇

麥德華率先使用遺傳工程改造的小白鼠，來篩選各種免疫疾病或癌症的相關基因，推動人們從分子的角度理解癌症免疫學。1996 年，麥德華團隊發表，在小鼠身上剔除 CTLA-4 基因，小鼠在出生幾週後，就因 T 細胞在多個器官廣泛浸潤活化，進而產生「免疫風暴」而死亡。麥德華在動物實驗發現 CTLA-4 是 T 細胞活化的抑制因子，為抗 CTLA-4 藥物的開發開拓了道路。而推動 CTLA-4 抗體治療癌症的重任，就交給他的好朋友艾立遜了（見第十三節）。

天有不測之風雲。麥德華的妻子不幸罹患乳腺癌，他的人生就此改變。丹尼斯・史萊門（Dennis Slamon）是他妻子的主治醫生，從那時起，兩個人就開始合作，一起研究乳腺癌藥物。

和麥德華一樣，史萊門最初也研究病毒。1986 年夏季，在一場學術會議上，阿克塞爾・烏爾里希（Axel Ullrich）興奮地講了一種致癌基因——HER2。史萊門靈機一動：「既然 HER2 訊號促進癌細胞生長，那關閉 HER2 訊號是否可以治療癌症呢？」

幾個月後，史萊門發現大約 20％乳腺癌患者是 HER2 陽性，這一類腫瘤更為凶猛、更容易轉移與致死。因此，他把乳腺癌分為 HER2 陽性和 HER2 陰性。不久後，烏爾里希研發出可以關閉 HER2 的抗體。史萊門利用 HER2 抗體也治癒了小鼠腫瘤，但基因泰克公司不看好這個專案。由於資金短缺和政治鬥爭，烏爾里希轉而加入德國的學術實驗室。史萊門只能孤軍奮戰了。

史萊門作為加州大學洛杉磯分校教授，經常飛往基因泰克公司。他在走廊上等待，試圖找到對 HER2 感興趣的高階主管。由於他不是基因泰克公司的成員，他受盡了白眼，但他始終堅持。轉機在於貴人相助，一位高階主管的母親檢查出乳腺癌，在他的幫助下，公司成立了一個小團隊繼續 HER2 專案。1990 年夏天，他們終於取得了人源化的 HER2

抗體，並為此取了一個響亮的名字：賀癌平（Herceptin）—— 融合了 HER2、攔截（intercept）和抑制劑（inhibitor）這 3 個英文單字。

賀癌平真的能夠治療乳腺癌嗎？

五、貴人相助

由於一期和二期臨床試驗的效果沒有達到預期，基因泰克停止支持三期臨床研究。納爾遜是一名乳腺癌患者，病情日益惡化，她透過乳腺癌防治協會申請賀癌平遭到拒絕，遺憾去世。乳腺癌防治協會的婦女們對此義憤填膺，於 1994 年 12 月 5 日闖入基因泰克，舉行「送葬」遊行。迫於各方壓力，基因泰克重啟三期臨床試驗。4 年後，這一項大型實驗結果公布：賀癌平不但能減緩患者的腫瘤進展，而且可以延長患者的存活期。1998 年，賀癌平獲得批准上市，用於治療 HER2 陽性乳腺癌。至今，賀癌平仍是一線治療的推薦藥物。

HER2 故事的一個最大啟示是：如果我們了解腫瘤發生所需要的特定分子，就可以透過藥物阻斷該分子，從而阻止腫瘤生長，這就是標靶治療的原理。有趣的是，芝加哥大學的傅陽心教授發現，標靶治療的療效依賴於免疫系統。2010 年，陳列平的同窗兼同鄉傅陽心率先發表，賀癌平誘導癌細胞死亡，釋放「危險」訊號，進而激發免疫反應，最終消除腫瘤。與此類似，傅陽心發現放療可以誘導免疫反應，而放療的效果也依賴於自身免疫系統。傅陽心是放療、標靶治療和藥物誘導免疫反應研究的開拓者，如今他仍致力於開拓免疫治療的新策略。

總之，醫生用手術刀、放療、化療和標靶治療消滅癌細胞，這些做法都是為了減輕腫瘤負荷，幫助人體免疫系統發揮作用，打敗癌症。

不幸的是，麥德華妻子的乳腺癌不是 HER2 陽性，無藥可治，遺憾

去世。當年，乳腺癌的治療手段十分有限，這讓麥德華產生了深深的挫敗感。自此，他決心走上了乳腺癌研究之路。麥德華發現了女性更易得乳腺癌和卵巢癌的一個機制——BRCA1 與 BRCA 2 基因突變。這意味著，經由基因檢測就可以幫助我們提前預測和預防癌症。對於妻子的不治去世，麥德華也意識到：對抗癌症，預防比治療的效果好，早期治療比晚期治療的效果好。

麥德華和史萊門團隊經過 10 多年研究，一種治療乳腺癌和卵巢癌的標靶藥（CFI-400945），正在展開免疫聯合療法的臨床試驗。在宣布新藥進展的新聞發表會上，麥德華看到患者渴望的眼神，想起愛妻，情緒激動，哽咽落淚道：「我們不能承諾它一定有效，但我們能夠承諾繼續努力研發新藥，直到我們能夠徹底戰勝癌症！」

歲月一晃，麥德華已經 70 多歲了。他時常想起自己試圖在科學界立足時，是麥卡洛克為他擔保護航。時至今日，指導教授的照片依然擺在麥德華的桌上。他的桌上還擺了一個很大的書法字——「道」。道大、天大、地大、人亦大。這一路走來，感恩那些為自己的人生道路添磚加瓦的人。

任何事情的成功，都離不開相互合作。即使標靶治療等療法能直接攻擊癌症，也需要免疫系統的協助才能讓患者康復。即使 T 細胞受體能區分敵我，也需要 MHC 的協助才能啟動免疫反應，還需要多樣化的免疫細胞一起合作才能對抗敵人。甚至有時候，敵我之間也有合作。例如，免疫系統能辨別微生物為「異己」，但需要與體內的細菌共生共存（見第十六節）。

這就是免疫系統的智慧：生命的精髓不在於排除異己，而是相互合作；生命的意義不在於對抗，而是相互依存。

年輕時，麥德華驕傲地認為，自己一個人可以解決世界上最困難的

科學問題。如今,他深知新藥研發是一個團隊合作、週期很長的工作。癌症基金會把麥德華譽為「世界上最成功的科學家之一」。但麥德華變得越來越謙卑。在採訪中談及科學研究成果時,他說:「這些一半來自好運氣,另一半要歸功於我的團隊。」

麥德華最大的一個科學研究成果就是 T 細胞受體的發現。它的意義不可估量,因為腫瘤免疫治療的大量技術(如 CAR-T、TCR-T 等)都是以此為基礎。很快地,科學家就以此為基礎,開發了新型的細胞療法。

第四樂章　細胞療法的傳奇

第二十一節　無私無畏

T 細胞療法是治療癌症的希望嗎？

> 天地所以能長且久者，以其不自生，故能長生。是以聖人後其身而身先，外其身而身存。非以其無私邪？故能成其私。
>
> —— 老子《道德經》

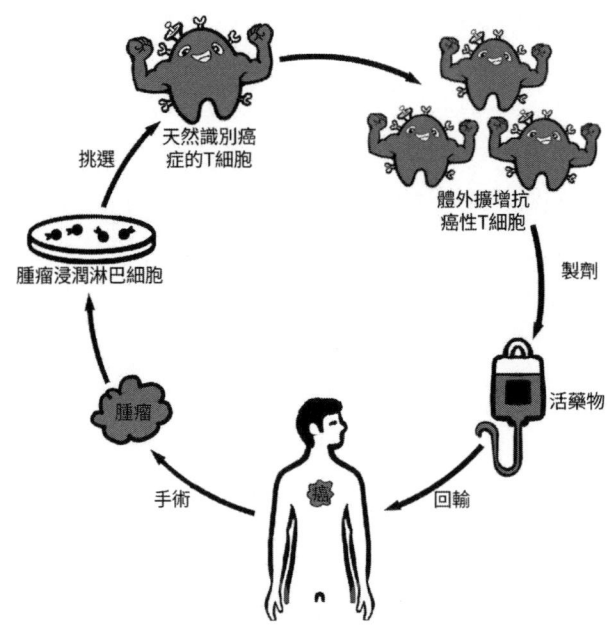

T 細胞是抗癌免疫反應的主力軍

一、好友去世

1976 年的一個早晨，陽光從窗外灑進房間，照耀著窗邊的鋼琴。13 歲的帕特里克・胡 (Patrick Hwu) 坐在鋼琴前，十指在琴鍵上跳耀著，音符一個接一個地響起來。

「小胡，練琴時要注意坐姿，你必須要學好鋼琴。」

小胡不耐煩地回答:「媽,知道啦。」

小胡和父母移民到美國查爾斯頓。當時,小鎮上只有他們一家和另一家開中式餐廳的華人家庭。然而,美國種族歧視的頑疾長期無法徹底解決。華人想要出人頭地,只能經由教育改變命運。因此,父母對小胡要求嚴格,期望很高。

小胡也談不上多麼喜歡鋼琴,只是父母要求「你必須要學」。實際上,他有自己的興趣,那就是新聞學。在高中時,他當過校刊編輯,也在《查爾斯頓報》(*Charleston Journal*)擔任過實習記者。他用剪刀把報紙上自己寫的報導剪下來,黏貼在心愛的筆記本上。這是他青少年時代最快樂的時刻。

青少年時代有美好,也有遺憾。小胡國中時最好的朋友得了白血病。當他看著好友飽受疾病折磨時,自己卻愛莫能助。他感覺好難過,如果自己是一名醫生就好了,真希望全世界沒有病痛。於是,他諮詢報社的長輩:「我正在考慮新聞學和醫學,不知道選擇哪一個專業領域才好。」前輩們都說:「絕對不能選新聞啊,我們家孩子打斷腿都不讓他學新聞。」

1987年,小胡從賓夕法尼亞醫學院畢業,成為了胡醫生。他從約翰霍普金斯大學完成住院實習後,來到國家癌症研究所,這裡有腫瘤免疫學的一代宗師羅森博格。像羅森博格一樣,胡醫生的目標也是成為醫生科學家。這樣既可以做科學研究,也可以治病救人。1989年,胡醫生26歲,他和羅森博格見面。胡醫生表達了對免疫學的興趣:「免疫學很有趣,而且免疫系統對抗疾病的效果優於藥物。疫苗能預防的傳染病和死亡,可能超過所有抗生素治療的總和。」

羅森博格很欣賞對科學研究極度熱愛、對目標極度專注的學生,事實上他本身就是這樣的人。對於胡醫生的面試,他很滿意。很快地,胡

第四樂章　細胞療法的傳奇

醫生就加入了羅森博格的實驗室。未來的 10 年，兩人的命運軌跡重疊，向癌症發起了攻擊。

1985 年，羅森博格在《新英格蘭醫學期刊》發表了白介素 -2 治療轉移性癌症的成果，這一篇文章成為醫學史上引用次數最多的論文之一。此時，他已經知道白介素 -2 的工作原理是促進 T 細胞的增殖和功能，即真正對抗腫瘤的是 T 細胞。T 細胞辨識腫瘤抗原，啟動抗腫瘤免疫反應。羅森博格意識到：雖然我們還不知道腫瘤抗原是什麼，但是腫瘤部位的 T 細胞應該能夠辨識腫瘤抗原。

腫瘤浸潤淋巴細胞（tumor infiltrating lymphocyte，TIL）是離開血液循環，遷移到腫瘤中的淋巴細胞。TIL 是從身體各處奔往前線，與癌細胞作戰的「戰士」，但這不意味著「戰士」就能消滅癌細胞。大多數時候，TIL 進入腫瘤的數量還是太少。即使到達戰場，這些戰士有的被敵人「招安」（腫瘤微環境的免疫抑制），有的戰鬥不了多久就筋疲力盡（T 細胞耗竭）。

對此，羅森博格有了一個大膽的想法：既然這些「戰士」具有摧毀癌細胞的能力，那麼我們能不能擴增它們的數量，增強它們的戰鬥力呢？

二、師從大師

1988 年，羅森博格再次在《新英格蘭醫學期刊》發表了用 TIL 治療黑色素瘤患者的結果。15 例未接受過白介素 -2 治療的患者，經 TIL 治療後有 9 例（60%）獲得客觀緩解。該臨床試驗首次證實了 TIL 治療實體瘤的療效。但是，這種療效持續的時間較短，可能原因是 TIL 在體內的存續時間太短了。

1989 年，胡醫生加入羅森博格實驗室。他要解決的問題就是：TIL 在體內究竟能夠存活多久？

為了標記 T 細胞，胡醫生將新黴素磷酸轉移酶的基因匯入 TIL 細胞。新黴素磷酸轉移酶能夠保護 T 細胞不被新黴素殺死。於是，胡醫生向人和小鼠注射轉導的 TIL 細胞。幾週後，他從體內提取 T 細胞，加入新黴素，並檢測存活的細胞。結果很令人意外，TIL 在體內只能存活 3 週。怪不得，TIL 療法的療效持續時間短。既然如此，那麼應該怎樣延長 TIL 在體內的存活時間呢？

1990 年，就在胡醫生思考自己的科學問題時，他看到了一則新聞。唐納爾·湯瑪斯（E. Donnall Thomas）由於在「骨髓移植治療白血病方面的傑出工作」，榮獲諾貝爾生理學或醫學獎。早在 1956 年，湯瑪斯就成功利用雙胞胎之間的骨髓移植來治療白血病。推廣骨髓移植技術卻遇到兩個難題：一是要抑制接受者的免疫系統，以防它攻擊新移植的骨髓；二是移植後所產生的白血球可能會把接受者的組織器官當作異物，並展開攻擊。1970 年代，湯瑪斯經由應用免疫抑制劑和組織配型攻克了異體骨髓移植的難關，並在白血病治療上推廣應用。

在羅森博格實驗室，大家都是外科醫生，唯獨胡醫生是藥物腫瘤學家。胡醫生曾經對白血病患者使用過化療，也了解骨髓移植之前需要化療。化療藥物預處理，能夠破壞患者的白血病細胞和不健康的血液細胞。這樣患者的骨髓就有空間接納健康的骨髓細胞，最終重建一個健康的血液系統。想到這裡，胡醫生靈機一動：先對患者做化療預處理，為植入 TIL 增殖騰出空間，會不會有利於它們在體內的存續？

胡醫生知道，化療副作用已經很大，再加上 TIL 療法，就怕患者承受不住。以生命為賭注的選擇，失敗了可能會影響自己的職業生涯。但患者還有家庭，甚至很年輕，胡醫生不忍心看著患者飽受病痛折磨，然後漸漸死去。其實，胡醫生對這個想法也沒有信心，但他從來沒有忘記父母的教導：「只要有百分之一的希望，就要盡百分百的努力。」

第四樂章　細胞療法的傳奇

胡醫生改進了 TIL 的治療方案，在黑色素瘤患者接受 TIL 回輸之前，先使用化療藥物（環磷醯胺和氟達拉濱）清除患者體內的淋巴細胞，期望能夠促進 TIL 在體內的擴增。他曾對此沒有抱持很大的希望，但試驗結果讓他改變了想法。預處理提升了 TIL 細胞在體內的存活時間和擴增能力，並增強了抗腫瘤效果。更重要的是，這顯著延長了療效的維持時間。

這是改變歷史的一刻。如今，幾乎所有細胞療法都使用預處理來增強療效。

三、治癒患者

T 細胞療法存在兩個問題：一是無法保證回輸的 T 細胞在體內能存活足夠的時間；二是無法保證輸入患者體內的 T 細胞能夠有效地辨識並殺傷腫瘤細胞。增加預處理的 TIL 治療方案可以延長 T 細胞在體內的存活時間。在一系列 TIL 的臨床試驗中，超過 6 年的追蹤訪問期間，100 多例晚期黑色素瘤患者有 24% 達到了持久的完全緩解。可是，這對於患者來說還不夠好。如何保證輸入患者體內的 T 細胞能夠有效地辨識並殺傷腫瘤細胞呢？

1985 年，就在羅森博格發表白介素 -2 成果的前一年，麥德華和戴維斯發現 T 細胞受體。T 細胞經由 T 細胞受體辨識腫瘤抗原，然後啟動抗腫瘤免疫反應（見第二十節）。隨著免疫學的發展，羅森博格對 TIL 療法有了新的理解。TIL 療法在治療黑色素瘤方面具有非常顯著的效果，是因為黑色素瘤具有許多突變。這使得 TIL 細胞容易辨識出黑色素瘤突變抗原，從而攻擊癌細胞。除了黑色素瘤，TIL 療法對其他癌症類型的效果並不好，原因是像乳腺癌、結直腸癌、前列腺癌等癌症的免疫原性（引起免疫反應的效能）不強。從這些腫瘤組織中收集的 TIL 中，能夠殺傷癌細胞的數量很少。因此，即便擴增了很多倍，輸入患者體內的 TIL

還是無法有效對腫瘤發動攻擊。

提升認知能夠為解決問題帶來新思路。既然腫瘤內部有少量 T 細胞能夠辨識腫瘤突變抗原，那麼我們能否開發一種分離抗癌性 T 細胞並將其用於治療的方法？

歷經 20 年的努力，羅森博格團隊終於在臨床上獲得成功。他改進了 TIL 療法，增加了定向篩選過程：分離和擴增對腫瘤新抗原產生反應的 T 細胞，並回輸患者體內。在無藥可治的上皮細胞腫瘤中，新型 TIL 療法對部分患者也有效。

2012 年 3 月，梅琳達 · 巴契尼（Melinda Bachini）走進了羅森博格的辦公室。她是一位 6 個孩子的母親，但不幸患有晚期膽管癌。歷經手術、復發、化療，醫生說她可能只剩下幾個月的生命了。生死存亡之際，她冒險成為第一位接受新型免疫療法的癌症患者。超過 1,000 億個專門辨識癌細胞的 TIL，經由靜脈注射進入了梅琳達的體內。效果真的驚人，她的腫瘤開始縮小，逐漸消失。2020 年，她在採訪中說道：「我是第一個接受新型 TIL 治療的癌症患者，已經痊癒 8 年了。當我選擇參加這一項試驗時，我的人生可能接近了尾聲。我覺得已經沒有什麼可以失去的，所以我無所畏懼。畢竟生活絕對不會因為你得了癌症而停止。」

2015 年 8 月，羅森博格從朱迪 · 帕金斯（Judy Perkins）體內同時提取出免疫細胞和腫瘤細胞。49 歲的朱迪是一名晚期乳腺癌患者，接受過手術、化療、激素療法以及標靶治療等標準療程，但是最終全部抗藥，全身多處轉移。醫生預測，她最多只能存活 3 個月。2015 年耶誕節前夕，朱迪危在旦夕，羅森博格向她體內注射新型 TIL 細胞。一週過後，朱迪的胸部腫瘤逐漸縮小。2016 年 5 月，掃描結果顯示她身體內的癌細胞全部消失了。2019 年，朱迪在美國癌症研究協會的抗癌進展報告上分享自己的故事：「如今，在我身上檢測不到癌症的痕跡，但是我真的被治癒了嗎？我

第四樂章　細胞療法的傳奇

是這麼認為的，而且將以這樣的心態繼續我的人生。在死前要把所有後事都安排好的急迫感已經慢慢褪去，我開始一片片拼起未來生活的版圖。」

除了膽管癌和乳腺癌，羅森博格也在腸癌等實體瘤的治療方面獲得突破。不久的將來，新型 TIL 療法將獲批准上市，讓更多患者獲益。羅森博格說：「現在，我們將新型免疫療法視為藍圖。我們已經邁出了治療這些常見實體瘤的第一步。」

為什麼 TIL 療法能夠治療實體瘤？

首先，TIL 是從腫瘤組織中獲取，是經過訓練並和癌細胞戰鬥過的淋巴細胞；其次，TIL 是一種混合物，包含多種多樣的淋巴細胞，能辨識並攻擊癌細胞上成千上萬種癌症抗原。因此，這相當於是多兵種協同作戰，有更大的可能性將腫瘤消滅，並且產生多樣的記憶性免疫細胞，從而讓患者獲得臨床治癒。目前，TIL 療法的緩解率比較低，聯合 PD-1 抗體可以解除免疫抑制，能夠讓 TIL 細胞更加「牢記使命」地掃除惡勢力。相關免疫聯合療法已經展示了很高的臨床潛力。

TIL 療法是免疫療法領域冉冉升起的一顆明星。

四、成功的祕訣

為了確保癌症治療的持續發展，羅森博格致力於培訓下一代科學家。在他擔任國家癌症研究所外科主任的 40 多年中，指導了約 400 名研究員。大家常常問他：如何才能擁有成功的事業？

羅森博格提供了兩項建議：第一，對事業極度熱愛；第二，對目標極度專注。他說：「在那些難以入眠的夜晚，我多麼希望自己想起的是那些治癒的患者。但事與願違，我想起的總是那些沒有被治癒的患者，那些我們辜負了的患者。你不能讓自己忘記，也許有時可以稍稍釋懷，但

一定不能忘記，否則就會失去進步所需的動力。」

患者的勇氣和奉獻，是我們堅持不懈的動力泉源。

為了共同的信念——攻克癌症——無私無畏，敢於擔當，使得羅森博格建立了一支令人難以置信的團隊。自從進入羅森博格實驗室後，胡醫生就感覺到動力滿滿，要放手一搏。他的第一個研究主題是在 TIL 細胞匯入腫瘤壞死因子基因，讓其在腫瘤組織釋放腫瘤壞死因子，從而促進 TIL 的抗腫瘤效果。然而，T 細胞不像其他細胞那樣容易匯入外來基因。當時是 1990 年代，仍欠缺提高基因轉導的技術方法。為了向 T 細胞匯入新基因，胡醫生嘗試過很多方法，也具備了很多技術經驗。遺憾的是，TIL 細胞在腫瘤壞死因子的表現，沒有獲得理想的預期效果。胡醫生感到非常沮喪，畢竟在這個主題上花了很多精力。羅森博格鼓勵他：「我知道你能辦到，你有這個能力，絕對會成功。」鼓勵式教育真的很有用。

胡醫生也沒想到，艱苦磨鍊得到的技術經驗，讓他在另外的戰場有了用武之地。

1991 年，以色列科學家齊立格·伊薩哈（Zelig Eshhar）（見二十二節）正在開發嵌合抗原受體（chimeric antigen receptor, CAR）。他想用辨識腫瘤抗原的抗體替換 T 細胞受體的部分，從而克服 T 細胞受體辨識腫瘤抗原的不足。這意味著他得將抗體基因匯入 T 細胞，但這也太難了（見二十二節）。面對技術瓶頸，伊薩哈尋求合作。當時，世界上正好有一個人擅長向 T 細胞匯入新基因，那就是胡醫生。

伊薩哈和胡醫生的合作很愉快，很快便設計出針對卵巢癌、直腸癌和乳腺癌的三種嵌合抗原受體。於是，胡醫生向 T 細胞中匯入 CAR。他能操控 CAR 駛向目的地——攻擊卵巢癌、腸癌或乳腺癌嗎？在這三種癌症中，雖然只有卵巢癌實驗成功了，但他們證明了：匯入抗體可以促

第四樂章　細胞療法的傳奇

進 T 細胞辨識和攻擊癌細胞。

1993 年，T 細胞免疫療法的里程碑文章發表在《實驗醫學雜誌》。胡醫生作為 CAR-T 領域里程碑文章的第一作者，也奠定了其江湖地位。自此，這個領域開始突飛猛進。人們經由改造 T 細胞，就可以操控 T 細胞去攻擊某種癌症。

2010 年，羅森博格發表了一位淋巴瘤患者在接受 CAR-T 療法之後得到緩解。羅森博格實驗室成為了第一個公布 CAR-T 臨床試驗結果的團隊，後來的競爭就開始變得十分激烈了。羅森博格的學生創立了凱特（Kite）公司，所研發的 CAR-T 藥物分別於 2017 年和 2020 年獲批准用於治療復發或難治瀰漫性大 B 細胞淋巴瘤和套細胞淋巴瘤。

目前，更多的 CAR-T 藥物已經上市或者正在讓患者獲益的路上，而這一切始於伊薩哈和胡醫生的合作。這一路走來，胡醫生接受過太多的不屑。一位化療專家曾對他說：「你還在研究這個？說真的，你乾脆注射泥土算了。」

胡醫生聳聳肩，沒有回答，但內心也很無奈：如何才能讓大家相信免疫療法呢？

五、無私無畏

只有展開廣泛的合作，讓大家見證更多患者的康復，才能改變偏見。在廣泛的合作過程中，胡醫生毫無保留、無私分享。這正是他跟指導教授羅森博格學到的。在羅森博格的實驗室裡，為攻克癌症而精誠合作、無私分享知識、共享儀器設備都是核心的原則。當胡醫生建立自己的獨立實驗室時，他也鼓勵無私分享和主動付出。例如，在科學會議上，介紹研究的關鍵細節，不用擔心別人竊取。在研究材料上，主動分

第二十一節 無私無畏

享，幫助科學進步。胡醫生在採訪中說道：「有一次，我們的研究成果差點被人搶先一步發表。我的博士後研究員恨不得殺了我。話說回來，如果有人捷足先登，搶先攻克了癌症，這不是天大的好事嗎？」

如果說基因是自私的，那麼癌細胞就是癌基因不斷繁衍和生存的載體。如果說癌細胞是自私的，那麼癌症就會優先考慮自我利益，破壞多細胞合作規則，對宿主的身體毫不憐惜。可是，當宿主身體滅亡了，自私分子還能生存嗎？

胡醫生常和學生說：「記住，癌症才是罪魁禍首。如果你對自己的技術和經驗保持開放，並樂於助人，你的競爭力就會更強。因為你有著更廣泛的人際關係，也會獲得很多人的支持。」事實確實如此，胡醫生樂於付出，也收穫滿滿。

2003 年，MD 安德森癌症中心聘請胡醫生為黑色素瘤腫瘤內科的首任主任。此後，他領導著 MD 安德森癌症中心最大的學術分支——腫瘤醫學系。他們每年在腫瘤領域展開多達 600 項藥物的臨床試驗，執行超過 6,000 例患者。胡醫生在基礎研究和臨床研究上的努力，為癌症免疫療法的發展做出了重大貢獻。此外，他還在多家製藥公司和癌症中心的科學顧問委員會任職。2020 年 8 月 20 日，美國三大癌症中心之一的莫菲特癌症中心宣布，高薪聘請胡醫生擔任新院長兼執行長。他將領導莫菲特癌症中心走向未來，繼續為攻克癌症做出貢獻。

確實如此，如果你幫助別人，你可以快速地提升自己的名望，拓展更多的可能性。秉承利他主義，胡醫生得到了長期回報和心靈滿足。對於工作和生活，他都感覺很幸福。他有一位美麗的妻子以及兩個可愛的女兒。胡醫生從小受到嚴格的教育，課餘時間還得學習彈鋼琴，因為父母要求「你必須學」。胡醫生在採訪中表示：「我從來不要求孩子們的成績，或者要求必須做什麼，只要求她們盡力而為。有時候，我也有些掙扎，是不是

第四樂章　細胞療法的傳奇

應該對孩子們更嚴厲一點？但思考後的結論是，父母最重要的事情是無私地愛孩子，幫助孩子成為一個好人，一個身心完整的人。」

是的，父母要尊重孩子的選擇，並教育孩子如何看待這個世界，如何培養創造性，如何能讓這個世界變得更美好。胡醫生驕傲地表示：「雖然當醫生獲得的成就讓我自豪，但培養出兩個有能力、有愛心、又快樂的孩子，才是我這一生中最值得自豪的事。」

父母在生活、工作中的言傳身教，是最好的教育方式。當我們努力成為一個有愛、而且對社會有用的人，孩子也會向我們學習。胡醫生在工作上，為患者和科學奉獻無私的熱情；業餘時間，他還成立了一個樂團，為患者和癌症事業募款。

2013年，在美國臨床腫瘤學會上，胡醫生和托馬斯‧F‧加耶斯基（見第十六節）聊天。他們發現彼此竟然都有著相同的萊斯‧保羅（Les Paul）吉他。他們都喜歡音樂，為什麼不成立一個腫瘤免疫科學家樂團呢？於是，胡醫生號召大家在下一次學術會議上帶著各自的樂器，一起演奏。場面十分有趣，甚至有人帶來了一把長號，但第一次的演出效果亂成一團。胡醫生決定認真起來，於是招募艾立遜等人成立了檢查點樂團（Checkpoints），並勤加練習。

2015年，在美國臨床腫瘤學會的一場晚宴上，檢查點樂團在芝加哥的「藍調之屋」演出。場內擠滿了歡慶的人們，大家都在盡情慶祝免疫療法的成功。胡醫生作為樂團的鍵盤手，隨著音樂節奏而舞動，雙手在鍵盤上交叉演奏。在這溫馨的場景下，他的腦海裡想起了一路走來的許多人：父母、羅森博格、患者、孩子……

當燈光照射在他的身上時，他想起了少年時代，他彈著鋼琴，陽光從窗外照進來。

此刻，他的身上好像在發光，而他完全就是樂在其中。

第二十二節　樂在其中

基因改造技術能否協助免疫攻克癌症？

> 知之者不如好之者，好之者不如樂之者。
>
> —— 孔子《論語・雍也》

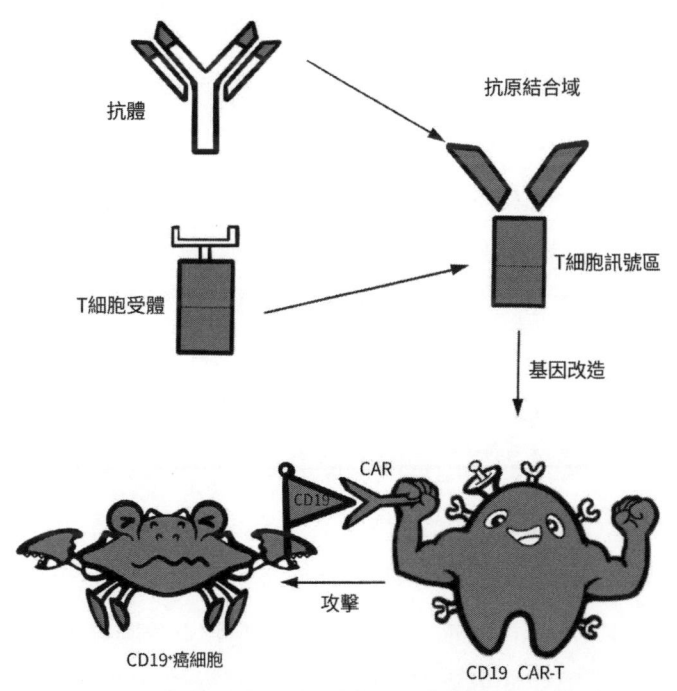

免疫系統具有被重新塑造的能力

一、養蜂專家

「啪啪啪——」掌聲響起，齊立格・伊薩哈 (Zelig Eshhar) 的學術演講結束了。當伊薩哈走到門口時，羅森博格拉住他說：「伊薩哈，你有什麼打算？」

第四樂章　細胞療法的傳奇

這可是羅森博格——腫瘤免疫學的鼻祖。伊薩哈內心一陣緊張，很快便恢復了平靜：「傑夫為我提供了職位。」羅森博格發出邀請：「你來我們這裡吧。」伊薩哈有些尷尬：「我已經做了決定，並開始討論研發專案了。」但羅森博格仍不放棄：「不，你就來我們這裡。」兩個以色列同鄉相視一笑，這一笑也讓伊薩哈落入了兩難的選擇。不久後，伊薩哈在國家癌症研究所得到了半層樓以及大量的設備和資金支持。對此，國家研究所不少人的心中充滿了羨慕或嫉妒：「伊薩哈是誰啊？」

伊薩哈時常開玩笑說：「我是一個養蜂專家。」事實上，他的確是一位養蜂專家。他在童年時期就對蜜蜂充滿了好奇。

伊薩哈童年時的鄰居是一位著名科學家——哈姆・魏茲曼（Chaim Weizmann）。魏茲曼的莊園彷彿一個動物園，有著各式各樣的花草和動物。小伊薩哈常常在花園裡流連忘返，尤其是嗡嗡叫的蜜蜂，總是讓他觀察好久，樂在其中。魏茲曼發明了無煙炸藥的工業發酵技術，在「一戰」中大放光彩。魏茲曼成為了第一任以色列總統，並建立了魏茲曼科學研究所。科學家的光輝為伊薩哈留下了深刻印象，也在他心裡埋下了一顆種子：「我要成為科學家。」

當伊薩哈長大後，他卻不得不面臨強制兵役。這豈不是會耽誤自己的科學之夢嗎？入伍後，他來到了基布茲，這是一個從事農業生產的集體社區。每個人都要從事農業，伊薩哈選擇了孩提時的興趣——蜜蜂。養蜂之餘，好奇心鞭策他閱讀大量的蜜蜂書籍。對於養蜂這件事，伊薩哈是認真的。但一場意外的講座，讓他走上了另一條路。

有一天，一位魏茲曼研究所的成員來到農業社區，分享了分子生物學的發展。伊薩哈回憶道：「DNA，RNA，蛋白質……我的下巴都要掉下來了。」他立即想從分子生物學視角去理解這個世界，他想上大學，但部隊長官並不同意。在一次野外調查研究中，他遇到了蜜蜂的天敵——

黃蜂。黃蜂追著他，並在他頭上留下了一個大腫包。伊薩哈產生了嚴重的免疫反應，他希望了解事物背後的原因。經過多番努力，他終於離開部隊，走上科學之路。最終，他進入了免疫學的殿堂。

1968 年，伊薩哈回到家鄉，來到魏茲曼研究所攻讀博士學位。他的研究主題是研製一種針對 T 細胞的抗血清，用於抑制 T 細胞，從而抑制移植排斥反應。這一年，伊薩哈 28 歲，他開始著迷於免疫系統。當他完成博士論文後，指導教授麥可·塞拉（Michael Sela）問道：「年輕人，你打算去哪裡做博士後研究啊？」

伊薩哈表示：「我對於如何融合兩個細胞感興趣，紐約有人在研究。」但塞拉有不同的想法：「紐約不適合你，你有三個孩子。我知道一個好去處。」

二、靈光一閃

在指導教授的推薦下，伊薩哈來到了哈佛大學，師從巴茹·貝納塞拉夫（Baruj Benacerraf）。巴茹發現免疫反應的強度受到一組基因控制，這個免疫反應基因就存在於 MHC（見第二十節）。他還分析了 T 細胞與免疫反應基因功能的相關性，為人們了解 T 細胞受體辨識 MHC 呈遞的抗原奠定了基礎。由於他對免疫學和基因關係的研究，巴茹獲得了 1980 年諾貝爾生理學或醫學獎。

1973 年，就在巴茹即將步入人生巔峰的前夕，伊薩哈來到了巴茹實驗室。這真是一個開拓視野的好地方，伊薩哈接觸到了 T 細胞受體、癌症抗體和自體免疫疾病等課題。當他來到哈佛大學的第三年，他聽說了一項新技術——雜交瘤技術。來美國之前，他就對於如何融合兩個細胞感興趣，沒想到雜交瘤細胞竟然還能用於生產單株抗體。

第四樂章　細胞療法的傳奇

在雜交瘤技術誕生之初，伊薩哈就相信：「雜交瘤技術是一個潛力無限的技術，我要把握這個歷史機遇。」

3年前，伊薩哈在不懂英語的情況下來到美國，開始了艱難的旅程。3年後，他在實驗室贏得了技術專家的美譽，並打算學成歸國。在離開美國、前往以色列的歸途中，他繞道到英國劍橋，想拜師雜交瘤技術的發明者塞薩爾·米爾斯坦（César Milstein）。然而，米爾斯坦告訴他：「抱歉，沒有位置。你不是應該先打電話或寫信詢問一下，你是否可以在實驗室工作嗎？」

伊薩哈的主動出擊遭到了拒絕，遺憾地回到魏茲曼研究所。左思右想，他還是想學習雜交瘤技術。因此，他獨自前往瑞士，跟隨另一位雜交瘤技術發明人喬治·克勒（Georges J. F. Köhler）學習。學成歸來以後，伊薩哈開始製造抗體，專門針對癌細胞特有的分子。然而，他製作的抗體除了能夠標記癌細胞外，對癌細胞並沒有攻擊性。

伊薩哈苦苦思索，腦海突然靈光一閃：「為何不把抗體和T細胞組合在一起？」

由於其殺傷機制，T細胞能夠殺傷癌細胞，但它並不擅長辨識標靶。相反地，抗體是辨識標靶的專家，但沒有殺傷機制。如果兩個功能組合在一起呢？我們將建立一個嵌合體（chimera），就像希臘神話中的奇美拉（Chimera）——有著獅首、羊身、蛇尾的怪獸。因此，伊薩哈將這一項技術具象地稱為嵌合抗原受體T細胞療法，即CAR-T免疫療法（chimeric antigen receptor T-cell immunotherapy）。

如此一來，CAR-T細胞不但具有T細胞的殺傷能力，而且具有抗體的優越結合能力。

這真是一個大膽的想像。從古至今，人類都因想像力而偉大。從30萬年前人類用火照亮黑暗時刻開始，人類用想像力推動文明更迭。萊特

兄弟（Wright brothers）用飛機探索天空的想像力，阿姆斯壯用腳步踏訪月球的想像力……

這一次，伊薩哈的想像力是改造 T 細胞去對抗癌症。

三、生物學思考模式

伊薩哈在採訪中謙虛道：「最初，我研究 CAR-T 完全是基礎科學，初衷只是一種好奇心。就像研究蜜蜂一樣，我把 T 細胞當作生物系統來研究，去理解所有組合成分和功能，然後試圖掌握系統的運作方式。」

這種生物學思考模式，讓他一步步地走向了成功。生物系統由不同成分組成，既各司其職，又相互合作，共同完成生物功能。人類經常感嘆自然力量的神奇，蜂巢、人體、森林、大海等這些複雜系統自然形成、循環往復、不斷演化發展。在人類創造複雜世界的過程中，或許生物學才是理解這個複雜世界的那一把金鑰匙。

伊薩哈了解 T 細胞受體的結構，也了解抗體的結構。他知道兩者的所有成分，接下來要做的就像樂高積木一樣，把它們拼接在一起，然後測試這個系統是否能夠運作。伊薩哈說道：「我甚至做夢都是這個系統。如果你問我是怎麼想到的，我真的不知道，就是自然而然出現的。」他不停地思考各種可能性，於是有了靈光乍現的一刻。

由於癌細胞能隱身或逃避 T 細胞的辨識，他打算用針對腫瘤抗原的抗體替換 T 細胞受體的部分。怎樣才能實現這個目的呢？伊薩哈開始利用基因工程技術，為 T 細胞裝上辨識癌細胞表面抗原的「嵌合抗原受體」（CAR），創造出「殺手級」CAR-T 細胞，同時具備抗體辨識與特異殺傷的雙重能力。

1980 年代，當伊薩哈開始利用基因工程技術改造 T 細胞時，科學家

第四樂章　細胞療法的傳奇

還在討論如何發展和監管基因治療。自從人類了解基因決定生物性狀以後，就開始設想：改造基因可以治療人類疾病嗎？在監管缺失的情況下，一些大膽的基因治療均以失敗告終，引起了社會倫理和技術瓶頸的討論。

在這樣的時代背景之下，伊薩哈舉步維艱。自 1985 年首次提出 CAR-T 的概念，伊薩哈奮鬥了 6 年也未能獲得突破。由於想法長期無法實現，他感覺內心苦悶。此時，心中苦悶的還有另一個人。羅森博格在臨床上進行 T 細胞療法也有幾年了。但 T 細胞辨識腫瘤抗原的能力，未能完全達到臨床預期。尤其是當腫瘤細胞主動丟失腫瘤抗原，成為其免疫逃逸的手段之後，T 細胞就無法抑制癌症的發展。

1991 年，命運將兩個人交會在一起。伊薩哈加入羅森博格實驗室後，與胡醫生（見第二十一節）展開合作。胡醫生是當時世界上最擅長向 T 細胞匯入新基因的人之一。他們設計了針對卵巢癌、直腸癌和乳腺癌的三種 CAR，然後匯入 T 細胞。他們證明了 CAR-T 可以辨識和攻擊卵巢癌細胞。1993 年，他們在《實驗醫學雜誌》發表了 CAR-T 領域的里程碑文章。就這樣，伊薩哈發明了 CAR-T 技術，並登上了「CAR-T」之父的寶座。

誰也沒有想到，一個新的腫瘤免疫時代就這樣開始了。當然，CAR-T 技術也面臨很多競爭對手。為了讓 T 細胞認得出「壞人」，新技術層出不窮。

2006 年，羅森博格向 T 細胞匯入抗原特異性的 T 細胞受體（TCR，見第二十節）。這增強了 T 細胞辨識腫瘤抗原的能力，從而達到治療癌症的目的。羅森博格首次證明了，基因改造的 TCR-T 用於腫瘤治療的可行性。此後，TCR-T 療法在肉瘤、肝癌、子宮頸癌、頭頸鱗癌和肺癌等實體瘤中，都展現了不錯的潛力。

2014 年，美國食品藥物管理局批准了雙特異抗體（blincyto）用於治

療急性淋巴細胞白血病。該雙特異抗體的作用機理是：CD19抗體和CD3抗體形成「黃金搭檔」，前者可以結合癌細胞，後者可以拉攏T細胞。雙特異抗體就像「長了眼睛的飛彈」，讓患者自身的T細胞直接瞄準和消滅癌細胞。自此，雙特異抗體成為對抗癌症的熱門方向。

2022年1月，美國食品藥物管理局批准了新型雙特異抗體（Kimmtrak），用於治療HLA-A02：01陽性、不可切除或轉移性葡萄膜黑色素瘤。這一項批准創下了多個「第一」：它是首款治療葡萄膜黑色素瘤的療法；首款T細胞受體（TCR）療法；首款治療實體腫瘤的雙特異性免疫療法。

在新技術發展的過程中，生物學扮演著重要角色。生物學思考還有一個特點：允許不足，允許演化。技術也是如此，可以更新、迭代。如果把CAR-T當作一輛殺傷腫瘤的裝甲車，那麼其目的地是什麼？是否還需要配備油門？技術迭代這個歷史重任留給了米歇爾·薩德蘭（Michel Sadelain）。

四、更新迭代

年輕的薩德蘭，一身書呆子氣，穿透深色粗框眼鏡的是他深邃的眼神。他的學術興趣十分廣泛，卻在讀博士期間的一次講座中找到了真正的熱情。羅森博格的一場腫瘤浸潤淋巴細胞（TIL）的講座，引發了薩德蘭對T細胞療法的關注。薩德蘭認為，TIL療效不夠好是受限於T細胞的辨識能力。只有改造T細胞，才能擴大T細胞治療的範圍。這個想法就像一盞明燈，指引薩德蘭前往麻省理工學院。然而，指導教授理察·C·馬利根（Richard C. Mulligan，基因工程界的巨匠）說：「我不希望你研究T細胞，這個想法太蠢了。」

馬利根讓他將基因轉移到造血幹細胞中，以期治療地中海貧血症。

第四樂章　細胞療法的傳奇

薩德蘭卻偷偷尋找把基因轉移到 T 細胞的方法。幾年以後，薩德蘭沒有實現自己的目標。「你為什麼要這麼做？」反對之聲就像浪潮一樣，一波未平一波又起。對此，母親也表示懷疑：「哎，我跟你的朋友聊過，他們說你在白費力氣。」

科學並沒有帶給人煩惱，令人煩惱的是人。「當身邊的人，甚至媽媽都對你產生懷疑時，還能如何堅持下去呢？我覺得你必須有點痴狂或者強迫症才能承受得住吧。」薩德蘭苦苦一笑，然後激勵自己，「你的內心必須要有一股力量，堅信自己肩負著偉大使命，無論如何都要實現它。」

歷經幾年的懷疑和煎熬，薩德蘭終於找到了向 T 細胞匯入基因的方法。1994 年，他接受了 MSK 癌症中心的工作，成為了獨立研究員。這時，他終於可以自由探索讀博士期間立下的志向：改造 T 細胞，打擊癌症。

薩德蘭研究了伊薩哈開發的初代 CAR-T 技術，認為這還需要迭代升級。第一代的 CAR-T 動力不足，攻擊一、兩次就熄火。如何才能使其變成有效的療法呢？薩德蘭為 CAR 結構加上免疫刺激分子 CD28。這就像加裝了一個油門，CAR-T 的熄火問題就解決了。

下一個問題就是，將 CAR-T 駛向何方？由於 CAR-T 療法的高靈敏度和永續性，和傳統抗體藥物相比，其標靶及脫靶毒性容易導致嚴重的副作用。CAR-T 療法需要尋找嚴格的腫瘤特異性抗原作為標靶。薩德蘭的第二項突破就是找到了合適的靶點 —— CD19。

CD19 是 B 細胞所獨有的標靶，並表現在大多白血病和淋巴瘤的癌細胞表面，所以成為一個有潛力的靶點。標靶 CD19 雖然會造成 B 細胞發育不良，但是患者可以耐受。「塞翁失馬，焉知非福。」清除 B 細胞還可以阻止其產生針對 CAR 的抗體，使得 CAR-T 可以在體內長期存續，這真是一個再合適不過的靶點了。薩德蘭推動 CAR-T 技術從概念真正走

向臨床治療，並在人體得到有效的驗證。他也及時申請了專利，為日後的專利戰爭奠定了勝利的基礎。

藥物從實驗室到臨床應用，有一座橋梁，那就是產業界的轉化研究。2013 年，為了推動 CAR-T 的商業化，薩德蘭和合作夥伴共同創立了巨諾醫療。2016 年，巨諾醫療與藥明康德成立合資公司——藥明巨諾，致力於將全球最好的細胞免疫治療產品帶給患者。當薩德蘭透過巨諾醫療來推動 CAR-T 的商業化時，羅森博格也透過凱特製藥來推動 CAR-T 產品的商業化。2017 年，吉利德以 119 億美元收購了凱特。

當你突然財富自由，你準備享受多久的人生，才會再出發？答案可能是當晚就出發。凱特公司的創始人阿里・貝爾德格倫（Arie Belldegrun）和常博士（David Chang）東山再起，創辦了一家現貨細胞產品的新銳公司。常博士是一名華裔，作為凱特的首席醫療官，是上市 CAR-T 藥物（Yescarta）背後的推手。常博士認為，CAR-T 技術更新迭代，現貨型 CAR-T 和新一代安全技術才是未來。因此，常博士正在開發新一代現貨 CAR-T 細胞產品，旨在為患者提供更快、更便宜、更安全的現成細胞治療。

五、專利爭議

商場如戰場，也充滿大魚吃小魚的遊戲。2018 年，就在吉利德收購凱特的第二年，新基以 90 億美元收購巨諾。不到一年，新基自己就被必治妥施貴寶以 740 億美元收購。技術就是財富，可見 CAR-T 技術的商業潛力之大。

在鉅額商業利益面前，有衝突就不奇怪了。CAR-T 技術自問世以來，專利爭議就沒有停歇過。2013 年，巨諾獲得了薩德蘭的美國 7446190 號專利（簡稱「190 專利」）。該專利涉及用於編碼具有嵌合抗原受體（CAR）、共刺激結構域和使其能夠標靶 CD19 的 T 細胞療法。

第四樂章　細胞療法的傳奇

2016 年，美國專利商標局宣布支持巨諾擁有「190 專利」的權利要求。不久後，巨諾對吉利德／凱特提出侵權訴訟。訴訟內容是，羅森博格複製了薩德蘭的 CAR 技術，來建立他自己的 CD19 標靶 CAR-T，並隨後將其許可給了凱特製藥。

對此，凱特當然不服，轉而上訴。凱特抓到了一個漏洞，針對多年前薩德蘭專利申請中的錯字而展開反駁。薩德蘭表示，這個拼寫問題導致一個氨基酸的錯誤辨識。但凱特稱，這個所謂的拼寫錯誤，自 1997 年以來就持續出現在薩德蘭的工作中。因此，陪審團應該考慮判決該專利無效。

此後幾年，雙方你來我往，官司打個不停。2020 年 4 月，法院將吉利德／凱特需要向巨諾和 MSK 癌症中心支付的 7.52 億美元賠償，提高到 12 億美元。

對於這個結果，羅森博格感到很失望。自 1991 年起，他們實驗室就和「CAR-T 之父」伊薩哈合作，他也是第一個發表 CAR-T 在人體治療的人。話說回來，伊薩哈也是一個十分注重智慧財產權的人。在他的整個職業生涯中，他都缺乏資金。他提交基金申請，常常遭受拒絕。他不斷註冊和轉讓專利，用專利許可使用費來實現自己的新想法。關於專利，伊薩哈做過一件有趣的事。他聽說威爾斯王妃黛安娜（Diana, Princess of Wales）發起了一項聯合國倡議 —— 為打擊毒品濫用的研究提供鉅額資金。怎麼樣才能得到這一筆鉅款呢？伊薩哈的想法是用抗體來鑑定毒品，並開發了一種感測器。當抗體辨識毒品氣味分子時，感測器就會發出警報。如今，該感測器已在東南亞用於檢測走私的毒品。

伊薩哈所發明的 CAR-T 技術也註冊了專利，隨後他將該技術的使用權利出售給凱特製藥，以獲取特許權使用費。伊薩哈說道：「我對專利許可費感到高興，但真正的巨大收益是我的想法正在挽救患者的生命。

我知道這聽起來像是陳腔濫調，但我一直致力於實現這一項目標。有時候，當我碰巧遇見因治療而重獲生命的人時，我總會激動不已。沒有比這更重要的了。」

然而，伊薩哈也沒有想到，自己也遇到了專利糾紛。2017 年，伊薩哈的學生吉德恩·格羅斯（Gideon Gross）起訴他從凱特獲得的專利許可費，未與自己分享。博士生格羅斯在伊薩哈的指導下，共同發明了 CAR 技術。格羅斯還宣稱，伊薩哈隱瞞了從凱特獲得股票期權（580 萬美元）的事實。

這一年，伊薩哈已經 76 歲。他滿頭白髮，對於和自己的學生打官司，感到身心疲憊。

這一年，還發生了一件讓他感到悲傷的事情，妻子李希·塞梅爾（Lihi Semel）因為癌症，永遠離開了。雖然他在科學、醫學和經濟上都獲得了成功，但晚年的伊薩哈過得並不如意。如今，他仍然住在與妻子共築的愛巢之中，房間的每一個角落還充滿愛妻的痕跡。當想念塞梅爾時，他會拿著照片回想過往。塞梅爾喜歡坐在陽臺上，於是伊薩哈也常常在陽臺上久坐，出神地看著這個城市的景色：大海、清真寺尖塔、新月……

雖然人生不如意之事很多，但是當伊薩哈保持好奇心，沉浸於新發現中時，他感到自己是快樂的。在這個讓人眼花撩亂的世界，只要活著，我們就必然要面對一個複雜的世界。我們努力生活著，但不要忘了，我們做每一件事情最簡單的初衷：它應該是一種樂趣。

就像少年觀察蜜蜂一樣。

有時候，伊薩哈會想起當初被蜂蜇腫的情景，不禁一笑。小小黃蜂蜇人都會引起免疫反應，CAR-T 細胞進入人體會不會引起不可控的免疫反應？這又是另一番冒險的旅程了。

第四樂章　細胞療法的傳奇

第二十三節　安全第一

免疫療法會有哪些副作用？

　　庭有枇杷樹，吾妻死之年所手植也，今已亭亭如蓋矣。

　　　　　　　　　　　　　　　—— 歸有光〈項脊軒志〉

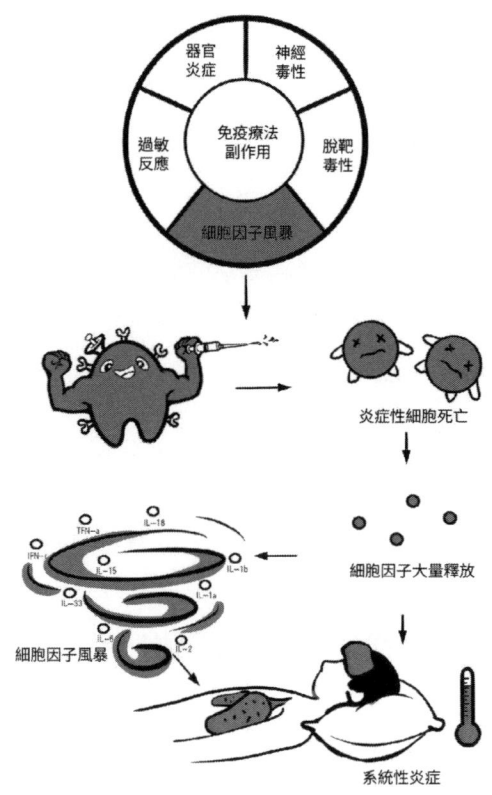

免疫療法是一把「雙面刃」

一、加入海軍

　　2021 年，趙陽兵在一場採訪中娓娓道來。方框眼鏡後，他的眼神閃爍著堅定。

「1993年，伊薩哈發明了第一代CAR-T後，這一個領域掀起一波研究熱潮。由於效果不好，這一個領域經歷長達10年之久的沉寂。隨著T細胞培養和基因轉導技術的改進，以及安全靶點和CAR結構的進步，T細胞免疫治療才得以快速發展。」

早在1996年，趙陽兵前往以色列魏茲曼研究所，在擔任訪問學者期間，結識了伊薩哈。2003年，他加入羅森博格實驗室，從事CAR-T研究。2009年，受到朱恩的邀請，他來到了賓夕法尼亞大學。縱觀其科學研究生涯，他參與和見證了CAR-T發展和壯大的整個過程。

趙陽兵侃侃而談：「如果說是羅森博格開創了T細胞免疫治療領域，那麼朱恩促成了T細胞免疫治療的產業化。」趙陽兵所推崇的朱恩，究竟是何方神聖，他又解決了哪些問題？當歷史的發展把迫切需要解決的問題擺在世人面前，解決這個問題的人就會被載入史冊。冥冥之中，命運之手將朱恩一步步地推上了歷史舞臺。

1971年，朱恩18歲。他收到了美國史丹佛大學的錄取通知書，正信心滿滿，打算像父親一樣成為工程師。此時，越南戰爭如火如荼。當他意識到自己要參加抽籤徵兵時，他有點慌了：「如果我不得不參軍，那麼至少不能成為越南稻田裡的無名小卒，而是要當軍官。」他主動選擇，加入海軍學院，試圖把命運掌握在自己手中。可是，當他從醫學院畢業時，他欠海軍12年兵役。為了償還海軍長期的資助，朱恩的研究必須以海軍利益為重。

1980年代，美蘇冷戰時期，海軍潛艇面臨核輻射危機。為了制定輻射接觸的應急方案，海軍指派朱恩前往西雅圖的福瑞德·哈金森癌症研究中心。唐納爾·湯瑪斯（E. Donnall Thomas）（骨髓移植先驅）在這裡建立了世界上最好的骨髓移植中心。在3年內，朱恩的目標是學習骨髓移植技術──治療輻射傷亡的唯一辦法。

第四樂章　細胞療法的傳奇

在西雅圖，朱恩親眼看見了 10 位患者連續死於移植物抗宿主疾病。這是一種骨髓移植後出現的多系統損害的全身性疾病。原理是移植物中的 T 細胞辨識宿主抗原時，誘發了針對宿主的排斥反應。T 細胞發動免疫攻擊，對人體的組織、器官造成毀滅性傷害。在這一段悲痛的經歷中，朱恩開始對 T 細胞的強大產生了敬畏──「T 細胞可能比白血病更快地讓人喪命」。當他開始意識到 T 細胞的威力時，便踏上了 T 細胞的研究旅程。

1983 年，環孢素獲批准上市，用於治療移植物抗宿主疾病。當時，朱恩想研究環孢素對 T 細胞的影響，但他卻意外發現一種抗體能夠激發 T 細胞。他發現這個抗體標靶的對象是共刺激分子 CD28。在機制上，CD28 抗體與 CD28 結合，啟動共刺激訊號，就像踩下油門，T 細胞開始增殖和活化。朱恩說：「事實證明，這是 T 細胞生長的關鍵。在正確的時間，在正確的位置，我幸運地發現，我們可以真正有效地激發和擴增 T 細胞。」

自此，我們擁有了第一個強大的 T 細胞培養系統。

二、痛失愛妻

1986 年 6 月，朱恩離開西雅圖，回到海軍醫學研究所。此時，正值 1980 年代，愛滋病在美國流傳之快、範圍之廣，令人震驚。由於沒有特效藥，社會籠罩於恐慌之中，軍隊也視愛滋病為頭號威脅。在這種時代背景之下，朱恩的研究再次受到海軍需求的支配。

愛滋病病毒侵入人體，能破壞人體免疫系統的 T 細胞，從而引起人體免疫缺陷。因此，人體易於感染各種疾病，並易發惡性腫瘤，病死率較高。

朱恩想到的第一個思路是：如何恢復愛滋病患者的免疫系統？在上一段研究旅程中，不是發現了一種強大的 T 細胞培養系統嗎？它正好派上用場了。朱恩與博士後研究員布魯斯・萊文（Bruce Levine）合作開發了 T 細胞擴增利器：CD3-CD28 抗體偶聯磁珠。原理如下：CD3 抗體與 CD3 分子結合而啟動 T 細胞（第一訊號），CD28 抗體協同刺激增強啟動效果（第二訊號），這樣就能在體外擴增 T 細胞了。「我們擴增了愛滋病患者的 T 細胞，然後回輸患者體內。」朱恩說，「他們的 T 細胞數量增加了，免疫功能也得以改善！」

朱恩想到的第二個思路是：如何清除 HIV 感染的細胞，從而治療愛滋病？他打算對 T 細胞進行基因改造，使其在回輸患者體內時更加有效。此時，伊薩哈剛發明 CAR-T 技術不久。朱恩敏銳地感覺到，這個新技術可以用來增強 T 細胞以辨識 HIV 感染的細胞。就這樣，朱恩與合作者共同發起了人類第一個 CAR-T 臨床試驗。很多人都不知道，首個 CAR 臨床試驗其實是用於愛滋病患者，而非癌症患者。對於結果，朱恩保持樂觀，因為它發揮作用了：CAR-T 細胞在體內具有長期永續性，並且提高了患者的免疫功能。

不過，前進的道路總會有未知與崎嶇。1990 年代後期，美國食品藥物管理局批准了多款愛滋病的特效藥（蛋白酶抑制劑）。從此以後，愛滋病就像高血壓一樣，只要每天按時吃藥，就是一種可防治的慢性病。於是沒有人在乎什麼 CAR-T 療法了，朱恩的臨床試驗被迫暫停。他的事業將何去何從？

1996 年，朱恩完成了 12 年的義務兵役。此時，他自由了，可以自己選擇職業方向。但同一年，上帝對他開了一個大玩笑：愛妻辛西婭被診斷為卵巢癌。當傳統治療對辛西婭無效時，朱恩為妻子制定了癌症疫苗（見第十節）的治療方案。雖然有一些療效，但是腫瘤還是復發了。

第四樂章　細胞療法的傳奇

後來，他知道艾立遜正在研發免疫檢查點抑制劑（見第十三節），治療效果可能會更好。但該藥物當時還沒有獲批准上市，也就意味著這種救命藥無法送達辛西婭手中。為了與癌症搶時間，朱恩一邊申請藥物特許，一邊四處求助。這一次，命運顯得格外冷酷無情。他未能從死神手中奪回妻子的生命。2001 年，辛西婭去世，留下了朱恩以及三個孩子。

他目睹妻子飽受癌症以及接受治療時各種不良反應帶來的痛苦。愛妻的生命在一點一滴流逝，而自己卻無計可施。癌症的殘酷，狠狠打擊了朱恩，他感到很無力，很悲痛。在度過一段最為灰暗的歲月後，他重整旗鼓，拿起手中的免疫學研究成果作為武器，正式向癌症宣戰。

「經歷了妻子的事情後，我開始全心研究癌症。」多年以後，朱恩的聲音中仍舊透露出無盡的悲傷。他立志要實現 CAR-T 技術的臨床轉化，攻克癌症。

三、基因療法的黑暗時刻

為了追尋治癒癌症的夢想，朱恩來到了賓夕法尼亞大學（簡稱賓大）。過去十多年，朱恩對愛滋病病毒和 T 細胞都有深刻的理解。愛滋病病毒天生就善於向 T 細胞插入基因，它能感染 T 細胞，並把自身基因整合到 T 細胞裡。

我們能借助愛滋病病毒把 CAR 基因匯入 T 細胞，重新設計 T 細胞以對抗癌症嗎？

至於愛滋病的擔憂，只要我們刪除病毒的活力和複製基因，它就不會引起愛滋病。在好奇心的引導之下，朱恩又拿了一個第一名：人類首次採用愛滋病病毒載體改造 T 細胞來治療癌症。但是，臨床轉化的困難遠遠超過了想像。賓大對基因療法的臨床試驗十分謹慎，其實是有歷史

原因的。

1999 年，就在朱恩基因改造 T 細胞時，同樣是在賓大，詹姆士・威爾遜（James Wilson）野心勃勃。他是人類基因治療研究所的所長，大膽開展基因療法的臨床試驗。這一年，傑西・季辛格（Jesse Gelsinger）來到賓大，尋求希望。他患有鳥胺酸氨甲醯基轉移酶（ornithine transcarbamylase deficiency, OTC）缺乏症，蛋白質代謝出了問題，一吃蛋白質就有生命危險。這是一種由單基因功能障礙引發的疾病，使得季辛格成為了基因治療的理想試驗對象。

1999 年 9 月 13 日，醫生將腺病毒濃縮液注入傑西的肝動脈。病毒顆粒攜帶著 OTC 基因，湧入了他的肝臟。當天晚上，傑西發高燒。次日，傑西出現黃疸，神志不清，腎衰竭。第四天，醫生宣布傑西已經腦死亡。

《華盛頓郵報》（*The Washington Post*）報導了傑西的故事，引發了社會的廣泛關注。美國食品藥物管理局、參議院、眾議院以及檢察機關等監管機構，都調查了傑西事件。調查結果顯示，該臨床試驗缺乏基礎理論的支持，在進行過程中出現了各種失誤與怠慢。此外，威爾遜持股的公司從這一項基因治療試驗中獲利，存在動機不純的嫌疑。儘管威爾遜坦承自己急於求成，導致疏忽大意。但是在利益和金錢之間，安全才是第一位。從此，威爾遜聲名狼藉，丟掉所長之位，不能再進行人體臨床試驗。如果你無情地拋棄了安全，安全就會絕情地報復你。

由於基因治療的安全風險，美國食品藥物管理局幾乎中止了所有基因治療的臨床試驗。基因治療領域還沒有翱翔天空，就墜入了萬丈深淵。生物倫理學家露絲・麥克林（Ruth Macklin）說：「基因治療不是一種成熟的治療手段。」誰也沒有想到，基因治療的成熟，還需要等待 10 年。從 1999 年至 2009 年，大多數人都放棄了，只有少數人堅持下來。朱恩、薩

第四樂章　細胞療法的傳奇

德蘭、羅森博格在黑暗中尋找微光，也遇到了諸多困難和懷疑。

2006 年，羅森博格與薩德蘭合作研發第三代 HER2 CAR-T，而負責這個專案的人則是趙陽兵。為規避安全性風險，他想選擇一個成熟可行的抗體來重新設計 T 細胞。賀癌平是標靶 HER2 的單抗藥物，拯救了數十萬名乳腺癌患者，表現出很小的毒性（見第二十節）。根據單抗的經驗，這個靶點是比較安全的。基於賀癌平抗體，趙陽兵開發了全球第一款 HER2 CAR-T 療法。3 年後，這一項研究推進到臨床階段，用於治療 HER2 陽性的黑色素瘤。

2009 年，第一例患者接受了高劑量的 CAR-T 細胞（100 億）。幾分鐘後，患者感覺極為痛苦，很快便陷入昏迷。5 天後，患者死亡。病理分析發現，患者全身遍布 CAR-T 細胞，肺部最為嚴重。進一步分析顯示，肺部上皮細胞弱表現 HER2，這可能是導致肺部 T 細胞浸潤，並引發死亡的主要原因。

對此，趙陽兵感覺十分困惑：為何 HER2 單抗沒有肺組織的致死性副作用？一個重要的原因是，CAR-T 療法的靈敏度比傳統抗體藥物高得多。此外，它還能隨著血液循環在體內長期存續，這就很容易引起脫靶毒性。

四、安全第一

是藥三分毒，但醫藥安全無小事。HER2 CAR-T 引起患者死亡的事件，對細胞和基因治療領域的影響很大。羅森博格因此也大受打擊，他曾在公開場合表示失望：「CAR-T 治療，沒有前途。」當然，並非所有人都會因為失敗就放棄。朱恩也在反思：CAR-T 靶點的選擇需要謹慎，最好是腫瘤特異性靶點。這個靶點最好在腫瘤細胞表面高度表現，但是至少不在重要的正常細胞中表現。

CAR 這個英文單字，有車子的意思。在朱恩看來，CAR-T 彷彿衝向癌症的戰車。這種戰車火力威猛，但若是行車不規範，也會很危險。

如果把 CAR-T 當作衝擊癌症的戰車，那麼其標靶是什麼？CD19 在正常 B 細胞表現，而且在大多數白血病和淋巴瘤細胞中高度表現。由於人體可以耐受 B 細胞被清除，這讓 CD19 成為理想的標靶。

2007 年、2008 年、2009 年，薩德蘭、朱恩和羅森博格實驗室分別發表了 CD19 CAR-T 的臨床前研究結果。小鼠研究表示，CD19 CAR-T 是比較安全且有效的。然而，從臨床前到臨床，這中間彷彿間隔一座大山。2008 年，朱恩團隊準備開始首次 CAR-T 治療白血病的臨床試驗。然而，資金問題再一次橫亙在眼前。當時，所有人都認為，「CAR-T 療法可以治癒癌症」只是一群瘋子的胡言亂語。加上傑西事件的影響，美國國家衛生研究院不願支持 CAR-T 臨床研究。俗話說，堅持的人運氣不會太差。慈善，再一次拯救了朱恩的研究事業。

2001 年，金伯利（Kimberly Lawrence-Netter）與乳腺癌鬥爭 11 年，不治去世。看到兒媳飽受癌症之苦，又無藥可用，刺痛了芭芭拉和愛德華夫婦（Barbara and Edward Netter）的心。2002 年，他們聽了一場基因療法的學術報告後，決定成立腫瘤基因療法聯盟，以支持腫瘤基因療法的研究。在朱恩的努力下，團隊爭取到了 100 萬美元資助。這些錢剛好可以支持 3 名慢性淋巴細胞白血病（CLL）患者的 CAR-T 治療。

2010 年 8 月，朱恩團隊終於確定了第一位 CAR-T 細胞治療的患者——比爾·路德維希（Bill Ludwig）。比爾是一名退休獄警，患有慢性淋巴細胞白血病。過去 10 年，他經過化療等治療依舊未能好轉，最終對化療產生了抗藥性。比爾萬念俱灰，別無選擇，把希望寄託於未知的實驗療法。比爾在接受 CAR-T 治療後不久開始高燒，化驗結果顯示，比爾的體內出現了強烈的免疫反應。朱恩十分擔憂：這會不會危及比爾的

第四樂章　細胞療法的傳奇

生命？

幸運的是，比爾熬過來了，不良反應消失了，腫瘤也隨之消失了。

第二名患者也得到了完全緩解，第三名患者得到部分緩解。可是，已經沒有資金再拓展臨床試驗了。3 名患者中有 2 人獲得了完全緩解，但病例太少，不能在統計學上證明有效性。朱恩只好以病例報告形式來發表論文。2011 年，朱恩在《新英格蘭醫學期刊》發表了一例 CD19 CAR-T 的治療案例。患者體內的 CAR-T 擴增 1,000 多倍，逐漸產生溶瘤反應，最後完全緩解。然而，患者體內細胞因子升高，出現發熱、寒顫和頭痛等症狀。

在賓夕法尼亞大學，朱恩見識過「傑西事件」的影響之大，也深感壓力。眼前的成功沒有沖昏他的頭腦，他反而每天緊張地思考：這 3 個病例具有代表性嗎？是否存在不可預測的副作用？是否有辦法干預強烈的毒性反應？……醫學的殘酷就在於不確定性，你永遠不知道這一項研究的風險有多高。

任何新藥的一期試驗，都可能會發生意想不到的毒性反應。糟糕的是，將致命的毒性反應與可治療的毒性反應區分開來，通常需要時間，甚至付出生命的代價。

不久後，一位小女孩差點因此而失去生命。

五、人生沒有白走的路

2012 年 4 月，艾蜜莉成為第一位接受 CAR-T 療法的兒童。當她注射完 CAR-T 細胞後，產生了強烈的免疫反應。她開始發燒、呼吸衰竭、低血壓、休克、器官衰竭……為了與時間賽跑，緊急的細胞因子檢測顯示：白介素-6 是正常值的一千多倍。免疫系統彷彿燃燒的大火，以致艾

蜜莉來到了生死邊緣。

沒有人知道，是不是白介素-6引起了細胞因子風暴。機緣在此刻發揮了重要的作用。由於女兒患有幼年型類風溼性關節炎，朱恩知道托珠單抗可以抑制白介素-6。托珠單抗可以抑制細胞因子風暴嗎？艾蜜莉已經沒有時間等待，只能冒險適應症外用藥了。當天晚上，艾蜜莉被施予托珠單抗。幾小時之內，不良反應就開始緩解。效果來得太快，以至於醫生差點來不及停掉升壓藥物。

禍兮福之所倚，福兮禍之所伏。

禍時不自我放棄，一切皆有可能；福時要注意安全，小心駛得萬年船。好在，奇蹟發生了，艾蜜莉不但被救活了，而且被治癒了。這一切，看似是運氣和偶然，但沒有充足的科學基礎和未雨綢繆，奇蹟是不會發生的。

在歷史的轉捩點上，平凡之人也有可能搧動翅膀，造就歷史閃耀的瞬間。在生與死之間，朱恩承認自己也無法做到自信滿滿：「如果艾蜜莉走了，恐怕CAR-T事業也走不下去了。」

一個系統越複雜，它出錯的方式就越多。免疫系統承擔的任務非常多樣和精細，只有經由平衡與合作，才能保障健康與和平。如果監管系統過度反應，堅持與每一個異己開戰，和平與生存反而會受到反噬。自身免疫疾病和炎症等免疫系統疾病，正是這種模式結出的惡果。因此，雖然免疫療法有顯著的進步，但我們也要小心翼翼地向前邁進。

新技術的背後會蘊含一些新風險。就像發明飛機、火藥或原子彈一樣，預測風險並防止誤用是十分重要的。

艾蜜莉的成功案例轟動了整個學術界，更是更新了社會大眾對免疫療法的理解。「春江水暖鴨先知」，資本的嗅覺總是最靈敏的。2012年8

月,諾華公司獲得了朱恩發明的專利許可,致力於 CAR-T 的商品化。這開啟了 CAR-T 的「群雄爭霸」時代。羅森博格與凱特製藥合作,薩德蘭與巨諾醫療合作,就看誰最先把 CAR-T 產品推向市場了。在資本的加持之下,還有成百上千的公司投入 CAR-T 療法。幾十年來,T 細胞療法純粹是學術性的,製藥界對此沒有興趣。但是,現在一切都變了。有生之年還能看到如此盛況,朱恩很興奮:「在那之前,人們認為這只是騙子的瞎說或狂熱者的執念。突然之間,人們相信了它。現在,癌症治療將其視為重要的選擇。」

對於這個轉變,朱恩感觸良多。人老了,也喜歡回憶。他常常想起,十餘年海軍生涯,到處漂泊,研究方向也身不由己。但一個人想要發展,最有效的方法是,無論命運把你拋在哪一個地方,你就地展開搜尋,做自己力所能及的事,這就是人生的最好方向。在研究癌症之前,他踏實研究移植物抗宿主疾病,從中發現了一種強大的 T 細胞培養系統;他踏實研究愛滋病病毒,從中發現了一種高效的 T 細胞基因傳遞系統……朱恩覺得自己很幸運:「旅程的每一步,最終都為我目前開發免疫療法的工作,提供了關鍵線索。」

人生沒有白走的路,每一步都算數。

六、治癒癌症

2017 年 8 月 30 日,美國食品藥物管理局正式宣布:諾華 CAR-T 細胞療法(Kymriah)獲批准上市,用於治療復發性或難治性兒童、青少年急性淋巴細胞白血病。在接受該 CAR-T 療法的兒童之中,超過八成患者的癌細胞在 3 個月內完全消除。這些都是已經無藥可醫的患者,療效如此之好,即使是醫生也會覺得難以置信。美國食品藥物管理局宣稱:「今天,我們做了一個歷史性的決定,在美國批准了第一個基因治療產品,

為癌症患者開闢了一條全新的治療途徑。」

然而，該療法的費用是 47.5 萬美元。對於患者來說，這是一種讓人難以接受的副作用：「經濟毒性」。經濟毒性是指昂貴的治療費用為患者和家庭帶來了沉重的經濟負擔和心理壓力。

2017 年 10 月，第一款 CAR-T 藥物獲批准的 3 個月後，美國食品藥物管理局批准凱特製藥的 CAR-T 療法（Yescarta）上市，用於治療復發或難治瀰漫性大 B 細胞淋巴瘤。羅森博格團隊研發的這一款 CAR-T 療法，對於淋巴瘤患者來說的確是一種福音：超過八成患者有效，超過五成患者完全緩解。

2017 年，被稱為 CAR-T 元年。這一年，上市了兩個產品，有一個人也非常激動，他就是趙陽兵。2006 年，當他在羅森博格團隊研發 HER2 CAR-T 時，同時指導詹姆斯·N·科申德爾福（James N. Kochenderfer）建構了後來凱特使用的 CD19 CAR-T。2009 年，他加入朱恩團隊，參與 CD19 CAR-T 的研發工作。與改變世界的人同行，夫復何求。

2017 年，就在第一個 CAR-T 細胞療法上市之際，朱恩和林溫德（Wendell Lim）合寫了一篇名為〈改造免疫細胞治療癌症的基本原則〉（*Engineering Immune Cells to Treat Cancer: Basic Principles*）的論文，為細胞免疫療法指明了發展方向。「CAR-T 療法展現了強大療效，但早期的臨床實踐也警告我們必須確保更安全有效的 T 細胞療法。好在合成生物學和基因工程為我們提供了大量有用的工具。」林溫德這一位華人科學家充滿想像力，開創性地將合成生物學的概念引入了免疫療法。他不但利用化學小分子來充當調控 CAR-T 功能的開關，而且改造細胞內部路徑使 CAR-T 在同時辨識兩個靶點時才發揮作用，提高了 CAR-T 的可控性和安全性。

歷經 30 年的奮鬥旅程，曲折又漫長，朱恩仍滿腔熱情，堅持探索。

第四樂章　細胞療法的傳奇

2020 年 4 月，66 歲的朱恩不幸感染新冠病毒，他感到整個肺部好像都在「咳嗽」。即使是在生病期間，他依然保持思考：「過度的免疫反應是如何產生？如何控制好免疫毒性？CAR-T 技術真的能治癒癌症嗎？」第二年，朱恩的第一位 CAR-T 治療的患者比爾也遭受新冠病毒的感染，死於肺炎併發症。聽聞這個消息，朱恩感到十分難過：「比爾無癌生存 11 年，我們真的治癒了癌症。」

比爾的去世也讓朱恩想起了亡妻辛西婭，一晃已是 20 年。庭院中的小樹已成參天大樹，CAR-T 技術也從概念走向現實。驀然回首，一路走來，朱恩有過太多的遺憾。正是那些生命中的遺憾，讓內心變得更加柔軟又充滿力量。

「我們必須找到新方法治癒患者，最好是一次性給藥就能長久緩解。CAR-T 細胞在人體內可以存活很多年，是一種有生命的『活藥物』和『連環殺手』，是一種非常有效的癌症療法。」2019 年 11 月 3 日，朱恩向他的演說聽眾說出了自己的期盼。

帷幕
朝陽冉冉升起

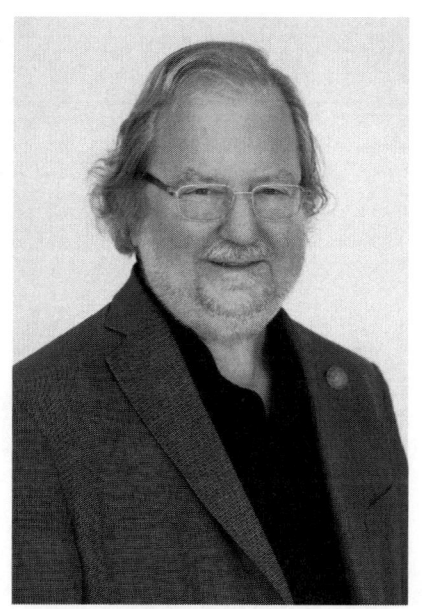

詹姆士·艾立遜
(圖片來源：ALLISON J, NEILL U S. A conversation with James Allison [J].
J Clin Invest, 2016, 126(1):3-4.)

帷幕　朝陽冉冉升起

第二十四節　以終為始

免疫療法的未來如何？

　　知者行之始，行者知之成。

—— 王陽明《傳習錄》

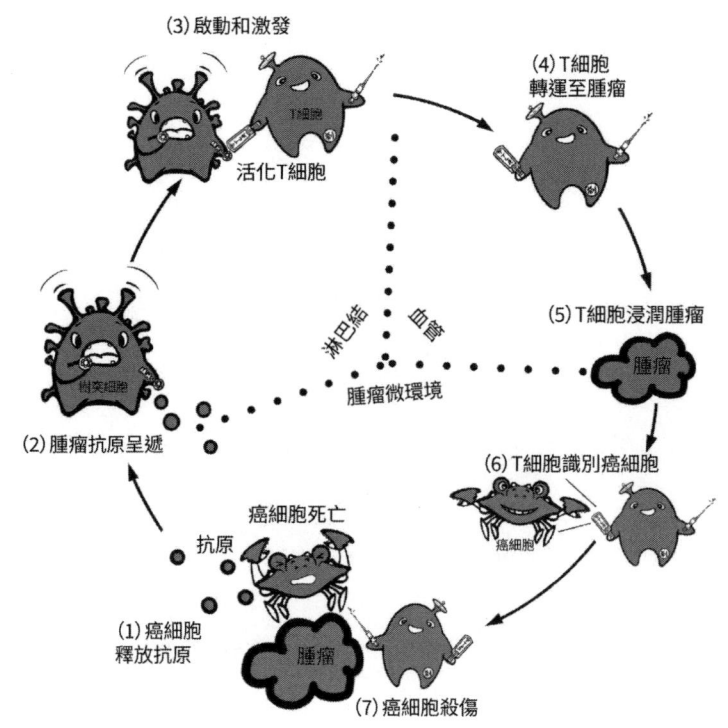

免疫系統：癌症不饒人，我又何嘗饒過癌症

一、時間就是生命

　　2012 年的某一天，在舊金山的一間小酒吧裡，一張桌子旁坐著兩個人。他們一邊興致勃勃地討論，一邊在餐巾上塗鴉，看起來都很亢奮。

　　這兩位散發學術氣息的人，正是陳丹（Chen Daniel）和艾拉・梅爾

曼（Ira Mellman）。他們都喜歡音樂和葡萄酒，更重要的是他們志同道合──免疫系統能夠對抗癌症。這一年，PD-1 臨床試驗獲得突破（見第十五節）。他們意識到，癌症免疫領域正處於一個轉捩點，應該如何加快癌症免疫藥物的研發速度呢？

陳丹迫切想解決這個問題，和他的成長經歷有很深的淵源。陳丹不但是一名醫生，也是一名科學家。他的父母從臺灣移民到美國，從事科學研究工作。他們一家饒富人文主義，崇尚理性和科學精神，強調教育對於成長的意義。在這樣的環境之下，陳丹一路從麻省理工學院，到南加州大學，再到史丹佛大學，先後獲得了免疫學和醫學的博士學位。醫學科學家的雙重角色，讓陳丹能夠接觸癌症患者，也能在實驗室研究癌症。陳丹剛擔任住院醫師時是 2003 年，那時癌症免疫治療還處於早期階段，轉化研究少有突破。在這個時間點上，陳丹在史丹佛大學癌症中心展開了新型癌症疫苗的臨床試驗。布萊德是陳丹最早的一批試驗患者，所以陳丹對他十分用心。

千禧年初，科技蓬勃發展。布萊德擁有一家科技公司，他相信科技和努力能夠解決所有問題，包括他腳上的黑色素瘤。他先後接受了手術、放療和干擾素治療。但他對尖端療法的渴望引導他找到了陳丹。治療期間的每一週，陳丹都在布萊德後背的皮下，注射實驗性癌症疫苗。布萊德通常掛最後一號，這樣就可以在完成治療後，與陳丹一起吃飯、討論科學。兩人都熱愛運動、電吉他和威士忌，都是野心勃勃的專業人士，兩人很快成為了好友。

但兩人結下的友誼，也為日後的痛苦埋下了伏筆。

陳丹認真觀察布萊德接種的部位，就像一個火山口，潰爛凹陷，看起來是免疫反應非常激烈。布萊德非常激動：「快看，我的免疫系統在狠狠地踢腫瘤的屁股。」疫苗試驗的後 3 年裡，布萊德保持無癌狀態。

帷幕　朝陽冉冉升起

2005 年，當布萊德和妻子艾米莉一起慶祝無癌週年紀念日時，陳丹帶來了幾瓶索諾瑪的好酒。他們舉杯慶祝布萊德戰勝了癌症。這對癌症戰爭而言，可能有些「虛張聲勢」。幾個月後，陳丹接到布萊德的電話：「我的癌症復發了。」

陳丹向布萊德提出了一個建議：「有一種新型癌症免疫療法，叫做免疫檢查點抑制劑，你可以嘗試參加這種藥物的臨床試驗。」多年來，陳丹一直關注艾立遜發現的 CTLA-4 抗體，並對此藥的潛力感到興奮。2005 年 10 月 5 日，布萊德開始注射 CTLA-4 抗體。一週內，布萊德身上出現了大面積的皮疹。長時間的腹瀉，也讓其體重爆減 20 公斤。

這是壞消息，也是好消息，因為免疫療法的毒性反應可能與療效正相關。

CTLA-4 抗體鬆開了免疫煞車，在他的體內誘發了一場免疫暴動。這是否足以完全清除體內的癌細胞呢？三年後的 2008 年，布萊德寫信給陳丹：掃描顯示體內依然沒有癌細胞。這一次，他們不再打算高調慶祝無癌紀念日了。此外，他們也知道陳丹現在特別忙碌。陳丹不但忙著照顧三個孩子，忙著腫瘤診所，還忙著新工作。

此時，陳丹已經加入了基因泰克公司，從事抗血管生成與免疫藥物。2009 年秋天，陳丹很高興地收到布萊德的來信：「我的女兒誕生了。」

2010 年，基因泰克公司還在討論，是否應該加入免疫療法的競賽。陳丹和梅爾曼努力說服高階主管進行 PD-L1 抗體研發：「如果現在不做，可能永遠就沒有機會了。」激烈的爭議持續了好幾個小時，最後他們爭取到這樣的結果：「6 個月內展示進度，如果這種藥物無效，我們就在影響最小的情況下放棄它。」幸好，進展很順利，陳丹和梅爾曼推動 PD-L1 抗體研發從臨床前進入了臨床階段。

2012 年 2 月，陳丹團隊拿到了臨床試驗的第一次掃描結果：第一位患者

對藥物產生反應，他叫傑夫。陳丹手舞足蹈：「這是一個激動人心的時刻。」

2012 年 5 月，就在陳丹獲得初步成果時，布萊德的掃描結果顯示：癌症復發了，癌細胞已經轉移到肝臟。布萊德希望陳丹能夠利用 PD-L1 抗體來拯救自己的性命。陳丹耐心解釋道：「你之前參加過干擾素、癌症疫苗、CTLA-4 抗體等免疫療法，不符合 PD-L1 抗體臨床試驗的參與條件……」

但布萊德的求生欲很強，這也讓他和陳丹的關係變得緊張。在他眼裡，如果陳丹能用自身的影響力，幫他取得新藥，或者提供新選擇，他會非常感激。陳丹也很無奈，他們之間早就跨越了醫病關係，真摯的友誼也讓布萊德有了過高的期望。陳丹怎麼可以無能為力呢？布萊德感到憤怒，可是病情仍在快速發展。

時間就是「生命」。

布萊德遠赴休士頓，參加 MD 安德森癌症中心一項腫瘤浸潤淋巴細胞的臨床試驗。這並非陳丹建議的選擇，但布萊德決心再賭一把。前後 12 年，他與整個癌症免疫治療現代史狹路相逢。他嘗試過 4 代實驗性免疫療法，如今他需要一款真正觸手可及的藥物。很遺憾，科學的進展沒有趕上死神的腳步。

「謝謝你的建議。」那是布萊德寫給陳丹的最後一封信。每每想起這一段友誼，陳丹都感覺好難過。如果布萊德再堅持一年，等到 PD-1 藥物上市，他可能還活著。

陳丹發誓：「我一定要加快癌症新藥的研發速度。」

二、癌症免疫循環

癌症十分複雜，免疫系統更複雜。癌症免疫學仍然是一個新生事物，有很多協同或拮抗的因素互動作用。陳丹和梅爾曼已經做了很多次

帷幕　朝陽冉冉升起

討論：是否有可能歸納整個癌症免疫學的過程呢？這樣我們就可以從整體視角去思考腫瘤免疫療法。

他們逐漸找到目標 —— 我們需要一張腫瘤免疫路線圖，讓藥物研發變得簡單。

陳丹和梅爾曼一拍即合，就在辦公室裡展開腦力激盪。一開始，兩人都沒頭緒，畢竟癌症免疫網路太複雜了。他們發揮創意、自由暢談、不斷交換想法，思想不斷迭代升級。辦公室的白板上，畫滿了塗鴉、單字和概念。到了晚上，陳丹和梅爾曼達成共識：資訊都很完整了，但還是太複雜。如何將整個複雜的思路變得優雅？

於是就有了酒吧的一幕。這一天的腦力激盪結束後，他們感到有些疲憊。他們去了公司附近的酒吧，這是他們重啟思路的地方。「我們喝了不少之後，各種零散的概念都聚在一起。」陳丹笑道，「這是我們兩個人將想法、概念、圖形集中在一起的完美時刻。」幾個小時之後，這些想法慢慢變成草圖。兩人一邊喝酒，一邊看著草圖。突然，陳丹茅塞頓開：「我認為這個過程應該是一個循環。我們可以描繪清楚，讓免疫療法能有更多的解決方案。」

他們在酒吧討論了一整個晚上。第二天，他們把一張沾有紅酒的餐巾，交給公司的平面設計師。餐巾上，是一個箭頭組成的圈，箭頭之間有 7 個圓，每一個圓都是一幅圖。這是以簡單的卡通形式描繪免疫系統如何辨識和殺死癌細胞的路徑，梅爾曼將之稱為「癌症免疫循環」。陳丹十分認同：「當這個詞彙從他嘴裡說出來的時候，我知道我們找到了想要的名字。」

2013 年，陳丹和梅爾曼在《細胞》雜誌上介紹了「癌症免疫循環」的理論。自此，「癌症免疫循環」為科學家提供了一張清晰明瞭的路線圖，能幫助科學家尋找提高免疫系統攻擊能力的方法，從而發現最有效的藥

物或組合療法。

癌症免疫循環可以分為 7 個主要步驟：①死亡癌細胞釋放抗原；②腫瘤抗原呈遞；③抗原呈遞細胞向 T 細胞報告敵情，啟動 T 細胞；④ T 細胞撲向腫瘤區域；⑤ T 細胞滲入腫瘤內部；⑥ T 細胞辨識癌細胞；⑦ T 細胞釋出武器，殺死癌細胞。死亡癌細胞釋放更多腫瘤抗原，新的循環週期又開始。如此反覆循環，直至所有癌細胞都消失。

影響免疫治療的關鍵點是什麼？

陳丹和梅爾曼提出了明確的答案：「在任何一個患者中，這個循環都可能在任一個步驟失敗。如果我們可以釐清患者治療失敗的關鍵點是什麼，那麼我們就知道該為患者做些什麼改進。」在這一張「癌症免疫循環」上的每一個步驟，都有相應的正和負調控因子。其中，鼎鼎大名的 CTLA-4 和 PD-1，分別是第三步和第六步的負調控因子。在每一個步驟裡，透過抑制負調節訊號或加強正向訊號，可以啟動整個免疫循環，從而達到治療癌症的目的。

從死亡癌細胞釋放抗原開始，以殺死癌細胞結束。以終為始，分而治之。

自此，科學家知道了應該從哪一個環節入手，針對哪些因子。大量免疫療法在快速推進，包括癌症疫苗、溶瘤病毒、檢查點抑制劑和細胞療法等。陳丹研發的是檢查點抑制劑——PD-L1 抗體。陳列平發現了腫瘤微環境中的 PD-L1 是一種免疫抑制分子。腫瘤上的 PD-L1 與 T 細胞上的 PD-1 握手言和：「我是個好人，不要攻擊我。」PD-L1 抗體能夠揭穿癌細胞的迷惑，讓 T 細胞「不忘初心，牢記使命」。

在陳丹的推動下，PD-L1 抗體在多項癌種的臨床上，不斷開疆闢土。讓他印象最深刻的，還是第一個對 PD-L1 抗體產生反應的患者。和布萊德的故事不同，傑夫順利加入團隊，並發現癌細胞完全消失。陳丹

說:「我永遠不會忘記傑夫,我差點就要拒絕他的申請,因為他病得太重了。治療一個月後,當我看到傑夫的檢查結果時,我忍不住流淚了。這個患者在開始臨床試驗之前,幾乎下不了床。沒想到一個月後,已經能夠上健身房,每週3次。重要的是,這種藥讓他的生活與工作恢復了正常。」這是陳丹最接近「科利時刻」的體驗。

2016年5月19日,美國食品藥物管理局批准了第一個PD-L1抗體藥物癌自癒(Tecentriq)上市。6年前,在基因泰克的會議上,那些質疑陳丹的高階主管們終於相信免疫療法真的有效。

三、腫瘤免疫臨界點

當癌自癒獲批上市時,陳丹的心情比較平靜。他想起了布萊德,也想起了很多無法從免疫療法獲益的患者。PD-1/L1療法只對20%的患者有效,即使是同一種免疫藥物,治療不同癌種或者不同患者,效果差異很大。我們在臨床終點看到了不及預期的結果,應該回過頭來,以終為始,從中學習,繼續前進。

陳丹不斷思索:免疫治療的差異是否與腫瘤微環境有關?

2017年,陳丹根據腫瘤細胞與免疫細胞的空間分布,將腫瘤分為三大類:炎症型(inflamed)、圍城型(immune-excluded)和沙漠型(immune desert)。癌細胞千方百計想要抑制或逃逸免疫系統的攻擊,因而演化出至少以下三種不同策略。

(1)炎症型:免疫細胞已經衝進腫瘤內部,與癌細胞展開激戰。這就像西瓜籽一樣分布在西瓜其中,也有人稱之為「熱腫瘤」。非小細胞肺癌、黑色素瘤和腎細胞癌等癌種,以「炎症型」為主。在這一類腫瘤的微環境中,眾多抑制分子阻礙了免疫細胞的殺傷作用。

（2）圍城型：免疫細胞出現在腫瘤邊緣，但圍而不攻，沒有滲入腫瘤內部。這就像圍城一樣，周圍還有護城河。胃癌、腸癌和胰腺癌等癌種，以「圍城型」為主。在這一類腫瘤的周圍，成纖維細胞、基質細胞及其分泌的抑制分子（如 TGF-β 訊號），建立起牢固的圍牆，導致免疫細胞無法穿透。

（3）沙漠型：這一類腫瘤的內部和周邊沒有免疫細胞，寸草不生、名副其實的「免疫沙漠」。沙漠型和圍城型，人們稱為「冷腫瘤」。小細胞肺癌、激素受體陽性的乳腺癌和前列腺癌等癌種，以「沙漠型」為主。這一類腫瘤形成低氧、酸性的微環境，或者掩蓋住了具有免疫原性的抗原，以致免疫系統「看不見」癌細胞。

在此基礎上，陳丹和梅爾曼又提出了「腫瘤免疫臨界點」的概念。這個概念認為每個人都有一個免疫臨界點，免疫療法要產生療效，患者的免疫狀態必須越過一個門檻。藥物的目的就是要增加免疫刺激或減少免疫抑制，推動免疫狀態越過這個平衡點，T 細胞被重新啟動進入攻擊狀態。影響腫瘤免疫臨界點的因素包括：癌症免疫循環每一個環節的影響因素、用藥情況、年齡、基因組和微生物群等。如何將無效患者轉變為有效狀態，將是未來腫瘤免疫學的重要方向。「腫瘤免疫臨界點」成為開發免疫療法新藥及其組合療法的一個概念框架。

概念上的突破促使生物學成為實際應用的工具。自此，陳丹的思路變得越來越清晰。面對炎症型腫瘤，我們要重振免疫雄風；面對圍城型腫瘤，我們要打破屏障；面對沙漠型的腫瘤，我們要突入圍城。在新概念框架的引導下，PD-L1 藥物癌自癒的聯合療法，不斷創造佳績。

隨著免疫療法的不斷探索和擴展，未來癌症患者的治療將有更多選擇。

四、腫瘤免疫的未來

歲月一晃，陳丹進入免疫治療領域已有 20 年。如今，免疫療法不再是一個天真的夢想。雖然免疫療法已成為癌症治療的支柱，但腫瘤免疫只是其無限可能的冰山一角。陳丹一直在思考：尋求癌症治癒的終點，還要翻越哪些大山？

2020 年 1 月，陳丹在《免疫學》期刊上發表了癌症免疫療法的十個關鍵挑戰：改良免疫治療的臨床研究終點；揭示腫瘤免疫的主要驅動因素；理解特定器官的腫瘤免疫；揭示原發和繼發免疫逃逸的機制；經由標誌物來改善個體化治療；透過聯合治療策略來改善長期生存率……

這些關鍵問題的解決，都要依賴基礎科學研究的原始創新，來催生和發展下一代癌症療法。下面舉一個例子，以說明原始創新的重要性。

2018 年 11 月 4 日，就在陳丹所在的城市 —— 舊金山，科學突破獎頒獎典禮隆重舉行。陳志堅捧起了生命科學突破獎。該獎項用於表彰全球頂級科學家，獎金高達 300 萬美元，江湖傳言此乃豪華版諾貝爾獎。

陳志堅的個子不高，總是背著一個大書包，裡面裝很多書，一有空就讀書。12 歲那一年，他聽大人說，學好數理化，走遍天下都不怕。對於這一位小山村的小孩來說，「走遍天下都不怕」意味著走向大千世界，走向未來。於是，他以樓梯為書桌，刻苦讀書。1985 年，他大學畢業後，孤身赴美，並闖出了一番事業。

陳志堅站在科學突破獎的領獎臺上，微笑著演講：「我認為我是一個活生生的例子，證明教育能夠改變命運。教育不僅讓我擺脫了貧困，還讓我得以探索這個世界，這個奇妙的科學世界。教育讓我和同事們探索我們自己的內在，並發現一些從未有人見過的分子。為此，我要感謝一路上幫助和支持我的許多人。我還想對全球的所有年輕人說：『嘿，如果

我能做到,你們也可以做到。』」

話說回來,陳志堅的重要發現是什麼呢?陳志堅發現了一種 DNA 感知酶 cGAS(cGMP-AMP synthase)。DNA 是生命的遺傳物質,通常在細胞核中,異常定位於細胞質的 DNA 與腫瘤發生和病毒感染有關。細胞如何感知和應對細胞質的 DNA,是科學界的百年謎題。陳志堅敏銳地抓住了 DNA 能啟用干擾素反應這個現象,開始探索。2013 年,他發現了 cGAS。cGAS 就像一個報警器,當它感知到不應該出現在細胞質中的 DNA 時,就會發出報警訊號(cGAMP)給免疫警察,最終啟動免疫細胞來對抗敵人。

陳志堅發現,對付癌症我們可以加強這個警報器的作用,對於自身免疫性疾病我們可以減弱這種警報器的作用。他正在努力釐清如何控制這種機制,並用它來對抗癌症和自體免疫疾病。陳志堅發現了 cGAS 路徑,使人類對免疫系統、癌症和自體免疫疾病有了深刻的理解,並因此榮獲了腫瘤免疫學頂尖大獎 —— 威廉·科利獎。

自 2013 年起,有關 cGAS 路徑的研究成果,如雨後春筍般出現。在這條路徑的相關發現過程中,華人科學家的貢獻非常受到矚目。蔣爭凡等人發現了 cGAS 路徑下游的轉接蛋白(STING)。STING 就像一個「轉換器」,將警報訊號轉化為免疫訊號,激發 T 細胞對抗敵人。

陳志堅多次與蔣爭凡深入交流。蔣爭凡動力滿滿,不斷獲得新發現。2018 年起,蔣爭凡團隊發現了錳離子在啟動 cGAS-STING 路徑中的重要作用和分子機制。根據扎實的臨床前期研究,蔣爭凡和韓衛東合作發起了原創性的「錳免疫療法」。一期臨床結果顯示,針對多種復發難治性上皮源腫瘤,錳離子聯合 PD-1 療法獲得了顯著療效(客觀緩解率達 45.5%,疾病控制率達 90.9%)。錳溶液製備簡單、成本低廉。錳免疫療法在臨床上展現的有效性和安全性,預示了不錯的轉化前景。cGAS-

STING 啟用劑（如錳離子）就像是在為免疫系統「踩油門」。

陳志堅說，我們要為人類健康尋找更多的「煞車」和「油門」。只要我們把這些機制研究清楚，就有助於開發更好、更專門的藥物來治療疾病。如果把腫瘤的免疫治療看成是一輛汽車，那麼 PD-1 抗體相當於鬆開了煞車。但只是鬆開煞車的話，PD-1 療法的藥效有限（20%左右）。尤其是針對圍城型和沙漠型的癌症，這一輛免疫汽車就像是在爬坡，還需要「踩油門」才行。

「鬆煞車」並且「踩油門」，才能驅使免疫治療爬坡過坎，繼續前行。

五、打破僵局的關鍵

「鬆煞車」也好，「踩油門」也好，只要免疫細胞衝進腫瘤，始終都要面臨複雜多變的腫瘤微環境。腫瘤並不是一個孤島，腫瘤微環境由多種多樣的細胞共同組成：有輸送養分的血管，有扮演「保護傘」的成纖維細胞，還有各種叛變的免疫細胞……一直以來，科學家都想研究清楚腫瘤微環境的每一個成分，尤其是腫瘤微環境中的免疫細胞組成，這可能會決定免疫療法的成敗。但受限於技術原因，人們長期無法精細區分每一種細胞，也就無從深入研究了。

「假如你的親人得了癌症，你會怎麼幫他？」

張澤民教授在每年的研究生入學時，都會問學生這個問題。這曾經是張澤民的人生考題。當時，他還在基因泰克，身邊有很多像陳丹這樣的優秀癌症專家。當得知姊姊得了乳腺癌時，他努力幫姊姊找到最好、最前端的療法。然而，受限於當地醫生的水準，姊姊沒有按照他的預期進行治療。即使多年後再想起，張澤民還是很難過。學有所成，卻未能讓親人受益，是何等遺憾？

第二十四節 以終為始

2017年起，張澤民陸續在《自然》和《細胞》等專業期刊發表了肝癌、肺癌和腸癌腫瘤微環境中的免疫圖譜。他應用單細胞測序技術和生物資訊學方法，來闡明腫瘤浸潤免疫細胞的精確組成和功能狀態。新技術的引入，將帶來大量的資料，有助於發掘新機制和新標靶，並開拓新療法。

如今，人工智慧、合成生物學、基因編輯和奈米機器人等新技術，已經引入腫瘤免疫領域。集結所有科學的精華，我們將告別藥物研發「十年磨一劍」的時代。

2015年起，邵峰在細胞焦亡領域獲得了一系列的原創性發現。焦亡是一種新發現的細胞死法，具體表現為細胞膜穿孔並不斷脹大，直至最終細胞膜徹底破裂。在此過程中，細胞內容物釋放，並引起強烈的免疫反應。這會不會誘導免疫系統對抗癌症呢？2020年起，邵峰發現細胞焦亡可以改善腫瘤微環境，促進免疫細胞浸潤腫瘤組織，讓「冷腫瘤」變成「熱腫瘤」；而且，T細胞誘導癌細胞的死亡竟也是焦亡。這就意味著標靶細胞焦亡的路徑，有望開發出新的免疫治療藥物。

總之，邵峰在研究細菌的免疫反應時發現了細胞焦亡現象，並發現了細菌的免疫反應對抗癌症的分子機制。這豈不是回答了130多年前科利毒素為何能治療癌症的困惑？命運的齒輪悄然運轉，將邵峰推向威廉·科利獎（腫瘤免疫學頂尖大獎）的領獎臺。

為了攻克複雜多變的癌症，新技術和新設備固然重要，但營造創新環境，吸引和培養人才更加重要。我們需要以更宏觀的視角去看待癌症，但我們對腫瘤微環境、免疫微環境以及人體環境的理解只是冰山一角。

打破僵局的關鍵在於創新。

六、以終為始

目前，針對 PD-1／L1 路徑的藥物開發，以及聯合治療的臨床試驗，已經達到了過度競爭程度。對此，陳列平有些不同的看法：「幾年前我預期，腫瘤微環境中還有那麼多的標靶沒有發現，無論是公司還是投資者，如果能大規模投入其中，釐清微環境中的問題，免疫療法一定會大幅發展。但現在看起來，大方向有一點偏，不太像我預期的方向。」

免疫聯合治療的臨床試驗如火如荼，陳列平表示需謹慎看待：「因為目前的聯合治療更多的是一些隨機的甚至是有些盲目的聯合。比如，某藥廠恰好有某種藥物，他們希望和熱門的 PD-1／L1 抗體聯合，期待能有好的效果。這些聯合治療大多是由藥物公司在導向，很多都缺乏科學依據。」藥廠或許在期盼一石二鳥。即：以 PD-1 藥物作為基礎藥物，順便「清倉」自家倉庫裡的其他藥物。

「如無必要，勿增實體」，因為醫學充滿著不確定性，藥物越多，隱患越多。只有在充分了解免疫逃逸機制的基礎上，再去看熱鬧喧嚣的聯合策略，才能夠穿透亂象看到本質。這也引出了一個重要的問題：臨床試驗的終點指標是什麼？

在免疫療法的臨床試驗上，傳統臨床研究的終點指標並不是很適用於評估免疫治療。如何確定免疫治療的臨床研究終點指標，需要更多的探索和改善。在公司研發藥物的終點指標設定上，不同的公司可能有不同的期待。有的公司以銷售為導向，或被資本挾持，期待積極的臨床試驗帶來豐厚的經濟效益（如公司上市、股票大漲、藥物大賣）。

然而，事實上還有很多未被滿足的臨床需求，與其把所有資源集中於 PD-1 領域，不如尋找其他創新途徑。

這裡舉一個「新興」標靶為例來說明，新標靶和新療法將引導我們走

向更美好的未來。緊密連接蛋白 18.2（CLDN18.2）在胃腺癌、食道胃結合部癌、胰腺癌、膽道腫瘤等多種癌症高表現。2021 年歐洲腫瘤內科學會大會上，沈琳團隊發表了全球首創 CLDN18.2 CAR-T 細胞（CT041）的臨床進展。該細胞療法整體安全性較好，療效顯著：31 例患者觀察到不同程度的目標病灶縮小，總客觀緩解率為 48.6％，疾病控制率為 73.0％。不久的將來，CAR-T 療法可能是治療胃癌的「重磅炸彈」。實際上，CAR-T 免疫療法具有強大的可延伸性，在愛滋病、自體免疫疾病、心臟病、糖尿病和衰老等領域，都具有廣闊的應用空間。

臨床試驗最需要保證的目標是，患者能夠從中獲得最大的生存效益。大到一個產業，小至一個專案，我們都應該認真設計有價值的終點指標。從終點出發考慮問題，再決定當下的選擇。以終為始，才能贏得未來。

在抗癌戰爭中，我們處於何處？陳丹說：「我們正處在抗癌戰爭的轉捩點上，但這只是一個開始。」陳列平也認為，腫瘤免疫治療正處於一個很微妙的時機，他稱之為「序幕的結束」（the end of beginning）。確實，任何顛覆性創新不僅是解決了一個問題，還帶來了很多的可能性。因此，這不是結束，只是一個序幕的結束。

免疫療法的序幕已終結，正在走向未來。

帷幕　朝陽冉冉升起

第二十五節　以道取勝

人類如何才能攻克癌症？

> 道者，令民與上同意也，故可以與之死，可以與之生，而不畏危。
>
> ——孫子《孫子兵法・始計篇》

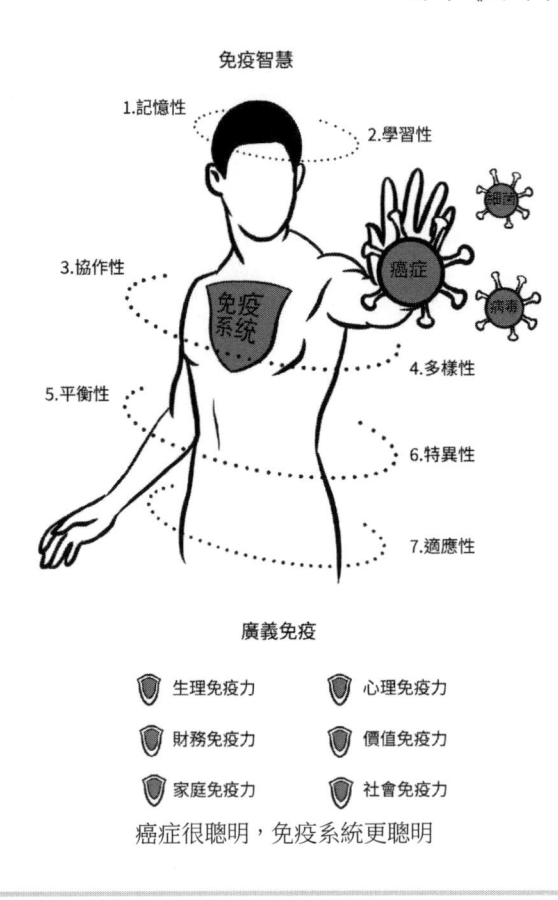

免疫智慧

1. 記憶性
2. 學習性
3. 協作性
4. 多樣性
5. 平衡性
6. 特異性
7. 適應性

廣義免疫

- 生理免疫力
- 心理免疫力
- 財務免疫力
- 價值免疫力
- 家庭免疫力
- 社會免疫力

癌症很聰明，免疫系統更聰明

一、薪火相傳

西周的《周禮・天官篇》記載：「瘍醫專管醫治腫瘍、潰瘍、金創、骨折等病。」瘍醫即外科醫生，腫瘍即腫瘤和潰瘍。這是中國最早的癌

症記載。癌症不是現代文明的產物，它是人類最古老的敵人，它的名字讓人感覺恐慌。幾千年來，人類在呼喚的，始終是治癒。

怎樣才能攻克癌症？這是人類一直追尋的問題。一代又一代人，薪火相傳、砥礪奮進。

2005 年，艾立遜（見第十三節）發現自己得了前列腺癌。他有點慌了，因為這一年，他的一位哥哥因前列腺癌剛去世。在此之前，他的母親和舅舅也因癌症去世。癌症就像宿命一般，讓人無法逃避。每當他想起過去種種往事時，心痛一陣一陣的湧上心頭。當艾立遜得了癌症時，他再次感受到了危險。他發誓：「我一定要攻克癌症。」

為了推動免疫檢查點藥物的臨床試驗，艾立遜從柏克萊分校來到了 MSK 癌症中心。在這裡，他很開心結識了歐德（見第五節）。對於這一位「現代腫瘤免疫學之父」，艾立遜說：「我很幸運能把歐德當成朋友和導師。他的口頭禪 —— 我們必須向每一位患者學習 —— 至今仍然能引起共鳴。」

在歐德的介紹之下，艾立遜認識了帕德馬尼・夏馬（Padmanee Sharma）和沃爾喬克（見第十七節）。他們都是歐德的學生，是負責 CTLA-4 抗體臨床試驗的研究員。在緊密合作的過程中，夏馬在患者護理、臨床試驗和免疫學方面的經驗，讓艾立遜印象深刻。有時候，他甚至有心跳加速的感覺。但不久後，夏馬遠赴 MD 安德森癌症中心，開始獨立的職業生涯。

2007 年的某一天，艾立遜在實驗室裡分析資料。突然，電話響起，沃爾喬克來電：「你馬上過來我這邊，有一位患者想見你。」當艾立遜來到沃爾喬克的辦公室時，眼前是一位年輕女子以及她的家人。2004 年，22 歲的莎倫・貝爾文（Sharon Belvin）正準備結婚，卻檢查出晚期黑色素瘤。莎倫嘗試了各種治療方式均告失敗，腫瘤已經轉移到了肺部、肝臟

和腦部。醫生認為，莎倫可能只有幾個月的生命了。人生才剛要起飛，生命卻要面臨死亡威脅。走投無路之際，莎倫毫不猶豫地參加了 CTLA-4 抗體的臨床試驗。

6 個月後，奇蹟出現了。莎倫的腫瘤竟然全部消失了。2007 年，莎倫在腫瘤痊癒一週年的紀念日，見到了艾立遜。此時，艾立遜的心情也非常激動。第一位因他研發的藥物而獲得痊癒的患者，正活生生地站在眼前。所有冰冷的研究資料，如今有了熾熱的意義。這是他一生感到最值得的一刻。他們彼此擁抱，莎倫哭了，用力抱緊艾立遜，差點把他的眼鏡都弄掉了。艾立遜的眼裡也飽含淚水。

絕處逢生的莎倫，不僅對生活有了期待，還對孕育生命有了渴望。兩年後，莎倫寄給艾立遜一張照片，是她第一個孩子出生的照片。幾年後，她又寄給艾立遜第二個孩子的照片。如今，距離當初參加藥物臨床試驗已經過了 16 年，莎倫依然健在。免疫治療，帶來了超級倖存者。

2011 年 3 月，CTLA-4 藥物在美國獲批准上市。當艾立遜把這個好訊息告訴歐德時，歐德由於前列腺癌，身體已經極度虛弱。過去 50 多年，歐德全心全意推動腫瘤免疫的發展。沒想到，如今事業未竟，卻飽受癌症的折磨。

雖不能至，然心嚮往之，未來靠年輕人了。2011 年 10 月 1 日，艾立遜從歐德手上接過夢想接力棒，擔任癌症研究所科學主任。沃爾喬克則接替了歐德在路德維希癌症研究所的位置。自科利開始，海倫和歐德之後，一代又一代人薪火相傳，只為了同一個信念：利用免疫系統治癒癌症。

2011 年 11 月 28 日，歐德去世，科學還是沒有跟上他逝去的腳步。此時，艾立遜意識到，雖然免疫治療是有機會治癒癌症的療法，但是現階段具有局限性──不能幫助每個人，不是對大多數癌症都有效。癌症

是人類面臨的最大健康挑戰之一，人類需要廣泛地合作與創新才能破解這個頂級難題。

2012 年，MD 安德森癌症中心提出了「癌症登月計畫」，並向艾立遜遞出橄欖枝。那裡是他職業生涯的起點，那裡還有夏馬。很快地，艾立遜就把實驗室搬回了 MD 安德森癌症中心。他和夏馬展開了深度合作，共同建立了癌症免疫治療平臺。他也與其他科學家進行廣泛的合作，為「癌症登月計畫」發光發熱。

「癌症登月計畫」能帶領人類攻克癌症嗎？

二、癌症登月計畫

2013 年 8 月，也是在 MD 安德森癌症中心，時任美國副總統喬·拜登（Joe Biden）的大兒子博·拜登（Beau Biden）確診為腦膠質瘤。拜登帶著兒子積極治療，先後進行了手術、放療和化療。頂尖華人專家容醫生（Wai Kwan Yung）積極進行治療，「全球最富有的醫生」黃馨祥也為拜登提供了專業建議。為了籌措醫藥費，拜登打算賣掉自己的房子。總統巴拉克·歐巴馬（Barack Obama）得知此事後，對拜登說：「美國不能讓國家的副總統為了救自己的兒子，不得不賣掉房子。」於是，歐巴馬提供了資金支持。各路人馬紛紛來支援，但博還是因為癌症復發而離世。

痛失兒子，是一種怎樣的痛呢？拜登說：「當你失去自己所愛的人時，內心好像被鑿穿了一個深深的黑洞，你會感到自己正在被吞噬。」後來，拜登在回憶錄中寫道：「博走了以後，我覺得自己不會再笑了。」其實，早在 1988 年 2 月，拜登就患有腦動脈瘤。此後，他經歷了兩次開顱手術，最終戰勝了疾病。痊癒後的拜登說道：「這一次患病的經歷，給了我一個最為重要的經驗教訓——與生死相關的事情，才是真正緊急的事情。」如今，兒子去世了，但世界上還有無數癌症患者的生命需要守衛。

> 帷幕　朝陽冉冉升起

在 MD 安德森癌症中心的這一段時間裡，拜登接觸了「癌症登月計畫」，並期望自己也能為此做出貢獻。雖然早在 1971 年美國就將抗癌提升為國家策略，但拜登覺得人類與癌症的對抗是時候提高到一個更高層面了。

尤其是在 2015 年，兒子的去世讓拜登悲痛不已。為此，拜登決定不參加 2016 年總統大選，並將在剩餘的副總統任期內投身抗癌事業。拜登呼籲發起政府層面的「癌症登月計畫」——打破孤島，讓所有抗癌戰士團結起來，並肩作戰，加強溝通，最終戰勝癌症。

這一項提議得到了歐巴馬的支持。2016 年 1 月 28 日，歐巴馬在華盛頓宣布，成立「癌症登月計畫」特別工作小組，並由拜登領導。2016 年 4 月 4 日，「藍絲帶顧問委員會」成立，包括 28 位頂尖癌症研究者（艾立遜、容醫生、黃馨祥等）。他們將協助政府制定目標和實施方案。不久後，「癌症登月計畫」公布了六大主要方向：免疫療法及組合療法、癌症疫苗研發、高靈敏度癌症早期檢測、對癌細胞和周圍細胞的單細胞分析、加強資料共享、治療兒童癌症的新方法。

2017 年歐巴馬卸任後，「癌症登月計畫」等科學計畫，唐納·川普（Donald Trump）政府沒有將之好好延續下去。《科學》期刊指出，削弱公共衛生法規和對科學的尊重是一場災難。面對這種情況，拜登內心著急，唯有再度出馬了。2020 年 11 月 8 日，美國大選決出勝負，拜登將成為美國新一屆總統。《自然》期刊發表文章稱：「拜登贏得總統選舉，科學家們鬆了一口氣。」

拜登表示，他將會重啟「癌症登月計畫」，支持科學。如今，科學研究已經不是 20 世紀以前科學家的自主探索性活動。由於現代科學與人類社會發展密不可分，科學研究成為了一項必須由政府和社會大力支持的事業。癌症作為人類健康的重大挑戰，為人類帶來相當大的陰影。科學

是一盞燭光，一直照亮人類心靈中的黑暗和恐懼。

2022 年 2 月，拜登總統正式重啟了「抗癌登月計畫」。目標是未來 25 年內把癌症的死亡率降低 50%，同時提升癌症患者的生活體驗。如今，人口高齡化加劇，癌症發生率提高，要把癌症死亡率降低 50%，是不切實際的空想嗎？

三、以道取勝

事實證明，這並非空想。

最新資料顯示，與癌症的持久戰，人類終於在黑暗中看到了光明。「2022 年癌症統計」報告顯示，從 1991 年到 2019 年，美國所有癌症死亡率下降了 32%。這是有史以來癌症死亡率降幅最大的一次，也意味著數百萬生命得到了拯救。報告指出，這一項巨大的成功相當程度上歸因於預防、篩檢和治療技術的進步；其中，吸菸人數與癌症死亡人數有直接關係，突顯了菸品管制的重大貢獻。

1950 年代，科學家就發現了吸菸與癌症之間的關聯。1960 年代，美國展開了轟轟烈烈的禁菸運動。讓人成癮的香菸，竟然含有 70 多種致癌物（如亞硝胺、苯、甲醛）。20 世紀，美國的癌症死亡率呈上升趨勢，其中很大一部分原因是抽菸導致的肺癌，而肺癌占據了癌症死亡人數的將近一半。禁菸等公共衛生行動已經成為減少癌症死亡率的重要策略。

終結癌症，不能僅靠科學家。

癌症每年在全世界奪走千萬人的生命，不只是因為缺乏科學進展。對抗癌症的戰鬥不僅僅是在實驗室和醫院裡展開，學校、公共衛生系統、政府部門以及社會各領域也是戰場。然而，從這些戰場傳來的消息，就沒有那麼令人鼓舞了。癌症是一個社會性問題，癌症防治是一項

社會系統工程，提高社會免疫力尤為重要。科學界、醫學界、政府、經濟、社會各界，以及普羅大眾都積極參與。八仙過海，各顯神通，這才是正道。那麼，道是什麼呢？

「道者，令民與上同意也，故可以與之死，可以與之生，而不畏危。」

通俗來講，道就是大家有共同的願景和追求，可以同生死、共患難，不畏懼任何危險。人類如何攻克癌症？答案在此 —— 以道取勝。不是科學改變了世界，而是科學背後的願景讓世界變得更好。

2020 年 11 月，世界衛生組織發布了 194 個國家共同簽署的「加速消除子宮頸癌全球策略和 2030 年的階段性目標」，承諾 90% 的女孩在 15 歲前完成 HPV 疫苗接種，70% 的成年女性至少在 35 歲和 45 歲接受 2 次高準確度的子宮頸癌篩檢，90% 確診子宮頸癌前病變或浸潤癌的女性接受規範治療或管理。人類跟癌症已經抗爭千年了，這是首次承諾能夠消除的癌症。

為什麼說人類能消除子宮頸癌？首先，子宮頸癌有很好的預防性疫苗（見第十二節），這能夠預防新發子宮頸癌。其次，子宮頸癌有很好的篩檢方法，可以早發現、早治癒。此外，標靶治療和免疫療法等新興技術，將會為子宮頸癌患者帶來新希望。想要達成消除子宮頸癌這個願景，還有一個前提：需要世界各地的人都積極參與，才能達成群體保護效應。群體保護效應指的是當疫苗接種率達到一定的水準時，就會直接保護接種人群，間接保護未接種人群。

治療不能從根本上解決癌症的問題，但預防有助於人類戰勝癌症。

預防永遠大於治療。但癌症預防並沒有得到足夠的重視和投入。在高齡化的時代，在廣泛人群中普及防範措施以戰勝癌症，將是一項全球公共衛生的系統工程。無論是經由疫苗、營養飲食還是其他措施，發揮免疫系統在癌症預防、治療和護理中的作用，潛力十分龐大。

人類在面臨病原體或疾病時，並非只能被動地依賴生理免疫系統抵禦危險。人類還能在免疫系統反應之前，就主動採取措施以預防危險。從更廣泛的角度來看，人類有兩套防禦機制，除了生理免疫系統外，還有包括認知、情感和行為在內的行為免疫系統。例如，當生命體察覺到病原體時（如發霉食物、腐爛垃圾、膿），會立即誘發厭惡的心理機制，並伴隨一系列生理反應和行為模式，以幫助個體提早迴避感染源，降低感染風險。人的一生會面對很多致癌因素，包括：感染因素（致癌細菌和病毒），環境因素（輻射、甲醛、PM 2.5），飲食因素（發霉食物、醃製食品、菸酒和燙食）等。這引出了一個有趣的問題：人類能否利用行為免疫系統來預防癌症，並降低整個社會的癌症人群比例呢？

預防是最經濟有效的策略。有了正確的願景，所有人共同努力，人類將有望戰勝癌症（見附錄九）。

四、人類命運共同體

癌症只是人類的威脅之一。從更廣泛的層面，社會上甚至地球上，類似癌症這種複雜多變的威脅實在太多了。如何提高「社會免疫力」抵禦重大危害，已成為全人類共同面對的難題。例如，2019年年底，新冠疫情暴發，人類意識到：疾病沒有國界，人類在健康問題上命運與共。

癌症作為人類健康事業的難題之一，我們懷著對人類現實命運的憂傷，以及對人類共同未來的憧憬，理應休戚與共。但建構人類命運共同體的背後，隱含著一個重大課題，即不同文化的互相借鑑和融通。在抗癌領域，有沒有中、西文化互相融通的範例？

1972年，40歲的張亭棟來到一個偏遠山村。這位醫生打算尋找一位傳說中能治癌症的老中醫。經調查，老中醫的偏方是砒霜、輕粉和蟾酥。顯然，這個偏方的毒性副作用不小。莫非這是中國醫學中的「以毒

攻毒」？張亭棟既學過傳統中醫，又學過現代醫學。他們開始利用科學研究方法，探索偏方中的有效成分。1979 年，張亭棟發表了急性粒細胞性白血病的治療效果：55 例的緩解率為 70%。他指出：有效成分為三氧化二砷，並明顯對早幼粒型白血病效果最好。張亭棟是一位「三無」醫生（無博士學位、無留學經歷、無院士頭銜），而科學界講究出身資歷和英文論文。此後長達 20 年的時光裡，張亭棟和砷劑療法在科學界鮮有人知，但他一直默默拯救了無數白血病患者。

1978 年，當張亭棟在研究砷劑療法時，另一名醫生王振義突然產生了一個靈感：用化療去殺死白血病細胞容易導致抗藥性和治療失敗，能否用「改邪歸正」的辦法？隨後王振義便從「改邪歸正」的理念出發，嘗試各種辦法讓白血病細胞轉化為正常細胞。1986 年，5 歲白血病小女孩，化療失敗，生命垂危。王振義嘗試全反式維甲酸的治療，小女孩獲得痊癒，至今仍活著。這是「誘導分化理論」讓癌細胞「改邪歸正」的首件成功案例。隨後，王振義治療了更多的患者，並於 1992 年發表 544 例急性早幼粒細胞白血病病例，早期完全緩解率高達 84%。

王振義不僅是一位醫術精湛的醫者，也是一位桃李芬芳的伯樂。最為人稱道的是，「一門四院士」，師徒接力攻克白血病的故事。當全反式維甲酸普及一段時間後，出現了一個新問題：藥物緩解的大部分患者，在半年後出現不同程度的復發。在法國深造的陳賽娟和陳竺，毅然擔當起這個問題。經過多年研究，他們首創形成了「全反式維甲酸和砷劑聯合療法」。該療法療效顯著，讓患者經治療後的 5 年生存率達到了 92%。他們還利用科學的方法揭示了聯合標靶治療的作用機制，為臨床試驗提供科學依據。2014 年，該療法成為國際治療早幼粒細胞白血病的首選治療方案。

誰說癌症是絕症？三氧化二砷和維甲酸這一對「天作之合」，加上中、西醫學文化的互相借鑑、融通，為人類健康事業提供了創新的智慧和方案。

五、未來是星辰大海

解決人類難題，以前靠的是堅持不懈，未來靠的還是堅持不懈。

2015 年，拜登打電話給黃馨祥，諮詢腦癌的診治。這一位外科醫生參與了一些診斷，但愛莫能助。博‧拜登去世後，黃馨祥寫了一份加速癌症免疫療法的白皮書，後來成為了「癌症登月計畫」的宣言藍本。2016 年 1 月，時任美國總統歐巴馬發起尋找癌症治癒療法的「登月計畫」。2 個月後，美國前總統卡特宣布，在接受免疫療法後，癌症全部消失。有趣的是，治癒卡特的免疫藥物（K 藥），曾在國際太空站實驗室解決了純化與結晶的問題。在微重力下，K 藥晶體的尺寸和分布更加均勻。免疫療法走向太空，是「太空腫瘤計畫」的一部分。當人類開始向太空宇宙邁開步伐時，人類的身體宇宙也不再是一團迷霧。

免疫療法的未來，是星辰大海嗎？

黃馨祥是這麼認為的。他創立了美國免疫治療聯盟，並以領袖的身分奔走斡旋，努力聯合政府、產業界和學術界力量，共同向讓人望而生畏的癌症宣戰。黃馨祥的父親是一名中醫，雖然他之後一直攻讀西醫，但他懂得兩者之間的互通之理，懂得平衡的智慧。「中醫所講的陰陽平衡對人類治療癌症、維護健康非常重要。」黃馨祥說，「人體的免疫系統處於平衡狀態，這是千真萬確的。免疫系統失去平衡意味著人失去了保護系統，就可能罹患癌症。解決問題的辦法就是恢復平衡，使免疫系統能消滅癌細胞。」

癌症異常的古老，存在於人類出現之前。只要生命存在，細胞和基因就會受到損傷，就會有癌變的可能。因此，有一種悲觀論調認為，癌症是長在生命的基因組合裡，是生命的一部分；人類無法控制基因突變，所以永遠也無法戰勝癌症。從更廣泛的層面來說，癌症不是人類獨有的。幾乎所有多細胞生物（如動物、植物和大型真菌）都會得腫瘤，甚至

社會也有「毒瘤」一說。如何解決癌症這種複雜多變的難題，需要更開闊的視角，更多的「道」。

千百年以來，癌症的治療依靠手術、放療、化療和標靶治療，經由「外力」殺死癌細胞。這條道路總有走到盡頭的時候，手術無能為力的情況太多，藥物治療又會因為患者身體承受能力和抗藥性問題而止步不前。於是，極少數的科學家把希望寄託於「內力」——人類自身的免疫系統。

癌症和免疫系統有著古老的連繫。

癌症是一種古老的疾病，從多細胞生命誕生後，便已經存在。癌症在人類誕生之前很久就已經存在了。例如，在 1.5 億年前侏儸紀時期的恐龍化石上，科學家發現了腫瘤的痕跡。而免疫系統則有著更古老的歷史。早在數十億年前的單細胞生命時代，免疫系統就已經誕生。如果說癌症很古老，那免疫系統更古老。

生命誕生之初，病毒可謂是地球的主人。為了抵抗病毒的攻擊，古細菌演化出獨特的防禦系統（如 CRISPR／Cas9）。這是一種適應性免疫防禦系統，對「入侵者」的遺傳物質產生「免疫記憶」。如果這個細菌倖存下來，它的後代就對這種「入侵者」有了記憶，並在它們再次入侵時展開強烈的抵抗。有趣的是，在張鋒等科學家的推動下，CRISPR 免疫系統在癌症的研究診斷和治療中都具有廣泛的應用。

在漫長的演化史上，人類祖先與多變的環境不斷互動，免疫系統不斷演化。如今，人體免疫系統形成了一個「超級智慧系統」。它指向衰老、損傷、病變（感染和癌變）等多細胞生存的重要問題。

神奇的是，免疫系統能夠「感知」、「決定」、「反應」、「交流」、「記憶」……免疫系統對世界的「感知」，並不是固定不變或者由遺傳決定的。免疫系統一開始也不知道在世界上會遇到什麼，但是它能夠不斷學

習。它是非常動態的，能視具體情況而具有「適應性」。從這個角度而言，免疫系統有點像大腦神經系統。有趣的是，免疫系統與神經等系統的緊密連繫，也不斷拓展了人類的認知。展望未來，調節免疫系統預防和治療癌症還有很多方向，例如腸道微生物、情緒壓力、營養和代謝等。

誠然，癌症很可怕，尤其是癌細胞能夠不斷變異和演化。因此，傳統的單一藥物很難攻克不斷變化的癌症。別忘了，我們的身體是一個小宇宙。和傳統藥物不同，免疫系統就像人腦一樣，具有很強的「學習力」、「記憶力」、「適應性」，能對每一種威脅做出針對性的反應。這就是免疫系統的智慧。

如果說癌症很聰明，那免疫系統更聰明。

免疫系統是生命在數十億年的演化過程中，形成的一種對抗損傷和疾病的防禦機制。所有醫療行為的本質，是支持生命的自我修復。醫生切除惡性組織、縫好傷口、止痛消炎，或者透過藥物清除入侵者等，都是為了恢復身體的平衡狀態，最終還是要鼓勵免疫系統，發揮那與生俱來的能力以對抗疾病。

從古至今，人們常常讚嘆星空之大、德行之高，卻很少真正地讚嘆和珍愛自己的身體。可是，沒有健康的身體，即使有再深邃的思想，生命的品質也會大大降低。因此，真正的人文關懷不僅重視思想，而且關愛生命。

免疫系統是生命健康的核心。它是人類攻克癌症的希望嗎？

六、窮其道者，歸處亦同

1971 年，尼克森簽署了《國家癌症法案》，人類針對癌症的全面戰爭正式開打。技術蓬勃發展的時代，人類對於這樣的「科技攻堅戰」有著足

夠的信心。大家都認為，攻克癌症總不會比登陸月球還難吧？50 年過去了，攻克癌症居然真的比登天還難。在依舊肆虐的癌症面前，人們依然談癌色變。比起頭頂上月球，癌症卻近在眼前，真實卻難以逃避。

近年來，以卡特和艾蜜莉為代表的患者，在免疫療法的治療下，獲得了治癒。他們為「癌症登月計畫」做了背書：治癒癌症的計畫並非異想天開。正是這些患者不惜生命的付出，以及醫生破釜沉舟的冒險嘗試，促成了當今癌症治療領域最有效的方法。

如今，癌症免疫衍生出許多門派：抗體療法、細胞療法、腫瘤疫苗、溶瘤病毒、免疫調節劑（見附錄二）。每一個門派中，都有一些狠角色、一些新技術。以術取勝，還是以道取勝，這是一個策略問題。

「窮其道者，歸處亦同」，相信每一種免疫治療都會殊途同歸。

自 130 年前，科利開始探索免疫療法以來，一代又一代人不斷累積，人類對癌症的理解終於發生了天翻地覆的變化（見附錄三）。雖然免疫療法來晚了，但並未缺席。腫瘤免疫學是一場受人懷疑又讓人憧憬的旅程。在這個旅程中，有人凝視過深淵，有人看到過星辰大海，旅途漫長又有些孤單。但是，有那麼一群人，堅持信念，在癌症的霧霾中，為生命點亮一盞燈，照亮前行的路。

在這個旅程上，艾立遜信念堅定。儘管免疫療法已經治癒了無數人，但還有更多的人，更多的癌症類型有待受益。夏馬說：「每一次遇到他的藥所救治的患者時，艾立遜總會熱淚盈眶。」夏馬從事臨床應用研究，從臨床得到假設命題，然後艾立遜展開基礎科學研究。兩人緊密合作，相得益彰。

2014 年，這一位留著鬍子、面帶皺紋的「老男孩」，向夏馬求婚：「我們幾乎整天都在交流工作。除了彼此之間，沒有其他人能容忍我們了。既然如此，我們為何不在一起生活呢？」真愛是可以跨越年齡的。這一

年,「老男孩」66 歲,他與志同道合的知己愛人,攜手步入婚姻的殿堂。

2016 年年初,夏馬發現艾立遜的鼻子上有一個腫塊。在夏馬的督促之下,他抽空去看了皮膚科醫生。噩耗傳來,艾立遜得了黑色素瘤。醫生告訴他:「在你不得不服用你自己研發的藥物之前,我們希望能把病治好。」艾立遜扼住命運的咽喉,繼續與癌症對抗。因為他明白:生死可能就是一瞬間的事情,而醫學的努力就是為了研究出更好的方法以挽救生命,同時也為後面的患者留下了生存的希望。

2018 年 10 月 1 日,諾貝爾獎宣布的那天,艾立遜在紐約陪伴夏馬。凌晨五點,香檳在飯店房間裡爆開。那天早上,艾立遜的電話響起,拜登打來賀電:「恭喜你,感謝你所做的一切。我為你感到高興,你應該獲得認可。我向上帝祈禱,你將拯救很多生命。」

2018 年 10 月 5 日,艾立遜回到休士頓的 MD 安德森癌症中心。他也沒想到,迎接他的是人山人海,伴著他進入大樓的遊行樂隊,幾十個標語寫著「恭喜」、「你讓我們感到自豪」……數百人在走廊上歡呼,艾立遜從人群中走過,和人們握手或合影。艾立遜感到很開心,但心裡又有一絲感慨。有時候,艾立遜在晚上會因思慮過度而失眠。因為他知道,與癌症的戰役還沒有結束。「這不是一個已經完成的故事,我們還有很多工作要做。」他對歡呼的人群說,「這是一個正在進行中的旅程。」

在抗癌的旅途上,不僅有艾立遜,還有千千萬萬的生命守衛者。他們堅持為生命奮鬥,永不放棄。

艾立遜參與的「檢查點」樂團,成員都是腫瘤免疫界的專業人士。他們都將青春奉獻給了腫瘤免疫學,也都見證了這個領域的誕生、崛起與壯大。他們志趣相投,工作之餘一起玩音樂。

直到現在,檢查點樂團每一場演出都以旅行者合唱團的名曲〈不要停止相信〉(*Don't Stop Believin'*)作為結束,因為這一首歌是他們的最佳

帷幕　朝陽冉冉升起

寫照。每當音樂聲響起，艾立遜都覺得身體裡有種迫切的熱情，把血液裡的神祕力量變成溫暖的浪潮。每一場演出的最後，最後一句歌詞緩緩道出：

堅持信念，繼續前行，就算路燈昏暗，人潮擁擠。

附錄

（一）免疫療法的上市藥物清單

美國食品藥物管理局批准的主要免疫藥物清單（更新到 2023 年 3 月）

類型	通用名	商品名	廠商	獲批准適應症
PD-1 單抗	納武利尤單抗（Nivolumab）	歐狄沃（O 藥）	可瑞安／嬌生寶	晚期非小細胞肺癌、頭頸部鱗癌、胃癌、食管癌、結直腸癌、肝癌、腎細胞癌、膀胱癌、黑色素瘤、晚期食道鱗癌、晚期胃癌、晚期肝癌、晚期黑色素瘤、晚期腎癌、晚期肺癌、晚期膀胱癌（MSI-H／dMMR）
	帕博利珠單抗（Pembrolizumab）	可瑞達（K 藥）	默沙東	黑色素瘤、晚期非小細胞肺癌、頭頸部鱗癌、膀胱癌、晚期結直腸癌（MSI-H／dMMR）、高頻肝周淋巴癌、MSH-H／dMMR 的結直腸癌、晚期三陰乳腺癌、晚期食道鱗癌、晚期胃癌、晚期肝癌、B 細胞淋巴瘤、子宮頸癌、晚期鼻咽癌、晚期子宮內膜癌、非小細胞肺癌、黑色素瘤、膀胱癌等多種癌症
	西米普利單抗	Libtayo	賽諾菲	特殊性皮膚鱗狀細胞癌、非小細胞肺癌
	多塔利單抗	Jemperli	葛蘭素史克	dMMR 復發或晚期的結直腸癌
	庫尼利尤單抗	賽飛凡	可斯科製藥	晚期黑色素瘤、小細胞肺癌、胃癌、肝癌、鼻咽癌、非小細胞肺癌等多種癌症

附錄

類型	通用名	商品名	廠商	獲批准適應症
PD-L1 單抗	阿特珠單抗	癌自癒	羅氏製藥／基因泰克	非小細胞肺癌、小細胞肺癌、膀胱癌、乳腺癌等
	阿維單抗	Bavencio	默沙東／輝瑞	膀胱癌、默克爾細胞癌、腎癌、胃癌
CTLA-4 單抗	伊匹木單抗	逸沃	可瑞安	聯合 PD-L1 抗體用於黑色素瘤、非小細胞肺癌、腎癌等治療
LAG-3 單抗	玲珠利單抗	Opdualag	可瑞安／嬌生寶	聯合 PD-1 抗體用於黑色素瘤
CD19 CAR-T	Tisagenlecleucel	Kymriah	諾華	復發或難治性急性 B 細胞白血病、復發／難治性瀰漫性大 B 細胞淋巴瘤
	Axicabtagene ciloleucel	Yescarta	Kite 製藥	復發／難治性 B 細胞淋巴瘤、濾泡性淋巴瘤
	Brexucabtagene autoleucel	Tecartus	吉利德科學	復發／難治性套細胞淋巴瘤
	Lisocabtagene maraleucel	Breyanzi	必治妥施貴寶	復發／難治性大 B 細胞淋巴瘤
BCMA CAR-T	Idecabtagene vicleucel	Abecma	藍鳥	復發／難治性多發性骨髓瘤
	西達基奧侖塞	Carvykti	仲音生物／楊森	復發／難治性多發性骨髓瘤
TCR-T 療法	Tebentafusp-tebn	Kimmtrak	Immunocore	Uveal 黑色素瘤
雙特異抗體	Blinatumomab	Blincyto	安進	CD19 × CD3 雙特異，用於急性 B 淋巴細胞白血病
	Mosunetuzumab	Lunsumio	羅氏	CD20 × CD3 雙特異，用於濾泡性淋巴瘤
	特克立單抗	Tecvayli	楊森	BCMA × CD3 雙特異，用於復發／難治性多發性骨髓瘤
溶瘤病毒	T-VEC	Imlygic	安進	黑色素瘤

（二）人類抗癌武器庫與免疫療法的「五大門派」

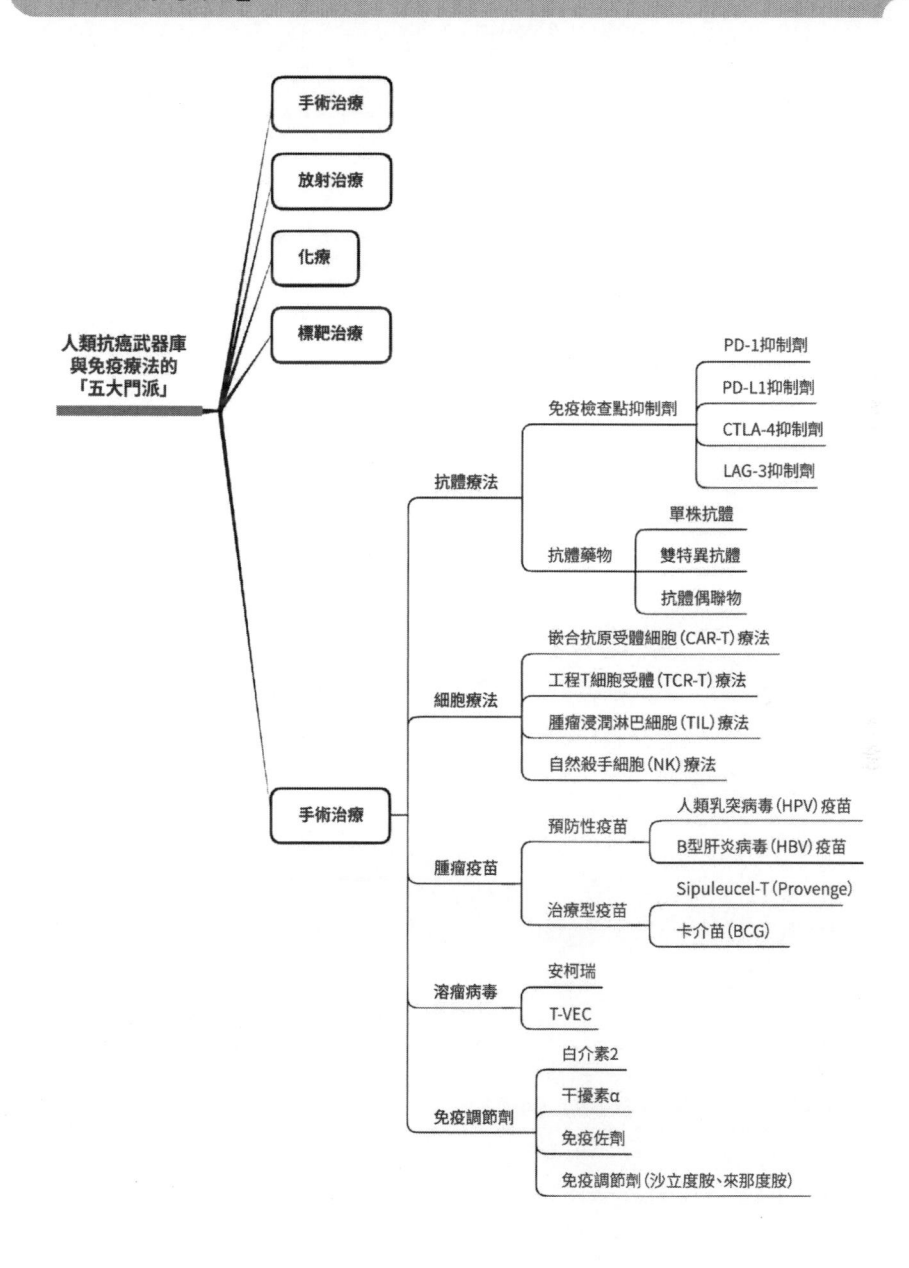

人類抗癌武器庫與免疫療法的「五大門派」
- 手術治療
- 放射治療
- 化療
- 標靶治療
- 手術治療
  - 抗體療法
    - 免疫檢查點抑制劑
      - PD-1抑制劑
      - PD-L1抑制劑
      - CTLA-4抑制劑
      - LAG-3抑制劑
    - 抗體藥物
      - 單株抗體
      - 雙特異抗體
      - 抗體偶聯物
  - 細胞療法
    - 嵌合抗原受體細胞（CAR-T）療法
    - 工程T細胞受體（TCR-T）療法
    - 腫瘤浸潤淋巴細胞（TIL）療法
    - 自然殺手細胞（NK）療法
  - 腫瘤疫苗
    - 預防性疫苗
      - 人類乳突病毒（HPV）疫苗
      - B型肝炎病毒（HBV）疫苗
    - 治療型疫苗
      - Sipuleucel-T (Provenge)
      - 卡介苗（BCG）
  - 溶瘤病毒
    - 安柯瑞
    - T-VEC
  - 免疫調節劑
    - 白介素2
    - 干擾素α
    - 免疫佐劑
    - 免疫調節劑（沙立度胺、來那度胺）

附錄

（三）免疫療法的歷史里程碑

免疫療法的鋒芒初露

- 西元前1000年：古埃及記載感染後腫瘤消退
- 西元前10世紀：中國宋代醫師實施人痘接種術
- 西元1796年：愛德華·詹納(Edward Jenner)發明「牛痘接種術」，首支疫苗誕生
- 西元1868年：威廉·布希(Wilhelm Busch)和弗里德里希·費雷森(Friedrich Fehleisen)發現丹毒菌感染引起腫瘤消退
- 西元1893年：威廉·科利(William Coley)使用細菌毒素治療腫瘤
- 西元1953年：海倫·科利(Helen Coley)成立癌症研究所，支持腫瘤免疫學發展
- 西元1959年：勞埃德·歐德(Lloyd Old)發表卡介苗激發免疫系統治療腫瘤
- 西元1975年：歐德發現腫瘤壞死因子(TNF)
- 西元1986年：FDA批准干擾素治療毛細胞白血病，後來批准治療黑色素瘤
- 西元1990年：FDA批准卡介苗用於治療膀胱癌
- 西元1991年：FDA批准白介素2治療腎癌，後來批准治療黑色素瘤
- 西元2006年：FDA批准第一個預防癌症的疫苗(HPV疫苗)
- 西元2015年：FDA批准溶瘤病毒T-VEC治療黑色素瘤

免疫療法的理論突破

- 西元1863年：魯道夫·魏爾肖（Rudolf Virchow）描述腫瘤組織的免疫細胞
- 西元1883年：伊利亞·梅契尼可夫（Élie Metchnikoff）發現吞噬細胞，提出細胞免疫學說
- 西元1909年：保羅·埃爾利希（Paul Ehrlich）提出「宿主防禦」假說
- 西元1911年：裴頓·勞斯（Peyton Rous）發現引起癌症的病毒，提出「病毒致癌」學說
- 西元1959年：劉易斯·托馬斯（Lewis Thomas）和弗蘭克·麥克法蘭·伯內特（Sir Frank Macfarlane Burnet）提出「免疫監視」學說
- 西元1961年：雅克·米勒（Jacques Miller）發現T細胞（免疫警察）
- 西元1973年：瑞夫·史坦曼（Ralph Steinman）發現樹突細胞（免疫指揮）
- 西元1975年：洛夫·克斯林（Rolf Kiessling）等人發現NK細胞（免疫特警）
- 西元1984年：麥德華（Tak Wah Mak）選殖T細胞受體基因（免疫探測器）
- 西元1991年：蒂埃里·布恩（Thierry Boon）鑑定第一個T細胞識別的腫瘤抗原
- 西元2001年：羅伯特·施雷伯（Robert Schreiber）和歐德提出「免疫編輯」學說
- 西元2013年：陳丹（Chen Daniel）和艾拉·梅爾曼（Ira Mellman）提出「免疫循環」學說
- 西元2017年：陳丹和梅爾曼將癌症分為三種免疫類型，提出「免疫臨界點」假說
- 西元2018年：陳列平提出「免疫正常化」學說

附錄

抗體療法的風起雲湧

- 西元1890年：埃米爾·阿道夫·馮·貝林(Emil Adolf von Behring)和北里柴三郎發現抗體，建立血清療法

- 西元1897年：埃爾利希提出體液免疫學說和抗體形成側鏈學說

- 西元1965年：馬克斯·庫珀(Max Cooper)發現B細胞(該效應細胞能產生抗體)

- 西元1975年：喬治·克勒(Georges J. F. Köhler)和塞薩爾·米爾斯坦(César Milstein)發明雜交瘤技術，用於製備單抗

- 西元1992年：本庶佑發現PD-1

- 西元1996年：詹姆士·艾立遜(James Allison)發現CTLA-4單抗能治療腫瘤

- 西元1997年：FDA批准第一個治療癌症的單抗(利妥昔單抗)

- 西元1999年：陳列平發現PD-L1(B7-H1)

- 西元2011年：FDA批准首個免疫檢查點抑制劑(CTLA-4單抗)

- 西元2014年：FDA批准PD-1抗體藥物上市(K藥和O藥)

- 西元2014年：CD19xCD3雙抗成為首個FDA批准的雙特異性T細胞接合器(BITE)

- 西元2015年：FDA批准首個雙免疫聯合療法(PD-1聯合CTLA-4單抗)

- 西元2015年：勞倫斯·齊特沃格爾(Laurence Zitvogel)和托馬斯·F·加耶斯基(Thomas F. Gajewski)發現腸道微生物影響免疫療法療效

- 西元2016年：FDA批准首個PD-L1抗體藥物(T藥)

- 西元2022年：FDA批准首款LAG-3抗體療法

細胞療法的江湖傳奇

- 西元1956年：唐納爾·湯瑪斯（E. Donnall Thomas）成功利用骨髓移殖治療白血病
- 西元1976年：羅伯特·查爾斯·加洛（Robert Gallo）發現T細胞生長因子IL-2，實現T細胞體外培養
- 西元1984年：史蒂夫·羅森博格（Steven Rosenberg）利用IL-2治癒一位晚期黑色素瘤患者
- 西元1987年：羅森博格發現TIL細胞療法能使黑色素瘤消退
- 西元1993年：齊立格·伊薩哈（Zelig Eshhar）和帕特里克·胡（Patrick Hwu）建構了第一代CAR-T技術
- 西元2002年：米歇爾·薩德蘭（Michel Sadelain）發表了第二代CAR-T技術
- 西元2006年：羅森博格發明TCR-T細胞療法治療黑色素瘤
- 西元2010年：自體細胞免疫療法的治療性癌症疫苗（Provenge）獲得FDA批准
- 西元2010年：羅森博格首次發表CD19 CAR-T技術治療淋巴瘤
- 西元2011年：卡爾·朱恩（Carl June）改良CAR-T技術，治療白血病獲得突破
- 西元2012年：艾蜜莉·懷特海（Emily Whitehead）成為首位接受CAR-T療法的兒科患者並獲得治癒
- 西元2017年：FDA批准CD19 CAR-T細胞藥物上市
- 西元2021年：FDA批准藍鳥生物BCMA CAR-T療法上市
- 西元2022年：FDA批准首個雙特異性TCR療法（Kimmtrak）

附錄

(四) 免疫系統的組成與功能

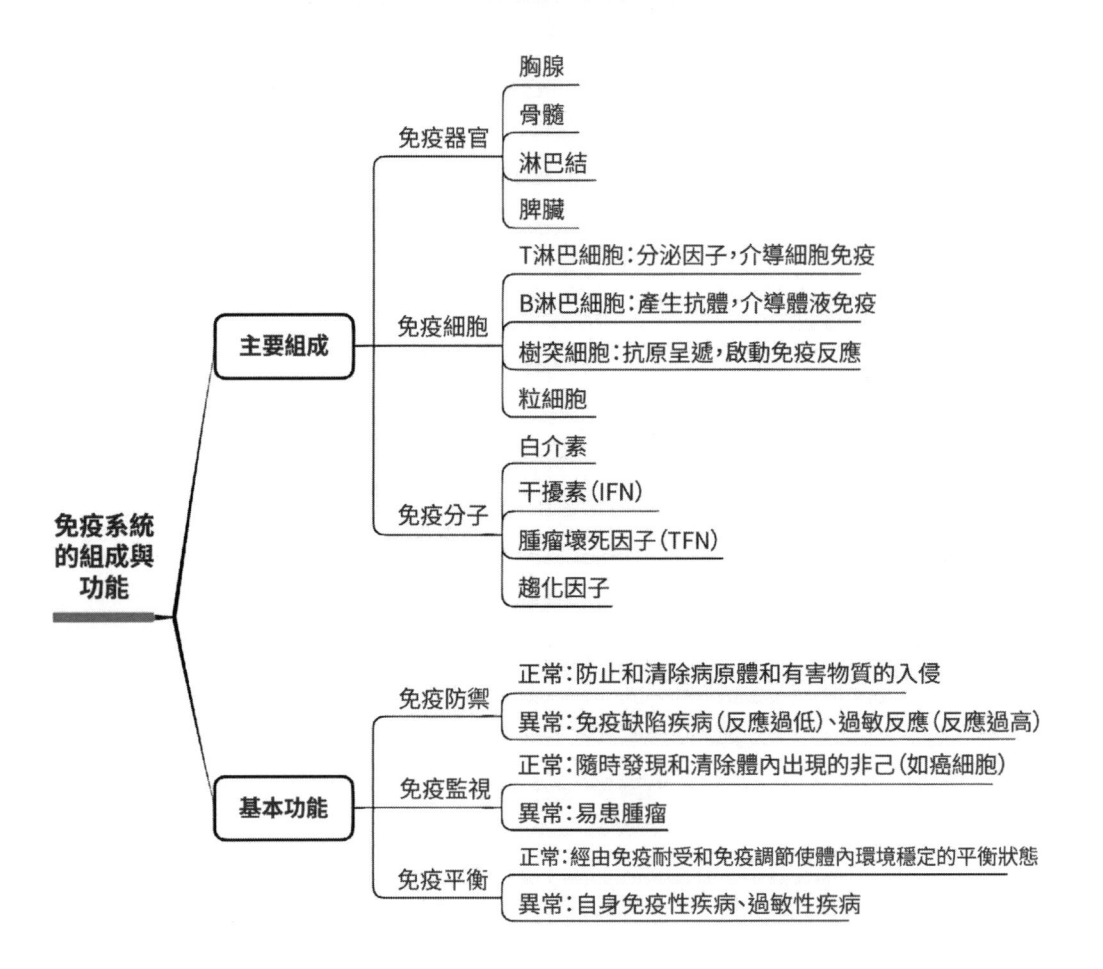

- 免疫系統的組成與功能
  - 主要組成
    - 免疫器官
      - 胸腺
      - 骨髓
      - 淋巴結
      - 脾臟
    - 免疫細胞
      - T淋巴細胞：分泌因子，介導細胞免疫
      - B淋巴細胞：產生抗體，介導體液免疫
      - 樹突細胞：抗原呈遞，啟動免疫反應
      - 粒細胞
    - 免疫分子
      - 白介素
      - 干擾素（IFN）
      - 腫瘤壞死因子（TFN）
      - 趨化因子
  - 基本功能
    - 免疫防禦
      - 正常：防止和清除病原體和有害物質的入侵
      - 異常：免疫缺陷疾病（反應過低）、過敏反應（反應過高）
    - 免疫監視
      - 正常：隨時發現和清除體內出現的非己（如癌細胞）
      - 異常：易患腫瘤
    - 免疫平衡
      - 正常：經由免疫耐受和免疫調節使體內環境穩定的平衡狀態
      - 異常：自身免疫性疾病、過敏性疾病

(五) 免疫療法的預測指標

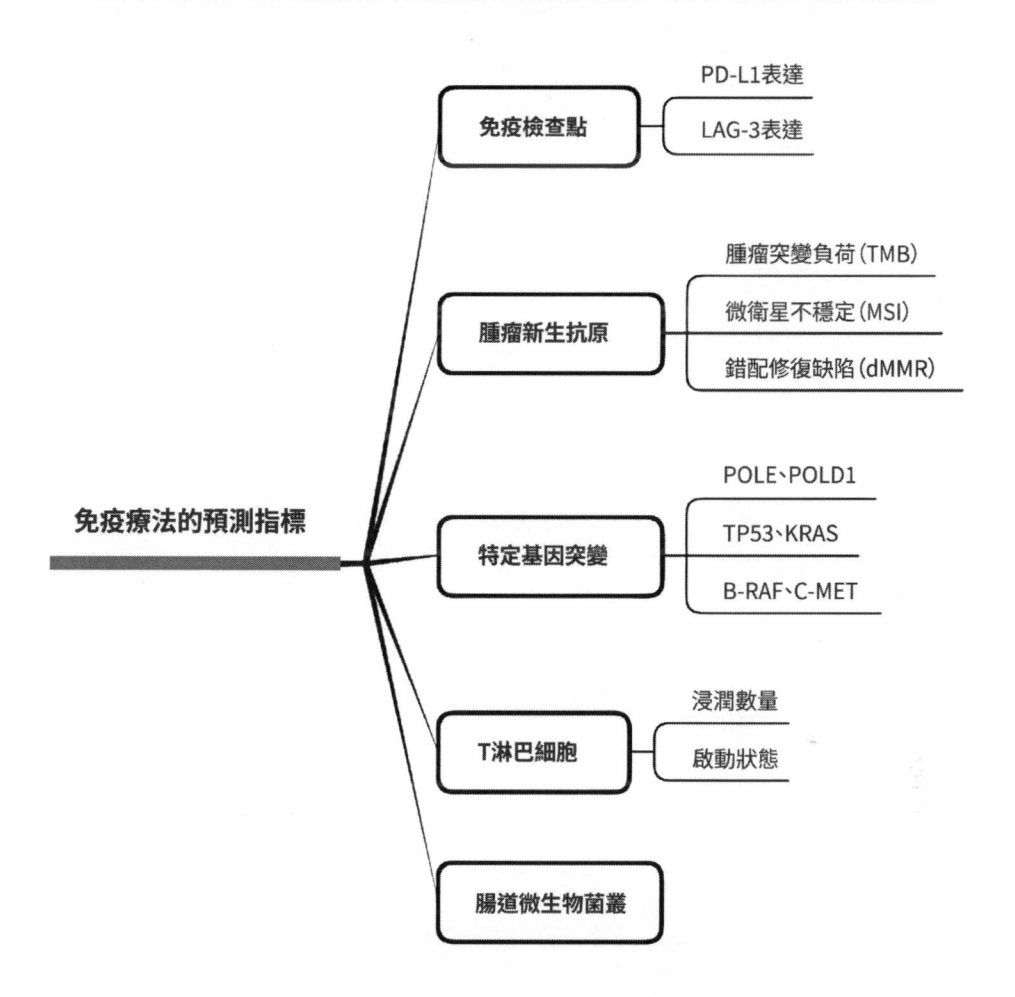

- 免疫療法的預測指標
  - 免疫檢查點
    - PD-L1表達
    - LAG-3表達
  - 腫瘤新生抗原
    - 腫瘤突變負荷 (TMB)
    - 微衛星不穩定 (MSI)
    - 錯配修復缺陷 (dMMR)
  - 特定基因突變
    - POLE、POLD1
    - TP53、KRAS
    - B-RAF、C-MET
  - T淋巴細胞
    - 浸潤數量
    - 啟動狀態
  - 腸道微生物菌叢

附錄

(六) 免疫治療的療效評價標準

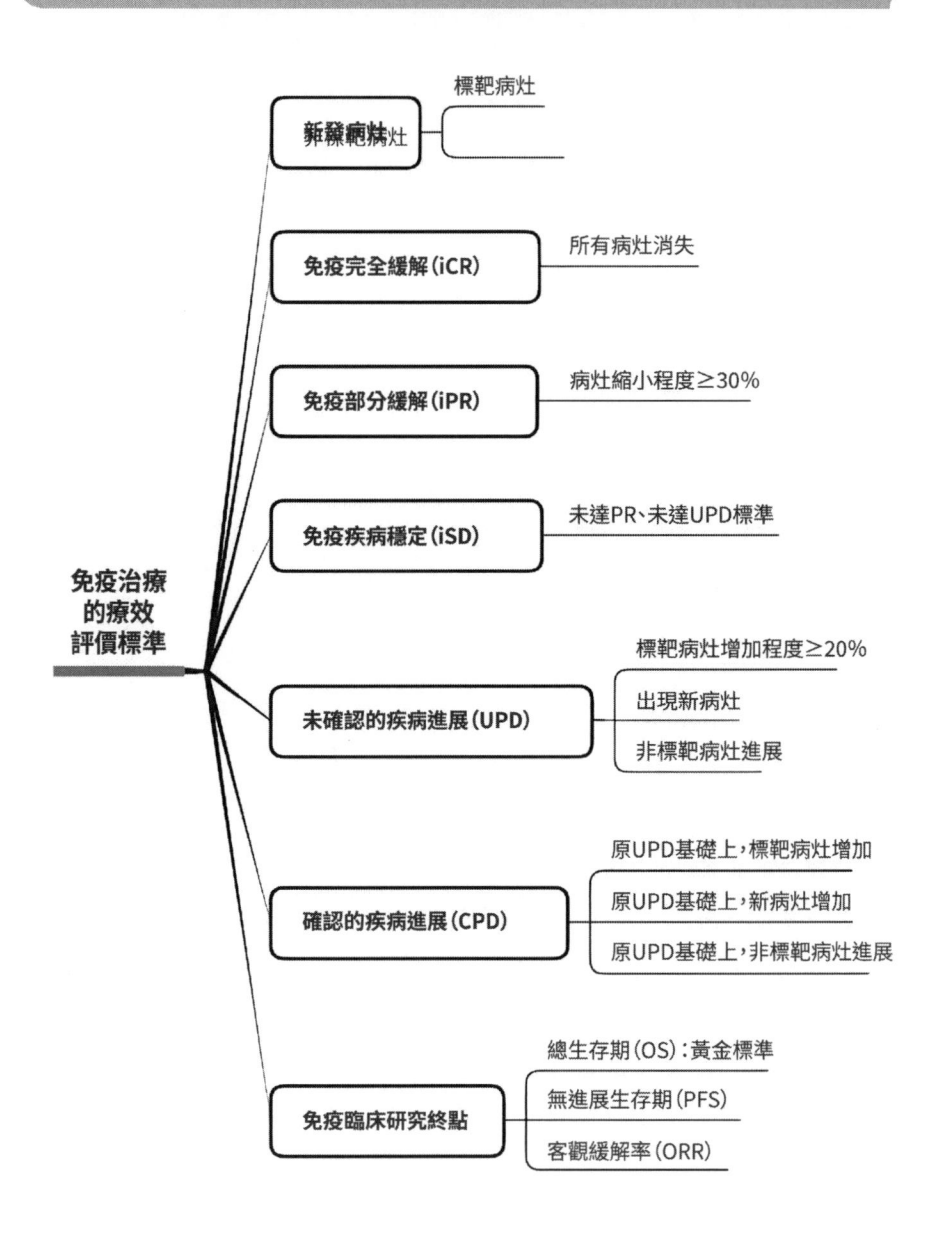

- 免疫治療的療效評價標準
  - 新增靶病灶
    - 標靶病灶
  - 免疫完全緩解(iCR)
    - 所有病灶消失
  - 免疫部分緩解(iPR)
    - 病灶縮小程度≥30%
  - 免疫疾病穩定(iSD)
    - 未達PR、未達UPD標準
  - 未確認的疾病進展(UPD)
    - 標靶病灶增加程度≥20%
    - 出現新病灶
    - 非標靶病灶進展
  - 確認的疾病進展(CPD)
    - 原UPD基礎上,標靶病灶增加
    - 原UPD基礎上,新病灶增加
    - 原UPD基礎上,非標靶病灶進展
  - 免疫臨床研究終點
    - 總生存期(OS):黃金標準
    - 無進展生存期(PFS)
    - 客觀緩解率(ORR)

（七）新藥從研發到上市的整體流程

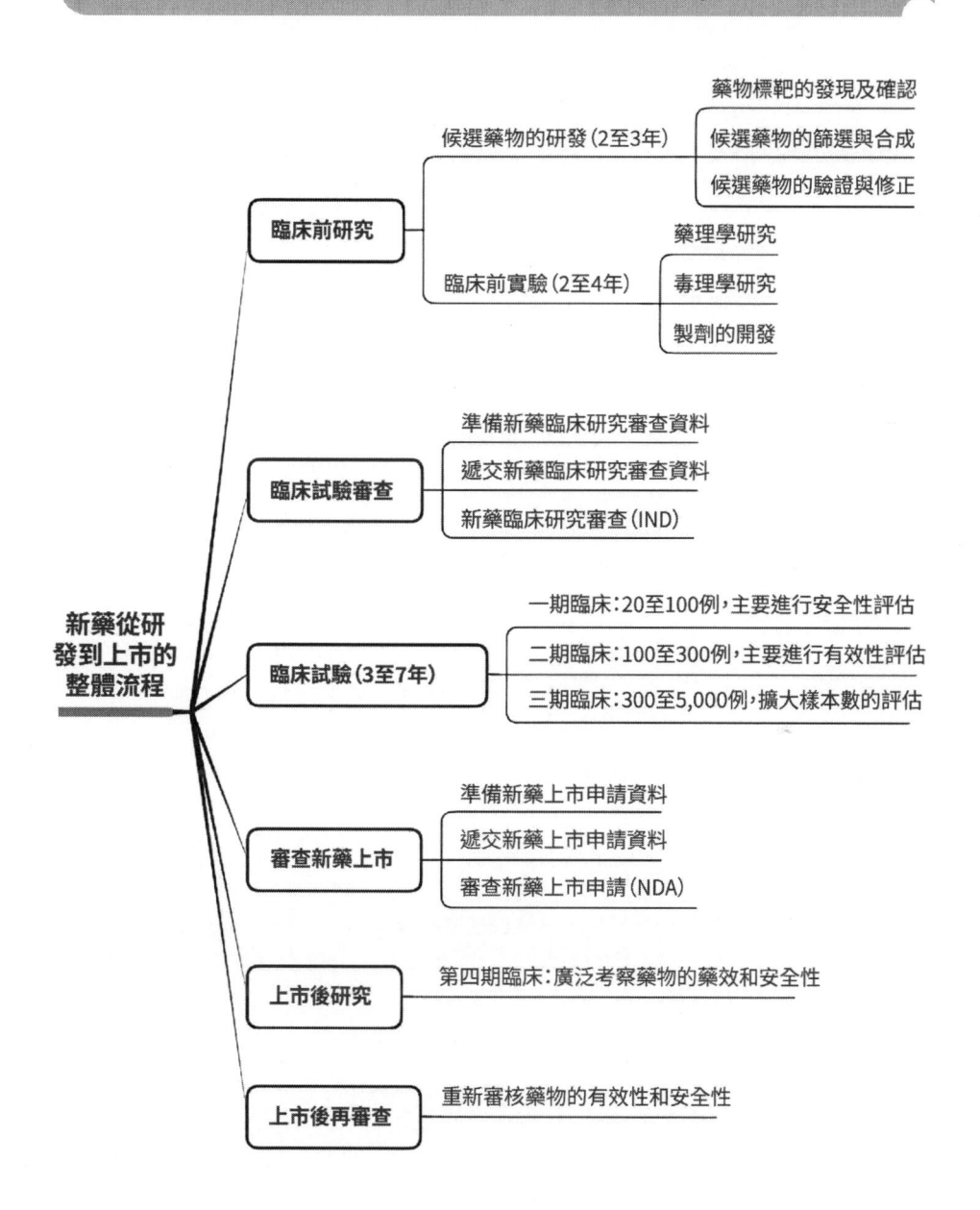

- 新藥從研發到上市的整體流程
  - 臨床前研究
    - 候選藥物的研發（2至3年）
      - 藥物標靶的發現及確認
      - 候選藥物的篩選與合成
      - 候選藥物的驗證與修正
    - 臨床前實驗（2至4年）
      - 藥理學研究
      - 毒理學研究
      - 製劑的開發
  - 臨床試驗審查
    - 準備新藥臨床研究審查資料
    - 遞交新藥臨床研究審查資料
    - 新藥臨床研究審查（IND）
  - 臨床試驗（3至7年）
    - 一期臨床：20至100例，主要進行安全性評估
    - 二期臨床：100至300例，主要進行有效性評估
    - 三期臨床：300至5,000例，擴大樣本數的評估
  - 審查新藥上市
    - 準備新藥上市申請資料
    - 遞交新藥上市申請資料
    - 審查新藥上市申請（NDA）
  - 上市後研究
    - 第四期臨床：廣泛考察藥物的藥效和安全性
  - 上市後再審查
    - 重新審核藥物的有效性和安全性

附錄

（八）如何維持健康的免疫力

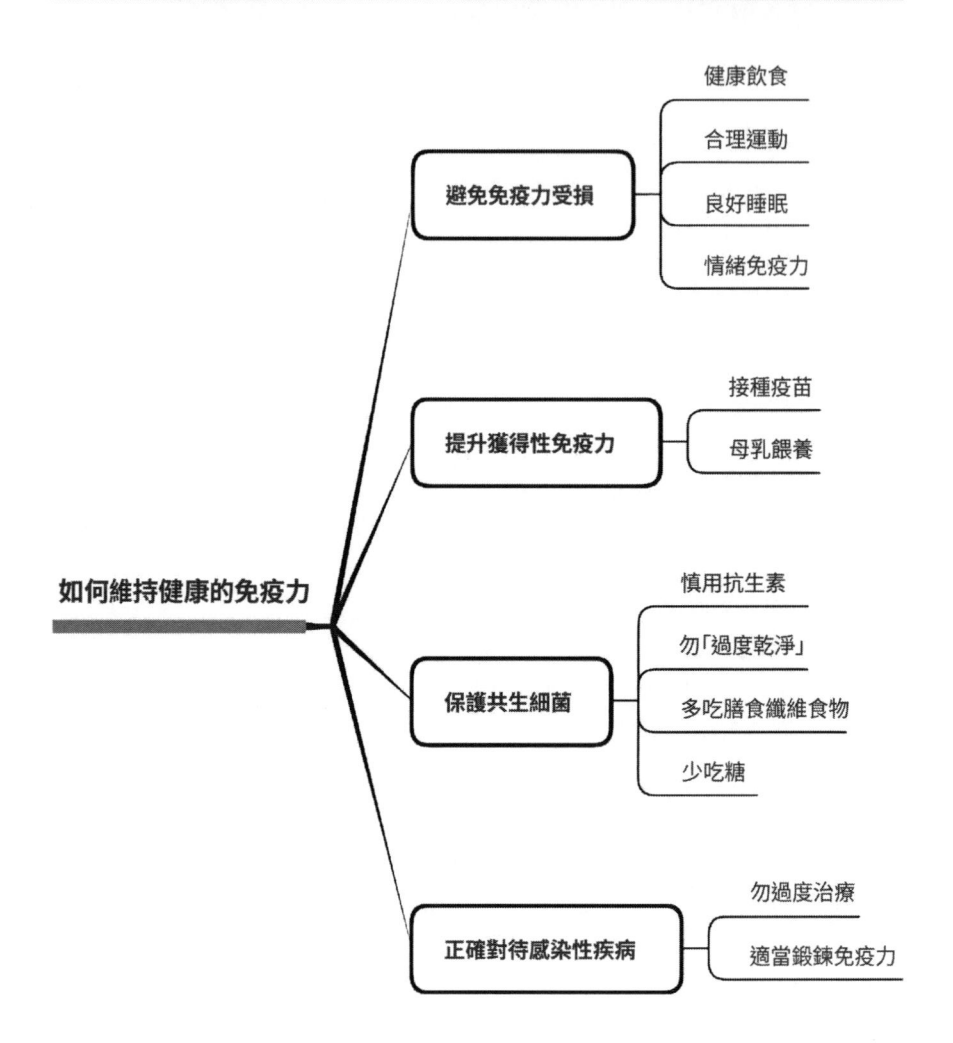

- 如何維持健康的免疫力
  - 避免免疫力受損
    - 健康飲食
    - 合理運動
    - 良好睡眠
    - 情緒免疫力
  - 提升獲得性免疫力
    - 接種疫苗
    - 母乳餵養
  - 保護共生細菌
    - 慎用抗生素
    - 勿「過度乾淨」
    - 多吃膳食纖維食物
    - 少吃糖
  - 正確對待感染性疾病
    - 勿過度治療
    - 適當鍛鍊免疫力

(九) 如何預防癌症

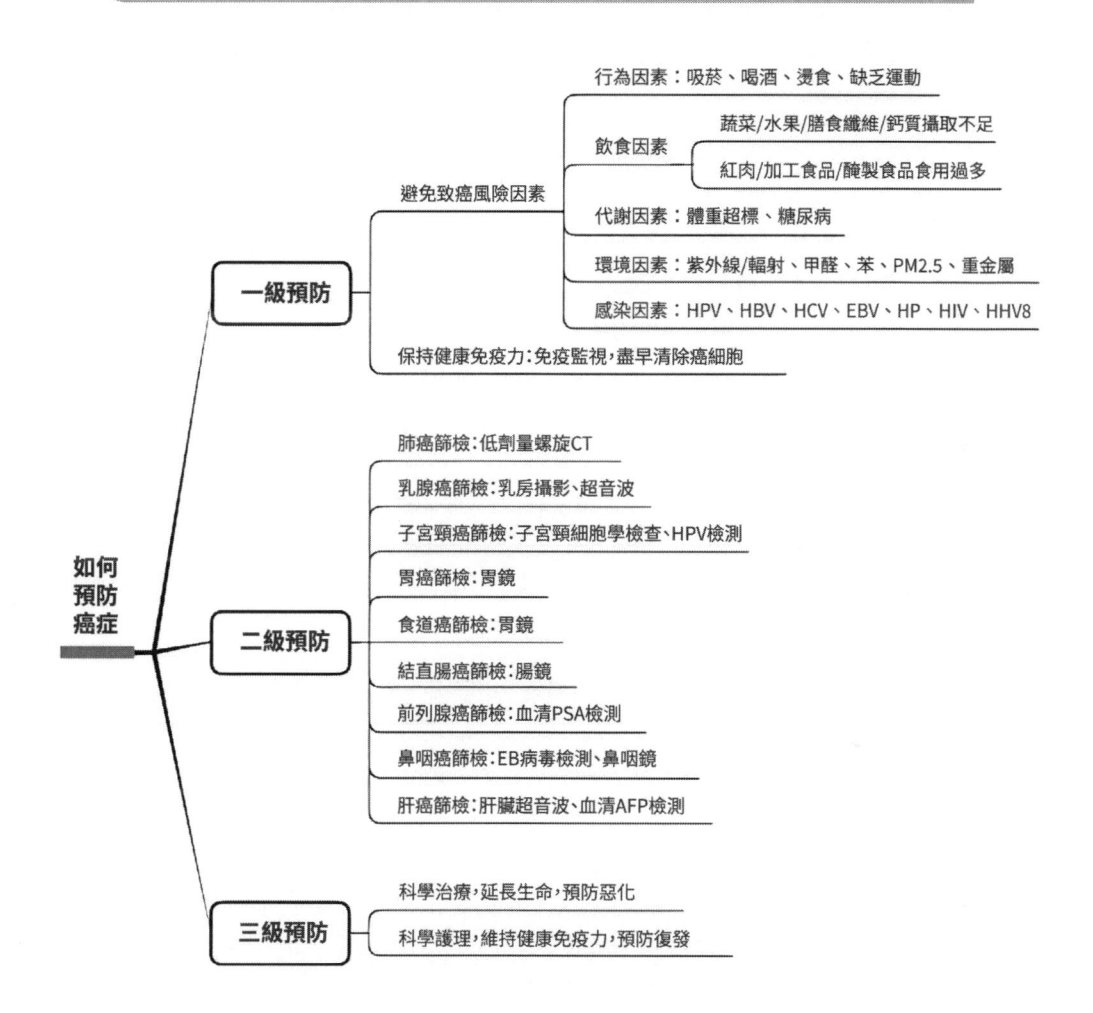

- 如何預防癌症
  - 一級預防
    - 避免致癌風險因素
      - 行為因素：吸菸、喝酒、燙食、缺乏運動
      - 飲食因素
        - 蔬菜/水果/膳食纖維/鈣質攝取不足
        - 紅肉/加工食品/醃製食品食用過多
      - 代謝因素：體重超標、糖尿病
      - 環境因素：紫外線/輻射、甲醛、苯、PM2.5、重金屬
      - 感染因素：HPV、HBV、HCV、EBV、HP、HIV、HHV8
    - 保持健康免疫力：免疫監視，盡早清除癌細胞
  - 二級預防
    - 肺癌篩檢：低劑量螺旋CT
    - 乳腺癌篩檢：乳房攝影、超音波
    - 子宮頸癌篩檢：子宮頸細胞學檢查、HPV檢測
    - 胃癌篩檢：胃鏡
    - 食道癌篩檢：胃鏡
    - 結直腸癌篩檢：腸鏡
    - 前列腺癌篩檢：血清PSA檢測
    - 鼻咽癌篩檢：EB病毒檢測、鼻咽鏡
    - 肝癌篩檢：肝臟超音波、血清AFP檢測
  - 三級預防
    - 科學治療，延長生命，預防惡化
    - 科學護理，維持健康免疫力，預防復發

附錄

主要參考文獻

[1] 伊丹・班－巴拉克（Idan Ben-Barak）。我們為什麼還沒有死掉（Why Aren't We Dead Yet？）[M]。傅賀譯。重慶：重慶大學出版社，2020。

[2] 薄世寧。薄世寧醫學通識講義[M]。北京：中信出版社，2019。

[3] 鳳梨。癌症真相[M]。北京：清華大學出版社，2015。

[4] 邁克爾・S・金奇（Michael S. Kinch）。癌症・免疫與治癒（The End of the Beginning: Cancer, Immunity, and the Future of a Cure）[M]。任燁譯。北京：中信出版社，2021。

[5] 尼爾・卡納文（Neil Canavan）。自癒之路（A Cure Within: Scientists Unleashing the Immune System to Kill Cancer）[M]。賈廷頁譯。北京：生活・讀書・新知三聯書店，2020。

[6] 李開復。向死而生[M]。北京：中信出版社，2015。

[7] 李治中。癌症新知[M]。北京：清華大學出版社，2015。

[8] 麥特・里奇特（Matt Richtel）。優雅的守衛者（An Elegant Defense: The Extraordinary New Science of the Immune System: A Tale in Four Lives）[M]。秦琪凱譯。北京：中信出版社，2020。

[9] 辛達塔・穆克吉（Siddhartha Mukherjee）。眾病之王：癌症傳（The Emperor of All Maladies: A Biography of Cancer）[M]。李虎譯。北京：中信出版社，2013。

[10] 喬治・C・普倫德加斯特（George C. Prendergast）、伊莉莎白・傑

主要參考文獻

菲（Elizabeth Jaffee）。癌症的免疫治療（Cancer Immunotherapy: Immune Suppression and Tumor Growth）［M］。魯翔、蘇東明譯。南京：東南大學出版社，2019。

［11］粟明鮮、瞿佳。英才濟蒼生［M］。北京：人民衛生社出版，2008。

［12］劉易斯·托馬斯（Lewis Thomas）。最年輕的科學（The Youngest Science: Notes of a Medicine-Watcher）［M］。李紹明譯。長沙：湖南科學技術出版社，2011。

［13］王全軍、王慶利。細胞和基因治療產品的非臨床評價研究［M］。北京：清華大學出版社，2021。

［14］羅伯特·溫伯格（Robert Weinberg）。癌生物學（The Biology of Cancer）［M］。詹啟敏、劉芝華譯。北京：科學出版社，2018。

［15］中國科學院。中國學科發展策略，免疫學［M］。北京：科學出版社，2016。

［16］中國臨床腫瘤學會指南工作委員會。中國臨床腫瘤學會（CSCO）免疫檢查點抑制劑臨床應用指南2022［M］。北京：人民衛生出版社，2022。

［17］ALLISON J P. Checkpoints［J］. Cell, 2015, 162(6): 1202-1205.

［18］BANCHEREAU J, COHN F, INABA K, et al. Remembering Ralph Steinman［J］. Journal of Experimental Medicine, 2011, 208(12): 2343-2346.

［19］BINNEWIES M, ROBERTS E W, KERSTEN K, et al. Understanding the tumor immune microenvironment (TIME) for effective therapy［J］. Nat Med, 2018, 24(5): 541-550.

［20］BRUNET J F, DENIZOT F, LUCIANI M F, et al. A new member

of the immunoglobulin superfamily: CTLA-4 [J]. Nature, 1987, 328(6127): 267-270.

[21] CARSWELL-RICHARDS E A, WILLIAMSON B D. A man of vision and the discovery of tumor necrosis factor [J]. Cancer Immune, 2012, 12(12): 4.

[22] CHARLES G. The Breakthrough: Immunotherapy and the Race to Cure Cancer [M]. New York: Twelve, 2018.

[23] CHEN D S, MELLMAN I. Oncology meets immunology: the cancer-immunity cycle [J]. Immunity, 2013, 39(1): 1-10.

[24] CHEN D S, MELLMAN I. Elements of cancer immunity and the cancer-immune set point [J]. Nature, 2017, 541(7637): 321-330.

[25] CHEN W, XIA C, ZHENG R, et al. Disparities by province, age, and sex in site-specific cancer burden attributable to 23 potentially modifiable risk factors in China: a comparative risk assessment [J]. Lancet Glob Health, 2019, 7(2): 257-269.

[26] CHEN Y T. The journey from autologous typing to SEREX, NY-ESO-1, and Cancer/Testis antigens [J]. Cancer Immune, 2012, 12(12): 8.

[27] COOPER M D. A life of adventure in immunobiology [J]. Annu Rev Immunol, 2010, 28: 1-19.

[28] COOPER M D. The early history of B cells [J]. Nat Rev Immunol, 2015, 15(3): 191-197.

[29] COOPER M D, PETERSON R D, GOOD R A. Delineation of the Thymic and Bursal Lymphoid Systems in the Chicken [J]. Nature, 1965, 205: 143-146.

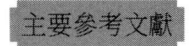

[30] COOPER M D, RAYMOND D A, PETERSON R D, et al. The functions of the thymus system and the bursa system in the chicken [J]. Journal of Experimental Medicine, 1966, 123(1): 75-102.

[31] CULLIN N, AZEVEDO ANTUNES C, STRAUSSMAN R, et al. Microbiome and cancer [J]. Cancer Cell, 2021, 39(10): 1317-1341.

[32] DECKER W K, DA SILVA R F, SANABRIA M H, et al. Cancer Immunotherapy: Historical Perspective of a Clinical Revolution and Emerging Preclinical Animal Models [J]. Front Immunol, 2017, 8: 829.

[33] DOBOSZ P, DZIECIATKOWSKI T. The Intriguing History of Cancer Immunotherapy [J]. Front Immunol, 2019, 10: 2965.

[34] DOMINGUEZ-ANDRES J, NETEA M G. Impact of Historic Migrations and Evolutionary Processes on Human Immunity [J]. Trends Immunol, 2019, 40(12): 1105-1119.

[35] DOROSHOW D B, BHALLA S, BEASLEY M B, et al. PD-L1 as a biomarker of response to immune-checkpoint inhibitors [J]. Nat Rev Clin Oncol, 2021, 18(6): 345-362.

[36] DUDLEY, M E. Cancer Regression and Autoimmunity in Patients After Clonal Repopulation with Antitumor Lymphocytes [J]. Science, 2002, 298(5594): 850-854.

[37] DUNN G P, BRUCE A T, IKEDA H, et al. Cancer immunoediting：from immunosurveillance to tumor escape [J]. Nature Immunology, 2002, 3(11): 991-998.

[38] DUNN G P, OLD L J, SCHREIBER R D. The three Es of cancer immunoediting [J]. Annu Rev Immunol, 2004, 22：329-360.

[39] ESFAHANI K, ROUDAIA L, BUHLAIGA N, et al. A review of cancer immunotherapy: from the past, to the present, to the future [J]. Curr Oncol, 2020, 27(Suppl 2): 87-97.

[40] ESHHAR Z, WAKS T FAU - GROSS G, GROSS G FAU - SCHINDLER D G, et al. Specific activation and targeting of cytotoxic lymphocytes through chimeric single chains consisting of antibody-binding domains and the gamma or zeta subunits of the immunoglobulin and T-cell receptors [J]. Proc Natl Acad Sci U S A, 1993, 90(2): 720-724.

[41] FANE M, WEERARATNA A A-O. How the ageing microenvironment influences tumour progression [J]. Nat Rev Cancer, 2020, 20(2): 89-106.

[42] FITZHUGH D J, LOCKEY R F. History of Immunotherapy: The First 100 Years [J]. Immunology and allergy clinics of North America, 2011, 31(2): 149-157.

[43] GLICK G, CHANG T S, JAAP R G. The Bursa of Fabricius and Antibody Production [J]. Poultry ence, 1956, 35: 224-226.

[44] GOPALAKRISHNAN V, SPENCER C N, NEZI L, et al. Gut microbiome modulates response to anti-PD-1 immunotherapy in melanoma patients [J]. Science, 2018, 359(6371): 97-103.

[45] GROSS G, WAKS T, ESHHAR Z. Expression of immunoglobulin-T-cell receptor chimeric molecules as functional receptors with antibody-type specificity [J]. Proc Natl Acad Sci U S A, 1989, 86(24): 10024-10028.

[46] HANAHAN D, WEINBERG R A. Hallmarks of cancer: the next generation [J]. Cell, 2011, 144(5): 646-674.

[47] HEDRICK S M, COHEN D I, NIELSEN E A, et al. Isolation of cDNA clones encoding T cell-specific membrane-associated proteins [J]. Nature, 1984, 308(5955): 149-153.

[48] HEDRICK S M, NIELSEN E A, KAVALER J, et al. Sequence relationships between putative T-cell receptor polypeptides and immunoglobulins [J]. Nature, 1984, 308(5955): 153-158.

[49] HEGDE P S, CHEN D S. Top 10 Challenges in Cancer Immunotherapy [J]. Immunity, 2020, 52(1): 17-35.

[50] HENDERSON M. The Great Secret: The Classified World War II Disaster That Launched the War on Cancer [J]. Library Journal, 2020, 145(8): 87-88.

[51] HODI F S, O'DAY S J, MCDERMOTT D F, et al. Improved Survival with Ipilimumab in Patients with Metastatic Melanoma [J]. New England Journal of Medicine, 2010, 363(8): 711-723.

[52] HWU P, SHAFER G E, TREISMAN J, et al. Lysis of ovarian cancer cells by human lymphocytes redirected with a chimeric gene composed of an antibody variable region and the Fc receptor gamma chain [J]. J Exp Med, 1993, 178(1): 361-366.

[53] JAGER E, KNUTH A. The discovery of cancer/testis antigens by autologous typing with T cell clones and the evolution of cancer vaccines [J]. Cancer Immune, 2012, 12: 6.

[54] JIAN Z, XIAO Y S, STENZEL D J, et al. Expression of vaccinia recombinant HPV 16 L1 and L2 ORF proteins in epithelial cells is sufficient for assembly of HPV virion-like particles [J]. Virology, 1991, 185(1): 251-257.

[55] JULIE R B, SCOTT S T L Q. Safety, activity, and immune correlates of anti-PD-1 antibody in cancer [J]. N Engl J Med, 2012, 366(26): 2443-2454.

[56] JUNE C H, O' CONNOR R S, KAWALEKAR O U, et al. CAR T cell immunotherapy for human cancer [J]. Science, 2018, 359(6382): 1361-1365.

[57] KALOS M, LEVINE B L, PORTER D L, et al. T cells with chimeric antigen receptors have potent antitumor effects and can establish memory in patients with advanced leukemia [J]. Sci Transl Med, 2011, 3(95): 1-11.

[58] KANTOFF P W, HIGANO CS FAU - SHORE N D, SHORE ND FAU-BERGER E R, et al. Sipuleucel-T immunotherapy for castration-resistant prostate cancer [J]. N Engl J Med, 2010, 29(363): 5.

[59] KAPPLER J, KUBO R, HASKINS K, et al. The major histocompatibility complex-restricted antigen receptor on T cells in mouse and man: identification of constant and variable peptides [J]. Cell, 1983, 35(1): 295-302.

[60] KIESSLING R, KLEIN E, PROSS H, et al. "Natural" killer cells in the mouse. II. Cytotoxic cells with specificity for mouse Moloney leukemia cells. Characteristics of the killer cell [J]. Eur J Immunol, 1975, 5(2): 117-121.

[61] KRUMMEL, M F. CD28 and CTLA-4 have opposing effects on the response of T cells to stimulation [J]. Journal of Experimental Medicine, 1995, 182(2): 459-465.

[62] LEACH D R, KRUMMEL M F, ALLISON J P. Enhancement of antitumor immunity by CTLA-4 blockade [J]. Science, 1996, 271(5256): 1734-1736.

主要參考文獻

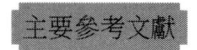

[63] LIM W A, JUNE C H. The Principles of Engineering Immune Cells to Treat Cancer [J]. Cell, 2017, 168(4): 724-740.

[64] LOMBARD M, PASTORET P P, MOULIN A M. A brief history of vaccines and vaccination [J]. Rev Sci Tech, 2007, 26(1): 29-48.

[65] MAK T W. From the T-cell receptor to cancer therapy: an interview with Tak W. Mak [J]. Cell Death Differ, 2021, 28(1): 5-14.

[66] MARY E W. A Series of Catastrophes and Miracles: A True Story of Love, Science, and Cancer [M]. Washington: National Geographic, 2016.

[67] MATSON V, FESSLER J, BAO R, et al. The commensal microbiome is associated with anti-PD-1 efficacy in metastatic melanoma patients [J]. Science, 2018, 359(6371): 104-108.

[68] MAUDE S L, LAETSCH T W, BUECHNER J, et al. Tisagenlecleucel in Children and Young Adults with B-Cell Lymphoblastic Leukemia [J]. N Engl J Med, 2018, 378(5): 439-448.

[69] MCCARTHY E F. The toxins of William B Coley and the treatment of bone and soft-tissue sarcomas [J]. Iowa Orthop J, 2006, 26: 154-158.

[70] MELENHORST J J, CHEN G M, WANG M, et al. Decade-long leukaemia remissions with persistence of CD4(+) CAR T cells [J]. Nature, 2022, 602(7897): 503-509.

[71] MILLER J. The early work on the discovery of the function of the thymus, an interview with Jacques Miller [J]. Cell Death Differ, 2020, 27(1): 396-401.

[72] MILLER J F. Immunological function of the thymus [J]. Lancet, 1961, 2(7205): 748-749.

[73] MILLER J F. Discovering the origins of immunological competence [J]. Annu Rev Immunol, 1999, 17: 1-17.

[74] MILLER J F, MITCHELL G F, WEISS N S. Cellular basis of the immunological defects in thymectomized mice [J]. Nature, 1967, 214(5092): 992-997.

[75] MOBERG, C L. An appreciation of Ralph Marvin Steinman (1943–2011) [J]. Journal of Experimental Medicine, 2011, 208(12): 2337-2342.

[76] MORAD G, HELMINK B A, SHARMA P, et al. Hallmarks of response, resistance, and toxicity to immune checkpoint blockade [J]. Cell, 2021, 184(21): 5309-5337.

[77] MORALES A, EIDINGER D, BRUCE A W. Intracavitary Bacillus Calmette-Guerin in the treatment of superficial bladder tumors [J]. J Urol, 1976, 116(2): 180-183.

[78] MORGAN D A, RUSCETTI F W, GALLO R. Selective in vitro growth of T lymphocytes from normal human bone marrows [J]. Science, 1976, 193(4257): 1007-1008.

[79] NAUTS H C, MCLAREN J R. Coley toxins: the first century [J]. Adv Exp Med Biol, 1990, 267: 483-500.

[80] OISETH S J, AZIZ M S. Cancer immunotherapy: a brief review of the history, possibilities, and challenges ahead [J]. Journal of Cancer Metastasis and Treatment, 2017, 3(1): 250-261.

[81] OWEN J, RAFF M C, COOPER M D. Studies on the generation of B lymphocytes in the mouse embryo [J]. European Journal of Immunology, 2010, 5(7): 468-473.

[82] OWN J, COOPR M, RAFF M. In vitro generation of B lymphocytes in mouse foetal liver, a mammalian 'bursa equivalent' [J]. Nature, 1974, 249(5455): 361-363.

[83] PAGET S. The distribution of secondary growths in cancer of the breast [J]. Cancer Metastasis Rev, 1989, 8(2): 98-101.

[84] PARK S, JIANG Z, MORTENSON E D, et al. The therapeutic effect of anti-HER2/neu antibody depends on both innate and adaptive immunity [J]. Cancer Cell, 2010, 18(2): 160-170.

[85] PAVLETIC Z S, ARMITAGE J O. Bone Marrow Transplantation for Cancer - An Update [J]. Oncologist, 1996, 1(3): 159-168.

[86] PETERSON R D, COOPER M D, GOOD R A. The Pathogenesis of Immunologic Deficiency Diseases [J]. Am J Med, 1965, 38: 579-604.

[87] PORTER D L, LEVINE B L, KALOS M, et al. Chimeric antigen receptor-modified T cells in chronic lymphoid leukemia [J]. The New England journal of medicine, 2011, 365(8): 725.

[88] ROSENBAUM L. Tragedy, Perseverance, and Chance - The Story of CAR-T Therapy [J]. N Engl J Med, 2017, 377(14): 1313-1315.

[89] ROSENBERG S A, AEBERSOLD P, CORNETTA K, et al. Gene transfer into humans: immunotherapy of patients with advanced melanoma, using tumor-infiltrating lymphocytes modified by retroviral gene transduction [J]. N Engl J Med, 1990, 323(9): 570-578.

[90] ROSENBERG S A, BARRY J M. The transformed cell: unlocking the mysteries of cancer [M]. New York: Harper Perrenial, 1993.

[91] ROSENBERG S A, LOTZE M T, MUUL L M, et al. A progress report on the treatment of 157 patients with advanced cancer using lymphokine-activated killer cells and interleukin-2 or high-dose interleukin-2 alone [J]. N Engl J Med, 1987, 316(15): 889-897.

[92] ROSENBERG S A, LOTZE M T, MUUL L M, et al. Observations on the systemic administration of autologous lymphokine-activated killer cells and recombinant interleukin-2 to patients with metastatic cancer [J]. N Engl J Med, 1985, 313(23): 1485-1492.

[93] ROSENBERG S A, PACKARD BS FAU - AEBERSOLD P M, AEBERSOLD PM FAU - SOLOMON D, et al. Use of tumor-infiltrating lymphocytes and interleukin-2 in the immunotherapy of patients with metastatic melanoma. A preliminary report [J]. N Engl J Med, 1988, 319(25): 1676-1680.

[94] ROUTY B, LE CHATELIER E, DEROSA L, et al. Gut microbiome influences efficacy of PD-1-based immunotherapy against epithelial tumors [J]. Science, 2018, 359(6371): 91-97.

[95] RUDNICKA D, OSZMIANA A FAU - FINCH D K, FINCH DK FAU - STRICKLAND I, et al. Rituximab causes a polarization of B cells that augments its therapeutic function in NK-cell-mediated antibody-dependent cellular cytotoxicity [J]. Blood, 2019, 121(23): 4694-4702.

[96] SANMAMED M F, CHEN L. A Paradigm Shift in Cancer Immunotherapy: From Enhancement to Normalization [J]. Cell, 2018, 175(2): 313-326.

[97] SCHREIBER R D, OLD L J, SMYTH M J. Cancer Immunoediting: Integrating Immunity's Roles in Cancer Supression and Promotion [J]. Science, 2011, 331(6024): 1565-1570.

主要参考文献

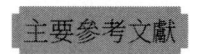

[98] SHANKARAN V, IKEDA H, BRUCE A T, et al. IFNgamma and lymphocytes prevent primary tumour development and shape tumour immunogenicity [J]. Nature, 2001, 410(6832): 1107-1111.

[99] SHARMA P, ALLISON J P. The future of immune checkpoint therapy [J]. Science, 2015, 348(6230): 56-61.

[100] SHARMA P, HU-LIESKOVAN S, WARGO J A, et al. Primary, Adaptive, and Acquired Resistance to Cancer Immunotherapy [J]. Cell, 2017, 168(4): 707-723.

[101] SHARPLESS N E, SINGER D S. Progress and potential: The Cancer Moonshot [J]. Cancer Cell, 2021, 39(7): 889-894.

[102] SHIKU H, TAKAHASHI T. Autologous typing: a tedious but orthodox approach for defining human tumor antigens with clarity [J]. Cancer Immunity, 2012, 12: 3.

[103] SIEGEL R L, MILLER K D, FUCHS H E, et al. Cancer statistics, 2022 [J]. CA Cancer J Clin, 2022, 72(1): 7-33.

[104] SIVAN A, CORRALES L, HUBERT N, et al. Commensal Bifidobacterium promotes antitumor immunity and facilitates anti–PD-L1 efficacy [J]. Science, 2015, 350(6264): 1084-1089.

[105] SRIVASTAVA P K. Identification of chaperones as essential components of the tumor rejection moieties of cancers [J]. Cancer Immunity, 2012, 12(12): 5.

[106] STEINMAN, RALPH M. Decisions About Dendritic Cells: Past, Present, and Future [J]. Annual Review of Immunology, 2012, 30(1): 1-22.

[107] STEINMAN R. Ralph Steinman-pioneering new perspectives on the immune system and infectious diseases. Interviewed by Marilynn Larkin [J]. Lancet Infect Dis, 2003, 3(6): 383-386.

[108] STEINMAN R M, COHN Z A. Identification of a novel cell type in peripheral lymphoid organs of mice. I. Morphology, quantitation, tissue distribution [J]. J Exp Med, 1973, 137(5): 1142-1162.

[109] STEPHEN H S. A Commotion in the Blood: Life, Death, and the Immune System [M]. New York: Henry Holt & Co, 1997.

[110] STEPHEN H S. Vaccinating against cancer. [J]. Atlantic Monthly, 1997, 279(4): 66-84.

[111] STUTMAN O. Tumor development after 3-methylcholanthrene in immunologically deficient athymic-nude mice [J]. Science, 1974, 183(4124): 534-536.

[112] SUN L, WU J, DU F, et al. Cyclic GMP-AMP synthase is a cytosolic DNA sensor that activates the type I interferon pathway [J]. Science, 2013, 339(6121): 786-791.

[113] SUNG H, FERLAY J, SIEGEL R L, et al. Global Cancer Statistics 2020: GLOBOCAN Estimates of Incidence and Mortality Worldwide for 36 Cancers in 185 Countries [J]. CA Cancer J Clin, 2021, 71(3): 209-249.

[114] TAKAHASHI T, SHIKU H. Cell surface antigens: invaluable landmarks reflecting the nature of cells [J]. Cancer Immunity, 2012, 12: 2.

[115] TAWBI H A, SCHADENDORF D, LIPSON E J, et al. Relatlimab and Nivolumab versus Nivolumab in Untreated Advanced Melanoma [J]. N Engl J Med, 2022, 386(1): 24-34.

主要參考文獻

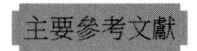

[116] VAN D, TRAVERSARI C, CHOMEZ P, et al. A gene encoding an antigen recognized by cytolytic T lymphocytes on a human melanoma [J]. Science, 1991, 254(5038): 1643-1647.

[117] VAN PEL A, VESSIERE F, BOON T. Protection against two spontaneous mouse leukemias conferred by immunogenic variants obtained by mutagenesis [J]. J Exp Med, 1983, 157(6): 1992-2001.

[118] VERNON L F. William Bradley Coley, MD, and the phenomenon of spontaneous regression [J]. Immunotargets & Therapy, 2018, 7: 29-34.

[119] VETIZOU M, PITT J M, DAILLERE R, et al. Anticancer immunotherapy by CTLA-4 blockade relies on the gut microbiota [J]. Science, 2015, 350(6264): 1079-1084.

[120] WANG C, THUDIUM K B, HAN M, et al. In Vitro Characterization of the Anti-PD-1 Antibody Nivolumab, BMS-936558, and In Vivo Toxicology in Non-Human Primates [J]. Cancer Immunol Res, 2014, 2(9): 846-856.

[121] WATERHOUSE P, PENNINGER J M, TIMMS E, et al. Lymphoproliferative Disorders with Early Lethality in Mice Deficient in Ctla-4 [J]. Science, 1995, 270(5238): 985-988.

[122] WATTS G. Jacques Miller: immunologist who discovered role of the thymus [J]. Lancet, 2011, 378(9799): 1290.

[123] WEI W, ZENG H, ZHENG R, et al. Cancer registration in China and its role in cancer prevention and control [J]. Lancet Oncol, 2020, 21(7): 342-349.

[124] WOLCHOK J D, KLUGER H, CALLAHAN M K, et al. Nivolumab plus ipilimumab in advanced melanoma [J]. N Engl J Med, 2013, 369(2): 122-133.

[125] XU J, CHEN L J, YANG S S, et al. Exploratory trial of a biepitopic CAR T-targeting B cell maturation antigen in relapsed/refractory multiple myeloma [J]. Proc Natl Acad Sci U S A, 2019, 116(19): 9543-9551.

[126] YANAGI Y, YOSHIKAI Y, LEGGETT K, et al. A human T cell-specific cDNA clone encodes a protein having extensive homology to immunoglobulin chains [J]. Nature, 1984, 308(5955): 145-149.

[127] ZHOU Z, HE H, WANG K, et al. Granzyme A from cytotoxic lymphocytes cleaves GSDMB to trigger pyroptosis in target cells [J]. Science, 2020, 368(6494): 7548.

[128] ZITVOGEL L, MA Y, RAOULT D, et al. The microbiome in cancer immunotherapy: Diagnostic tools and therapeutic strategies [J]. Science, 2018, 359: 1366-1370.

主要參考文獻

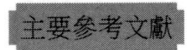

主要參考網站

癌症研究所（Cancer Research Institute）官網

紀念斯隆・凱特琳癌症中心（Memorial Sloan Kettering Cancer Center）官網

美國國家癌症研究所（National Cancer Institute）官網

美國癌症研究協會（American Association for Cancer Research）官網

諾貝爾獎（Nobel Prize）官網

紐約時報（New York Times）官網

加速腫瘤免疫療法的研究（Accelerating Cancer Immunotherapy Research）官網

美國臨床腫瘤學會（American Society of Clinical Oncology）官網

了解癌症免疫治療的研究（Understanding Cancer Immunotherapy Research）官網

帕克癌症免疫療法研究所（Parker Institute for Cancer Immunotherapy）官網

科學網

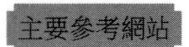

主要參考網站

主要參考網址

Cancer Research Institute: https://www.cancerresearch.org/

Memorial Sloan Kettering Cancer Center: https://www.mskcc.org/

National Cancer Institute: https://www.cancer.gov/

American Association for Cancer Research: https://www.aacr.org/

Nobel Prize: https://www.nobelprize.org/

New York Times: http://nytimes.com/

Accelerating Cancer Immunotherapy Research: https://acir.org/

American Society of Clinical Oncology: https://beta.asco.org/

Understanding Cancer Immunotherapy Research: https://www.ucir.org/

Parker Institute for Cancer Immunotherapy: https：//www.parkerici.org/

科學網：https://www.sciencenet.cn/

主要參考網址

術語表

BCMA（B-cell maturation antigen）：B 細胞成熟抗原，僅表現在成熟 B 細胞表面，也是多發性骨髓瘤細胞的表面標記。

B 細胞（B cell）：又稱 B 淋巴細胞。在抗原刺激下可分化為漿細胞，漿細胞可分泌抗體，主要執行體液免疫。

CAR-T 細胞療法（chimeric antigen receptor T cell therapy）：嵌合抗原受體 T 細胞療法的簡稱。分離出 T 細胞，裝備上「導航系統」（抗體）和「啟動按鈕」（T 細胞啟動分子），重新回輸人體後能精準攻擊癌細胞。

CD19：B 細胞表面的跨膜蛋白，是 B 細胞以及 B 細胞腫瘤的標記。

CTLA-4（cytotoxic T-lymphocyte-associated protein 4）：細胞毒 T 淋巴細胞抗原 -4。表現於活化 T 細胞表面，與相應配體（B7-1/B7-2）結合後，抑制 T 細胞的活化和增殖。

NK 細胞（nature killer cell）：又稱自然殺手細胞，是一類無須預先致敏就能非特異性殺傷腫瘤細胞和病毒感染細胞的淋巴細胞。

PD-1（programmed death-1）：程序性死亡蛋白 -1。表現於活化 T 細胞表面，經由與相應配體（PD-L1、PD-L2）結合，產生抑制訊號，阻止 T 細胞發揮作用。

PD-L1（programmed death-ligand 1）：為 PD-1 結合的配體，表現於免疫細胞（如樹突細胞和巨噬細胞等），或癌細胞表面，與 PD-1 結合後，會抑制 T 細胞功能。

TCR-T 細胞療法（T cell receptor-gene engineered T cells therapy）：T 細胞受體基因工程改造的 T 細胞療法的簡稱。經由鑑定特異性結合靶點

術語表

的 TCR 序列，採用基因工程技術將其轉入 T 細胞中，重新回輸至人體後能精準攻擊癌細胞。

T 細胞（T cell）：又稱 T 淋巴細胞。在抗原刺激後進一步活化，分化為效應細胞，辨識標靶細胞，使標靶細胞裂解。主要執行細胞免疫。

T 細胞受體（T cell receptor, TCR）：是 T 細胞特異性辨識和結合抗原的受體。

癌症疫苗（cancer vaccine）：一種免疫療法，可刺激免疫系統預防或治療癌症，分別叫做預防性癌症疫苗和治療性癌症疫苗。

癌症免疫循環（cancer immunity cycle）：免疫系統消滅癌症的過程從死亡癌細胞釋放抗原開始，以殺死癌細胞結束。7 個步驟構成一個完整的循環，成為腫瘤免疫治療的藍圖。

標靶治療（targeted therapy）：是一種經由干擾致癌物質和腫瘤生長的特定目標分子，特異性地抑制癌細胞生長、浸潤和轉移的治療方法。

腸道微生物（intestinal micrpbiota）：腸道中數量龐大的微生物，既依靠腸道生活，也幫助寄主完成多種生理功能，在維持免疫防禦功能中發揮重要作用。改變腸道微生物已成為改善癌症免疫療法的策略。

單株抗體（monoclonal antibody）：簡稱單抗，指的是單一 B 細胞選殖產生的高度均一、僅針對某一特定抗原表位的抗體。通常採用雜交瘤技術來製備單抗。

蛋白質（protein）：是構成細胞的基本有機物，是生命活動的主要承擔者。

基因（gene）：能夠表現和產生蛋白質的去氧核糖核酸（DNA）序列，是決定遺傳性狀的功能單位。

基因療法（gene therapy）：是將新的基因轉入患者細胞中，治療疾病

的一類方法。如 CAR-T 細胞療法就是結合了基因治療與細胞治療的新技術。

疾病控制率（disease control rate, DCR）：經治療後獲得緩解（PR+CR）和病變穩定（SD）的病例數占可評價例數的百分比。即 DCR=CR+PR+SD。

抗體（antibody）：是 B 細胞在抗原刺激後，增殖分化為漿細胞所產生的，能與相應抗原特異結合的免疫球蛋白。

抗原（antigen）：所有能激發和誘導免疫反應的物質。

客觀緩解率（objective response rate, ORR）：腫瘤體積縮小達到預先規定值並能維持最低時限要求的患者比例，為完全緩解（CR）和部分緩解（PR）比例之和。即 ORR=CR+PR。

療效預測標記（predictive biomarkers of efficacy）：在免疫治療的過程中，經由測序分析可以找到一些能夠預測療效的標記，包括腸道微生物，以及遺傳學標記。

遺傳學標記：腫瘤突變負荷（tumor mutation burden, TMB）、新抗原（neoantigen）、微衛星不穩定（microsatellite instability, MSI）、錯配修復（mismatch repair, MMR）。

免疫（immunity）：身體辨識「自我」與「非我」，產生免疫反應，以清除異己抗原或者誘導免疫耐受，從而維持自身內環境穩定。

免疫系統（immune system）：由免疫細胞、免疫器官和免疫分子組成，具有免疫防禦、免疫監視和免疫平衡的功能。所謂的「免疫力」就是「免疫系統的工作能力」。

免疫三道防線（immunity's three lines of defense）：第一道防線是皮膚、黏膜及其分泌物；第二道防線是體液中的殺菌物質和吞噬細胞（先天

術語表

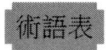

存在的，又叫天然免疫／固有免疫）；第三道防線主要由 T 細胞和 B 細胞發揮特異性辨識和清除作用（出生後獲得的，又叫獲得性免疫／適應性免疫）。

免疫監視（immunologic surveillance）：免疫系統具有的辨識、殺傷並及時清除體內突變細胞，防止腫瘤發生的功能。

免疫編輯（immunoediting）：癌細胞在與免疫系統相互作用的過程中，免疫原性強的癌細胞被清除，免疫原性較弱的癌細胞得以保留，最終成為優勢癌細胞群體。包括清除、平衡和逃逸三個階段。

免疫逃逸（immune escape）：癌瘤細胞經由多種機制逃避免疫系統的辨識和攻擊，得以在體內生存和增殖的現象。

免疫檢查點（immune checkpoint）：是指在免疫細胞上表現的一類免疫抑制性的分子（如 PD-1 和 CTLA-4），可以調節免疫反應的強度和廣度，從而避免正常組織的損傷和破壞。癌細胞會與 T 細胞上的免疫檢查點結合，讓 T 細胞「休眠」，實現免疫逃逸。

免疫檢查點抑制劑（immune checkpoint inhibitors）：針對相應的免疫檢查點研發的一些單抗類藥物（如 CTLA-4 抗體、PD-1 抗體和 PD-L1 抗體），能阻止癌細胞與 T 細胞上的免疫檢查點結合，從而解除 T 細胞的功能抑制，發揮殺傷腫瘤的療效。

免疫療法（immunotherapy）：人為地增強或抑制免疫功能以治療疾病的方法。

免疫聯合治療（immune combination therapy）：免疫治療的藥物由於各種原因，單獨使用效果有限時，與化療、放療、標靶治療甚至其他免疫療法聯合等，有助於增強藥效。

溶瘤病毒（oncolytic virus）：是一類具有複製能力的腫瘤殺傷型病毒，

能選擇性感染腫瘤細胞並在腫瘤細胞中複製繼而裂解腫瘤細胞，並刺激身體產生特異性抗腫瘤免疫反應。

樹突細胞（dendritic cell, DC）：是最強的抗原呈遞細胞。它能高效地攝取、加工處理和呈遞抗原，還能有效激發 T 細胞，處於啟動、調控並維持免疫反應的中心環節。

無進展存活期（progression-free survival, PFS）：治療開始到腫瘤發生（任何方面）進展或（因任何原因）死亡之間的時間。

細胞（cell）：是生物體基本的結構和功能單位。

細胞療法（cell therapy）：在體外活化和擴增免疫效應細胞，然後輸注入患者體內的治療方法。

細胞因子（cytokine）：是細胞分泌的具有調控細胞生長、分化、調節免疫功能和生理反應並參與病理反應的蛋白質。包括白血球介素、干擾素、腫瘤壞死因子、趨化因子等。

炎症（inflammation）：俗稱發炎，表現為紅、腫、熱、痛和功能障礙。炎症通常是有益的，是身體應對刺激的防禦反應。但病理情況下，可能導致身體組織損傷。

疫苗（vaccine）：一種免疫療法，可以刺激免疫系統辨識特定威脅（如病毒、細菌或癌細胞），並保護身體免受感染或癌症。

腫瘤（tumor）：在致瘤因素作用下，局部組織的細胞失去了對其生長的正常調控，導致異常增生所形成的新生物。有良性腫瘤和惡性腫瘤兩類。癌症是所有惡性腫瘤的統稱。

腫瘤抗原（tumor antigen）：細胞癌變過程中出現的新抗原，以及過度表現的抗原物質。

腫瘤浸潤淋巴細胞（tumor-infiltrating lymphocyte, TIL）：離開血液循

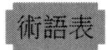

環,進入腫瘤組織的淋巴細胞,主要包括 T 細胞和 B 細胞。

腫瘤免疫(tumor immunity):研究腫瘤免疫原性、抗腫瘤免疫效應、腫瘤免疫逃逸機制,以及腫瘤免疫學診斷和防治的學科。

腫瘤免疫正常化(cancer immunity normalization):在腫瘤進展過程中確定免疫反應特定缺陷或功能障礙,並據此開發對策以糾正這些缺陷,並恢復天然的抗腫瘤免疫能力。

腫瘤微環境(tumor micro-environment, TME):指腫瘤細胞存在的周圍微環境,包括周圍的血管、免疫細胞、成纖維細胞、骨髓源性炎性細胞、各種訊號分子和細胞外基質。

主要組織相容性抗原複合體(major histocompatibility complex, MHC):能把細胞內的蛋白質特徵呈現到細胞表面,讓 T 細胞受體去辨別,以確定是「自我」與「非我」。

自身免疫疾病(autoimmune disease):指身體免疫系統異常活躍,將自身組織細胞作為攻擊目標,造成自身組織或器官損傷,從而引起的疾病(如過敏、紅斑狼瘡、多發性硬化症、類風溼性關節炎等)。

總存活期(overall survival, OS):從治療開始至(因任何原因)死亡的時間。對於死亡之前就已經失去聯繫的受試者,通常將最後一次追蹤時間計算為死亡時間。

後記

感謝你和我重新走了一趟人類抗癌的千年之路,以及免疫療法的百年之路。謝謝你——生命的守衛者。我們可以從歷史中學到什麼?我最大的感受就是,從更長的尺度看歷史,谷底和高潮反覆循環,黑暗與光明反覆交替,繼承前人的知識,一切皆有可能。

時間真的好快,回想寫書之初,疫情還沒有開始。一眨眼,已是新冠疫情第三年。我應該算是一個宅男吧,下班時間,我就宅在家裡,研究癌症和免疫的歷史。我查閱了大量文獻資料,請教了很多人,終於完成了這一本書。創作能反推自己把知識系統化,寫科普本來是個「業餘愛好」,實際上對於我的研發工作也有莫大的幫助。隨著寫作的深入,我意識到大眾寫作是有社會責任的,所以我嚴格要求自己創作出大眾能讀懂的科學知識,也兼顧科學思考和科學精神。希望這一本小眾的書對好奇的你,能有所收穫;當你面對癌症時,希望你並不孤獨,因為很多人都在與癌症奮戰。

2019 年,我去腫瘤醫院,看到兩個小孩坐在走廊的板凳上看故事書。她們穿著病服,頭髮都掉光了。多可愛的小孩啊,她們沉浸於看故事書,一定很熱愛生命,可是生命為何對她們如此殘酷?我從小喜歡看故事書,也很喜歡聽故事。不知道在哪個時刻,心裡有個聲音在呼喚:為什麼不經由故事去傳遞癌症新知,傳播正能量呢?因此,我想以描繪人物故事的方式,展示世界上最聰明的一群人,在科學思考和科學精神的指引下,如何一步步地成長,如何探索生死攸關的問題。開心的是,朋友回饋:「這一本書我家小孩(10 歲)喜歡看,看得懂,有收穫。」

由於癌症和免疫系統的複雜性,我在「科」與「普」之間時常陷入困

後記

境,也請專業嚴謹的讀者多多諒解,這一本書的初衷是讓大眾讀得懂。由於癌症和免疫領域做出貢獻的人實在太多,請諒解我只能精選部分人物,以「管中窺豹」的方法來呈現領域的全貌。由於外國人寫的科學史常常忽略華人的貢獻,我特地分享了一些華人科學家的故事。老一代科學家在那麼艱難的條件下,做出了改變世界的貢獻卻鮮有人知;新一代科學家繼承了創新精神,敢為人先,也為人類健康事業做出重大貢獻。如果一些求知欲強的學生,能從中有所啟發就太好了。我希望這一本書可以開啟你的好奇心,一起探索身體宇宙的奧祕,以及人類在地球上生存的道理。

本書旨在科普免疫療法的起源、發展和未來,不作為具體醫療方案指導。由於篇幅和著重點的原因,免疫療法以外的其他癌症療法我沒辦法過多描述。但放療、化療和標靶治療等療法是劃時代的發現,也是癌症治療的支柱。在此,感謝所有奮戰在癌症領域的前輩和同行,謝謝你們努力揭示與生命息息相關的奧祕。感謝所有逆「瘤」而上的患者和家屬,謝謝你們勇敢參與臨床試驗,並積極與疾病奮戰,這是我努力寫書的動力泉源。

寫書過程貫穿新冠疫情、結婚生子等重大事件,我對生命有了更深刻的體會與思考。尤其是當小寶寶生病時,我緊緊抱著她,眼神充滿疼愛,內心卻是擔憂。感謝生命的守衛者——免疫系統,謝謝你每天默默幫助我們抵禦「內憂外患」。所謂的歲月靜好,是因為你的負重前行。從更廣泛的角度來看,免疫系統也能為社會各界人士提供抵禦內憂外患,解決複雜難題的智慧。

這一本書的完成要感謝很多人:感謝父母、太太和女兒的陪伴、理解和支持。感謝湯釗猷院士為本書作序。感謝吳一龍教授、陳曄光院士、陳志堅教授、傅陽心教授、李治中博士、尹燁博士和李小愛老師的

推薦。感謝清華大學出版社，尤其是胡洪濤與王華編輯的指導和付出，以及王宏利的精心繪畫。感謝眾多不同領域的審讀人對本書內容提前把關，並提供寶貴建議，他們是：胡忠生博士、李磊博士、姜毅楠博士、湯波博士、尹燁博士、傅陽心教授、馬瑜婷教授、李曉奕博士、范曉虎博士、童希文博士、李宏博博士、孟祥波博士、楊翠梅、秦明月、李元元、唐慧玲、翁振波等師長和朋友。

　　這一本書帶你經由免疫視角，重新理解癌症與生命。百年科學探索的成果、思考和啟示都在這裡了！希望越來越多的人喜歡科學，用科學來守護生命。希望大家都能珍愛生命，因為在你的身體內，無數免疫細胞都在努力為你活著。謝謝你和我一起探索免疫的智慧，如果你覺得這一本書有幫助，期待你分享給身邊的人。讓我們一起探索守護生命的知識，一起做自己和家人、朋友的生命守衛者。

徐龐連（海豚博士）

免疫逆轉，癌症治療新世紀：
資金缺乏 × 學界質疑 × 道德兩難……是抗癌奇兵還是商業騙局？從危機到奇蹟，重啟癌症治癒的可能性

作　　　者：徐龐連
發 行 人：黃振庭
出 版 者：沐燁文化事業有限公司
發 行 者：崧燁文化事業有限公司
E - m a i l：sonbookservice@gmail.com
粉 絲 頁：https://www.facebook.com/sonbookss/
網　　址：https://sonbook.net/
地　　址：台北市中正區重慶南路一段61號8樓
8F., No.61, Sec. 1, Chongqing S. Rd., Zhongzheng Dist., Taipei City 100, Taiwan

電　　話：(02)2370-3310
傳　　真：(02)2388-1990
印　　刷：京峯數位服務有限公司
律師顧問：廣華律師事務所 張珮琦律師

-版權聲明-
原著書名《生命的守衛者：免疫、癌症與治愈之道》。本作品中文繁體字版由清華大學出版社有限公司授權台灣沐燁文化事業有限公司出版發行。
未經書面許可，不得複製、發行。

定　　價：480元
發行日期：2025年08月第一版
◎本書以POD印製

國家圖書館出版品預行編目資料

免疫逆轉，癌症治療新世紀：資金缺乏 × 學界質疑 × 道德兩難……是抗癌奇兵還是商業騙局？從危機到奇蹟，重啟癌症治癒的可能性 / 徐龐連 著 .-- 第一版 .-- 臺北市：沐燁文化事業有限公司, 2025.08
面；　公分
POD版
原簡體版題名：生命的守衛者：免疫、癌症与治愈之道
ISBN 978-626-7708-58-3(平裝)
1.CST: 癌症 2.CST: 免疫療法
417.8　　　　　114011056

電子書購買

爽讀APP　　　臉書